노인요양 실무지침서

노인요양 실무지침서

2012년 6월 15일 1판 1쇄 발행
2015년 9월 25일 1판 2쇄 발행

지은이 | 노인간호학회 편
펴낸이 | 김진환
펴낸곳 | 정담미디어 · (주) 학지사
121-837 서울시 마포구 서교동 352-29 마인드월드빌딩
대표전화_ 02-330-5188 팩스_ 02-326-0338
등 록 | 2010년 2월 8일 제313-2010-36호
메 일 | editor@jdmpub.com
홈페이지 | http://www.jdmpub.com

ISBN | 978-89-6069-272-5 93510
가 격 | 35,000원

※ 정담미디어는 학지사의 자매회사입니다.

노인요양 실무지침서

노인간호학회 편
이영휘 · 김남초 · 김명옥 · 김춘길 · 김희정 · 박명숙 · 박명화
박재순 · 송준아 · 이지아 · 임경춘 · 장성옥 · 하은호 공 저

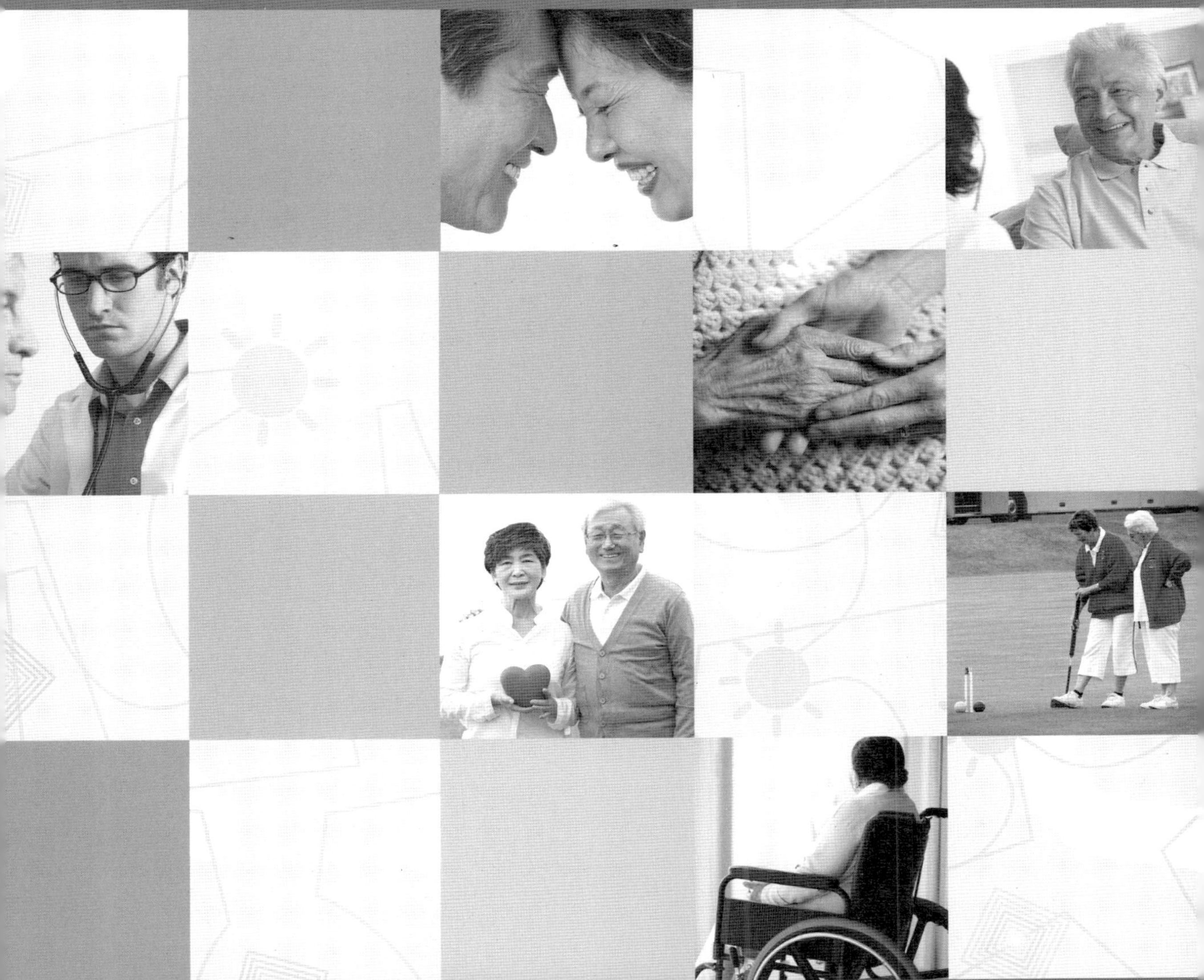

정담미디어

저자 소개

노인간호학회 편

이 영 휘 인하대학교 간호학과 교수

김 남 초 가톨릭대학교 간호대학 교수

김 명 옥 하나금융공익재단 하나케어센터 원장

김 춘 길 한림대학교 간호학부 교수

김 희 정 대구가톨릭대학교 간호대학 교수

박 명 숙 선문대학교 간호학과 교수

박 명 화 충남대학교 간호대학 교수

박 재 순 가톨릭대학교 간호대학 교수

송 준 아 고려대학교 간호대학 교수

이 지 아 경희대학교 간호과학대학 교수

임 경 춘 성신여자대학교 간호대학 교수

장 성 옥 고려대학교 간호대학 교수

하 은 호 중앙대학교 적십자간호대학 교수

머리말

최근 우리나라는 노인인구가 증가하고 핵가족화되면서 많은 노인이 요양시설 이용을 당연한 것으로 여기고 있다. 앞으로 이러한 상황은 더욱 가속화될 전망이며, 요양시설에서의 삶의 질을 증진시킬 수 있는 노력과 더불어 돌봄의 질을 높이는 것이 노인간호의 가장 중요한 과제가 될 것으로 생각된다.

그동안 노인간호학회에서는 실무와 관련된 여러 종의 책을 발간하면서 노인간호 이론이 우리나라 노인간호 실무 발전에 기여할 수 있도록 많은 노력을 기울여 왔다. 이 책은 노인간호학회 임원이 중심이 되어 노인간호 실무에서 흔히 발생할 수 있는 주제를 선정하여 집필하였으며, 실무자들이 쉽게 현장에 적용하고 노인 돌봄의 질을 향상시키는 데 기여할 수 있도록 내용을 정리하였다.

책의 구성을 살펴보면, 먼저 각 장별로 학습해야 할 내용을 서두에 설명하였다. 개요 부분에서는 용어 정의와 관련 유병률을 제시하고, 근거기반 실무에 기초하여 간호 과정인 사정, 중재, 평가 단계를 체계적으로 설명하였다. 특히 중재 단계에서는 실제로 적용할 수 있는 방법을 구체적으로 설명하였으며, 마지닥으로 요약에서는 관련 도구, 체크리스트를 포함하여 쉽게 상황 판단을 할 수 있도록 실무 알고리듬을 수록하였다.

모쪼록 이 책이 노인간호 실무에 폭넓게 활용되어 노인간호 발전에 기여하는 책이 되길 바란다. 아울러 이 책이 나올 때까지 노고를 아끼지 않으신 노인간호학회 임원진과 정담미디어 직원 분들께 노인간호학회를 대표하여 감사의 마음을 전한다.

2012년 6월

저자 대표 **이영휘**

차 례

제 1 장

낙상 예방

●●● **송준아** 교수(고려대학교 간호대학)

본 장은 노인요양시설에서 낙상 위험성이 높은 노인을 확인하고 낙상을 예방하기 위한 전략을 기술하는 데 목적이 있으며, 구체적인 목표는 다음과 같다.

1. 다양한 낙상 위험요인을 파악한다.
2. 낙상 위험성이 높은 대상자를 구별한다.
3. 대상자의 낙상 발생 및 낙상으로부터의 상해를 예방한다.
4. 낙상 예방 프로그램의 효과를 평가한다.

개요

1. 정의

낙상은 서 있거나 앉아 있는 상태 또는 수평 자세에서 비의도적으로 땅이나 바닥 혹은 더 낮은 곳에 가서 머물게 되는 것, 의식상실을 동반하거나 동반하지 않고 무심코(과실로 인해) 바닥 혹은 더 낮은 곳에 떨어져 안착되어 있는 상태, 중력에 의해 아래로 떨어지는 과정, 부상이 있든 없든 바닥 혹은 다른 평면으로의 '계획되지 않은 이동' 등으로 정의된다. 낙상한 사람들은 대부분 낙상 환경을 기억하지 못하며, 낙상할 당시의 현장을 목격한 목격자도 찾기 힘들다. 낙상은 뚜렷한 증거를 찾기 힘들기 때문에 대부분 낙상자의 기억이나 목격자의 진술에 근거하여 원인과 유형 등을 판단한다. 낙상은 다음 세 가지 유형 중 하나로 분류할 수 있다.[1~5]

- 예측 가능한 생리적 낙상(anticipated physiological falls): 생리적 원인이 낙상의 위험요소로 알려진 상태에서 노인이 낙상하는 경우로 낙상 고위험군에서 발생하는 낙상. 이러한 낙상을 경험하는 사람들의 특성에는 지남력 상실, 보행장애, 신경학적 질환(예: 파킨슨병, 불안정한 보행, 치매 등과 관련된 중력 중심의 변화)으로 인한 걸음걸이 변화 등이 포함됨
- 예측 불가능한 생리적 낙상(unanticipated physiological falls): 생리적 원인이 낙상의 위험요소로 알려지지 않은 상태에서 환자가 낙상하는 경우. 낙상의 첫 발생에 앞서 예측할 수 없는 낙상. 이러한 낙상을 경험하는 사람들의 특성에는 인지적 지남력은 있지만, 의식상실 없이 갑작스러운 근긴장도의 상실로 인한 넘어짐(drop attack), 어지럼증(vertigo), 약물반응, 실신(syncope) 등이 포함됨
- 사고로 인한 낙상(accidental falls): 환경적 요인이나 불운에 의해 발생하는 낙상

2. 낙상의 합병증

낙상은 노인에게 중요한 건강문제로, 그 자체로도 문제이지만 허약 정도를 나타내는 지표가 된다. 또한 낙상은 흔히 골절을 일으켜 직접적인 사인이 되기도 한다. 매년 65세 이상 지역사회 인구의 1/3 이상이 낙상하고 40명 중 1명이 입원하며, 입원한 노인환자의 절반만이 낙상 후 1년까지 생존한다. 너싱홈 노인의 절반이 매년 낙상하고 10~25%는 심각한 결과를 초래한다. 사고는 노인의 다섯 번째 사인이고, 낙상은 사고로 인한 사망의 2/3를 차지한다. [표 1-1]은 낙상의 합병증을 정리한 것이다. 가장 흔한 신체적 합병증은 고관절, 대퇴, 상완, 요골관절, 늑골의 골절과 통증을 유발하는 연부조직 손상이다. 낙상에 의해 손상을 입은 환자는 대부분 입원 치료가 필요하고, 입원은 다시 부동에 의한 합병증과 병원성 질환의 위험에 노출시킨다. 고관절과 하지의 골절은 기동성을 손상시켜 장애 기간을 연장시킨다. 발생 빈도가 상대적으로 낮긴 하지만, 매우 중요한 손상으로 경막하혈종이 있다. 낙상 후 수일에서 수주에 걸쳐 진행되는 신경학적 증상과 징후는 조기에 발견하면 치료가 가능하다. 비록 낙상이 심각한 손상을 가져오지 않는다 하더라도 낙상에 대한 두려움은 낙상 후 노인의 기능 상태에 영향을 미칠 수 있다. 낙상에 대한 두려움, 지남력 상실, 보행 제한(스스로 혹은 돌보는 사람에 의해) 등은 장애를 초래하기도

[표 1-1] 낙상의 합병증

상해	• 통증성 연조직 손상 • 골절 – 고관절, 대퇴골, 상박골, 수근, 늑골 • 경막하혈종(subdural hematoma)
입원	• 부동(immobility)에 의한 합병증 • 병원성 질환(iatrogenic illnesses) 위험에 노출
장애	• 신체 손상에 의한 기동성 손상 • 두려움, 자신감 상실, 보행 제한에 의한 기동성 손상 • 삶의 질 저하
시설 수용의 위험성	• 반복적인 낙상으로 인한 손상과 관련
사망	• 낙상으로 인한 다양한 합병증과 관련

한다. 반복적인 낙상과 이로 인한 손상은 노인이 시설에 수용되는 주요인이다.[4~11]

3. 낙상의 위험요인

노인의 낙상 원인은 다양하며, 내적 요인과 외적 요인이 함께 작용한다([그림 1-1] 참조). 즉, 주변 환경의 특성, 건강상태 등과 함께 역학적, 약리적, 인간공학적, 환경적 요인 등이 포함된다([표 1-2] 참조). 낙상의 가장 강력한 예측인자로는 이전의 낙상경험을 들 수 있다. 기타 낙상 연구에서 반복적으로 밝혀지고 있는 추가적 위험요인으로는 걸음과 균형 장애, 근력 저하, 보조기구 사용, 시력 저하, 관절염, 일상생활활동(ADL) 의존성, 우울, 인지기능 저하, 80세 이상의 고령, 여성 등이 포함된다. 대상자가 더 많은 위험요인을 가지고 있을수록, 낙상의 위험성도 높다.[1, 5, 12~15] 예를 들어 Tinetti 등[16]은 하나의 위험요인이 있을 때 낙상 위험성이 19%라면, 네 개 이상의 위험요인이 있을 때에는 78% 이상으로 위험성이 높아진다고 밝혔다.

노인의 낙상 위험요인은 노인이 어느 곳에서 생활하는지에 따라 달라질 수 있다.[17] 즉, 지역사회에서 홀로 생활하는 노인들은 급성 질환으로 병원에 입원하거나 시설에 있는 노인들과는 다른 위험요인을 가진다. 그럼에도 불구하고 어떤 거주환

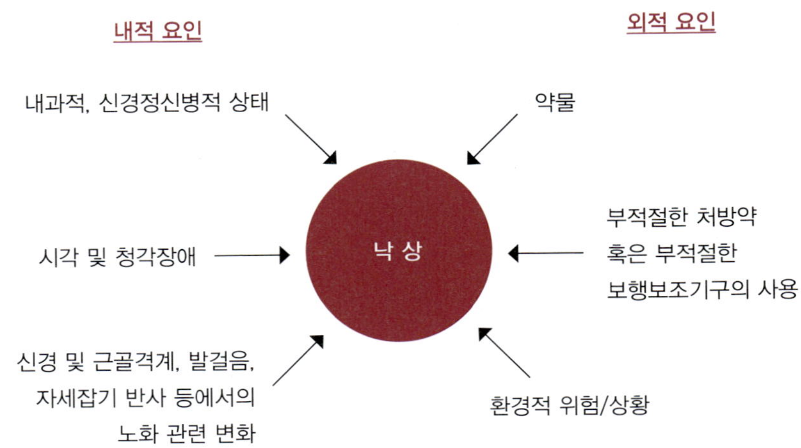

【 그림 1-1 】 낙상의 위험요인

[표 1-2] 낙상의 위험요인

노화 관련 변화	
자세 조절 변화	• 체위감각 저하, 대광반사 속도 저하, 근긴장도 저하, 체위 흔들림 증가, 기립성 저혈압
걸음걸이 변화	• 발을 높게 들지 않음 – 남성: 굽은 자세, 발 사이를 넓게 벌림, 보폭이 짧음 – 여성: 발 사이를 좁게 벌리고 천천히 걸음
몸의 안정성과 관련한 병리적 상태 증가	• 퇴행성 관절질환, 고관절과 대퇴골 골절, 뇌졸중 후유증, 건강손상과 불용에 의한 근허약, 발의 질환이나 기형, 시력/청력 감퇴, 건망증과 치매, 기타 질환
야뇨증을 일으키는 건강문제의 증가	• 울혈성 심부전, 정맥부전 등
건강문제 관련 요인	
현기증/현훈	• 진정 질환, 중추신경계 질환
기립성 저혈압	• 저혈량 혹은 심박출량 감소, 자율신경계 장애, 정맥 귀환 장애, 장기간의 침상 안정, 식후 저혈압
특정 질환 과정	• 모든 급성질환 • 심혈관질환: 부정맥, 심장판막 질환, 경동맥동성 실신
신경계 질환	• 일과성 허혈발작 , 뇌졸중, 간질성 질환, 파킨슨병, 경추나 요추 강직, 소뇌질환, 정상압 수뇌증, 중추신경계 병변(뇌종양, 경막하혈종 등)
약물 관련 요인	
노인에게 주로 사용되는 약물	• 이뇨제, 삼환계 항우울제, 진정제, 항정신약물, 혈당하강제, 혈관확장제, 마약, 알코올
특발성	• 특정 원인을 규명할 수 없음
주요 환경적 위험 및 상황 관련 요인	
환경적 위험	• 낡고 불안정하며 낮은 높이의 가구 • 부적절한 높이의 침대 및 변기 • 안전 손잡이 없음 • 높이가 일정하지 않은 계단과 부실한 계단 손잡이 • 끝이 말린 깔개, 올이 풀린 양탄자, 전기줄 • 미끄러운 바닥과 욕조 • 부적절하거나 반사되는 조명 • 갈라지고 금이 간 보도 블럭
상황	• 가만히 서있기, 이동 중, 앞으로 숙이고 천천히 걷기

[표 1-2] **낙상의 위험요인(계속)**

기 타	
사고	• 미끄러지거나 걸려서 넘어짐 • 환경 위험요인과 인체의 불안정성을 증가시키는 요인과의 상호작용
실신	• 갑작스러운 의식상실
낙하발작	• 의식상실 없이 갑작스러운 하지 허약
요양시설 거주 노인의 낙상 관련 요인	
입소자에 비해 적은 수의 직원	• 활동에 대한 감시 부족, 노인이 직원을 오랫동안 기다릴 수 없음
노인의 특성	• 최근 입소, 치매, 고관절 허약, 특정 활동(화장실 이용, 침대에서 나오기)
약물	• 낮에 진정효과를 갖는 항정신약물, 심혈관 약물(혈관이완제, 이뇨제), 복합적 약물 투여 (다약물복용)
환경	• 불안전한 가구, 미끄러운 바닥

경에서건 거주환경 관련 위험요인은 건강상태, 운동장애, 노인에게 흔한 기능장애 및 인지장애 등과 관련되어 있다. 대부분의 요양시설 낙상 발생 위험요인은 지역사회나 급성기 병원에서의 경우와 유사하다. 특히 최근에 시설에 입소한 경우, 배회행동, 급성 질환, 투약, 인지손상 혹은 치매, 고관절 약화 혹은 운동장애, 미끄러운 바닥, 안전하지 못한 가구 등은 낙상을 유발하는 요인들이다.[18~20] 교대시간의 간호인력 부족은 침실, 화장실 등과 같은 개인적인 공간에서 볼일을 볼 때, 직원이 올 때까지 기다리지 못해 휠체어 브레이크를 채우는 것을 잊어 발생하는 낙상에 영향을 미쳤다.[18, 19] 또한 많은 귀지, 자신의 능력에 대한 과신 등도 영향 요인 중 하나였다. 병원에서와 마찬가지로 억제대 사용 역시 낙상과 낙상 관련 상해를 증가시키기 때문에, 대부분의 경우 사용을 금지하고 있다.[4] 낙상의 위험요인을 이해하는 것은 낙상으로 인한 피해를 예방하고 최소화하며 궁극적으로는 낙상에 의한 사망을 예방하는 데 도움이 된다.

사정

다면적 낙상 사정(multidimensional falls assessment)은 노인의 낙상 예방 프로그램을 적용할 때 가장 기초적인 사항이다. 이것은 개개인의 낙상 위험요인을 파악하고 중재 프로그램을 적용함으로써 노인에게 흔히 나타나는 만성 건강문제를 감소시키는 데 그 목적이 있다. 다면적 낙상 사정은 개인의 낙상력 검토(fall history review), 낙상 잠재성 사정(fall potential assessment), 고위험 대상자를 위한 포괄적 낙상 평가(comprehensive fall evaluation)의 3단계로 이루어진다. 구체적인 내용은 다음과 같다.[14]

1단계: 낙상력 검토

노인 혹은 간호 제공자에게 최근(지난 1년) 낙상경험에 대해 질문한다.

2단계: 낙상 잠재성 사정

1년 동안 낙상이 없었거나, 한 번이라도 낙상을 경험했던 노인에게는 낙상 상황에 대한 조사 및 걸음과 균형감각 검사(gait and balance test)를 실시한다. 1단계에서 낙상 경험이 없거나 2단계 검사를 통과한 경우, 더 이상 검사는 하지 않으며 낙상 예방 중재가 불필요하다.

3단계: 포괄적 낙상 평가

1단계에서 낙상으로 인해 병원을 방문하였거나 두 번 이상의 반복적 낙상 경험이 있는 경우, 2단계에서 걸음과 균형감각 검사에서 문제가 발견된 경우에는 포괄적 낙상 평가가 필요하다.

1. 낙상력 검토

모든 노인 혹은 간호 제공자에게 지난 1년간 발생했던 낙상에 대한 정보를 수집한다.

2. 낙상 잠재성 사정

- 지난 1년간 있었던 낙상 발생 상황에 대한 조사 및 걸음과 균형감각 검사를 실시한다.
- 낙상 발생 상황 조사는 다음의 구체적 내용을 포함한다.
  - 낙상 발생 장소
  - 낙상 발생 직전 활동
  - 의식상실 여부(낙상을 막으려 했었는지, 낙상 직후 즉시 기억나는 것은 무엇이었는지, 낙상 직후 일어날 수 있었는지, 의식상실을 본 사람이 있었는지)
  - 전조 증상 여부(두통, 어지러움, 현기증, 빈맥, 흉통, 호흡곤란, 국소 신경성 증상, 소변/대변 실금 등)
  - 처방된 보조기구(지팡이, 워커 등)의 적절한 사용 여부
  - 보호장구(골반 보호대, 헬멧, 걸음 보조 벨트 등)의 착용 여부
  - 환경적 상황(눈, 얼음, 어두운 조명, 번쩍임, 젖은 바닥 등)
  - 발의 헛디딤 혹은 미끄러짐 여부
  - 시력 상실 여부
  - 낙상 방향(앞 혹은 뒤)
  - 목격자 여부
  - 낙상으로 인한 상해
- 걸음과 균형감각에 문제가 있는지 확인하기 위하여 Timed Up & Go 검사[21]를 실시한다([표 1-3] 참조).
  - 검사 결과가 19초 이하인 경우:
    - ☞ 걸음과 균형감각에 문제가 없으므로 더 이상 검사를 실시하지 않고, 낙상 위험요인과 낙상 예방 방법에 대한 정보를 제공한다.
    - ☞ 1년 이내에 낙상이 발생한 경우 낙상력과 낙상 잠재성 검사를 재실시한다.
  - 검사 결과가 20초 이상인 경우:
    - ☞ 걸음과 균형감각에 문제가 있는 것이므로, 포괄적 낙상 평가를 실시한다.

[표 1-3] 걸음과 균형감각 검사: Timed Up & Go 검사

목적: 노인의 걸음과 균형 문제를 확인하기 위해 우선적으로 실시하는 선별검사로, 검사를 실시하는 데는 몇 분 밖에 걸리지 않는다.

대상자: 거주 장소와 상관없이 모든 노인

임무: 노인에게 팔걸이가 있는 의자에서 일어나서 3m를 걸어간 후 되돌아서 다시 3m를 걸어와 의자에 다시 앉도록 요청한다.

검사의 구체적 방법: 검사하는 동안 평소에 사용했던 보행 보조기구를 사용하고 평상시 신는 신발을 신도록 한다. 검사하는 동안에는 아무런 신체적 도움도 주지 않는다. 한 번의 연습을 성공적으로 마친 후, 세 번의 실제 검사를 실시하고 점수를 매긴다.

지시사항: 검사자는 검사 전 다음의 지시 사항을 공지한 후 시범을 보인다.

- 의자에 등을 기대고 앉은 후, 팔을 팔걸이에 편안히 내려놓고, 보행 보조기구는 손으로 잡습니다.
- "출발"이라고 말하면, 의자에서 일어납니다.
- 편안하고 안전한 속도로 3m 떨어져 있는 선까지 걸어갑니다.
- 방향을 바꿉니다.
- 되돌아 걸어와서 다시 의자에 앉습니다.

결과: 검사 결과를 해석하기 전 Timed Up & Go 검사를 세 번 실시한 후 걸린 시간의 평균을 계산한다.

Timed Up & Go 검사 결과의 해석

평균 시간	10초 미만	11초~19초	20초~29초	30초 이상
이동 상태	자유로운 이동	독립적인 이동 보행보조 불필요	변화있는 이동 보행보조 필요	이동 장애
낙상 위험	낮음	낮음~중등도	중등도~높음	높음
추가 검사	없음	평가가 필요한 낙상 위험요인	포괄적 낙상 평가	포괄적 낙상 평가 및 전문가 의뢰

출처: Podsiadlo, D., & Richardson, S. (1991). The timed "Up & Go": a test of basic functional mobility for frail elderly persons. Journal of American Geriatrics Society, 39(2), 142-148.

3. 포괄적 낙상 평가

- 지난 1년간 낙상으로 인해 병원을 방문하였거나, 두 번 이상의 반복적인 낙상

이 있는 경우, 혹은 Timed Up & Go 검사에서 걸음과 균형감각에 문제가 있다고 판단된 경우(20초 이상) 포괄적 낙상 평가를 실시한다.

- 포괄적 낙상 평가의 목적은 다양한 낙상 관련 상황을 파악하고, 수정 가능한 혹은 불가능한 위험요인을 확인하며, 노인의 기능 상태를 평가하여 낙상 예방 전략을 세우기 위함이다.
- 포괄적 낙상 평가는 간호사가 실시해야 하며, 일부 영역은 전문적인 진단 기

[표 1-4] 포괄적 낙상 평가

영역	구체적 내용
낙상력, 낙상 상황, 낙상 위험요인 사정	• 낙상력 • 낙상 관련 상황(부록 A. 낙상 일지[22] 참조) • 낙상에 대한 두려움[44, 45](부록 B. 낙상 두려움 사정 도구 참조) ☞ 관찰 가능한 지표: 보행 시 얼굴 표정이 불안해 보임, 보행 시 땀을 흘리거나 떨거나 호흡곤란을 보임, 보행 시나 이동 시 사람이나 물건을 목발처럼 짚음, 보행 시 자신의 발자국을 쳐다봄, 낙상 이후 불안정하고 감소된 이동을 보임, 자세 바꾸기를 주저함, 보행하기를 주저함[23] • 낙상 위험요인(부록 C. 낙상 위험요인 체크리스트[24], 부록 D. 낙상 위험성 평가 도구[25] 참조) ☞ 변화 가능한 위험요인(약물, 치료받지 않은 감각이상, 잘 맞지 않은 신발 등)과 변화 불가능한 위험요인(낙상병력, 나이, 성별 등)을 확인함
건강력과 기능 사정	• 건강력 • 급성 병력 • 만성 건강문제 • 인지기능 • 기능 상태
약물 및 알코올 섭취 사정	• 최근 처방전 확인 • 처방전의 변화 여부 확인 • 비처방 약물과 보조식품의 사용 확인 • 알코올 섭취량과 빈도 확인 • 최근의 약물 사용 변화, 약물의 부작용 확인 • 3~4개 이상의 다약물 복용(polypharmacy) 확인 ☞ 낙상 위험성을 증가시키는 약물: 중추신경계/정신과 약물(진정수면제, 항우울제, 삼환계 항우울제, SSRI, 항정신병약물, 벤조다이아제핀 등), 심혈관계 약물(이뇨제, 항부정맥제, 심장 글라이코사이드 등), 당뇨약제

[표 1-4] 포괄적 낙상 평가(계속)

영역	구체적 내용
활력징후와 통증 사정	• 체온, 호흡수와 리듬, 심박동수와 리듬의 변화 • 기립성 저혈압 여부(누워 있을 때, 앉아 있을 때, 서 있을 때 혈압과 맥박을 측정한 후 수축기 혈압이 20mmHg 이상 변화가 있는 경우 의심)
시력 검사	• 백내장, 녹내장, 당뇨병성 망막증, 황반변성 등과 같은 눈의 문제 확인 • 시력감퇴, 시야결손, 시력 손상, 깊이 감각의 장애 등과 같은 문제에 대한 병력 확인 • 안경이 깨끗한지, 잘 맞는지와 적절히 사용하는지의 여부
근골격계 및 발 검사	• 근골격계 변화(근골격계나 관절의 기형 및 골절 등) • 골관절염 특히 무릎관절염의 유무 • 하지절단의 존재 • 발문제(티눈, 굳은살, 건막류, 발가락 기형 등)의 유무 • 하지의 근력 약화나 길이 감소, 감각 및 평형감각의 감소를 포함한 하지기능 장애 평가 • 하지 관절 가동범위 평가
심혈관계 사정	• 심혈관계 병력(부정맥, 심장판막증, 심근경색, 심장전도차단, 주저앉음(drop attacks), 실신, 어지럼증, 경동맥 잡음, 심장잡음 등) • 이뇨제, 항부정맥제, 디곡신 등 심혈관계 약물의 사용 여부
신경계 사정	• 뇌졸중 병력 • 일과성 허혈발작 병력 • 간질병 병력 • 파킨슨병, 근위축증, 다발성 경화증, 정상압 수두증과 같은 보행장애를 일으키는 신경계 질환 • 기타 신경계 질병(경추 및 요추 척추증, 소뇌질병, 대뇌질병, 말초신경병증) • 치매, 인지장애, 의식장애 병력 • 평형장애 병력(현훈, 어지럼증) • 근육강직, 진전, 불수의적 운동장애의 존재 • 말초감각 평가(가벼운 촉각, 통각, 온열감, 진동) • 소뇌기능 평가(Romberg Test, Hill to Shin test) • 주로 사용하는 손의 악력 감소 여부 • MMSE를 이용한 인지기능 장애
우울증 선별 검사	• 우울증 병력 • 표준화된 도구를 사용한 우울증 선별 검사(인지기능이 정상인 노인은 Geriatric Depression Scale 사용, 인지기능 장애가 있는 노인은 Cornell Scale for Depression in Dementia 사용) • 최근의 항우울제 복용(삼환계 항우울제, SSRI) 여부

[표 1-4] 포괄적 낙상 평가(계속)

영역	구체적 내용
요실금, 변실금 검사	• 요실금이나 변실금 병력 • 긴박성 요실금이나 과활동성 방광의 진단 • 긴박뇨, 절박뇨 증상의 존재 • 야뇨증의 존재 • 요실금이나 과활동성 방광을 치료하기 위해 복용하는 약물 • 이뇨제의 사용 유무
보행기, 보조기계, 보호장구의 올바른 사용 평가	• 보행기의 사용(지팡이, 워커, 목발) • 기타 보조기계의 사용(휠체어, 전동 스쿠터) • 보호장구 사용(고관절 보호기, 헬멧) • 신발 밑바닥과 사이즈의 적절성 평가 • 보조기계 및 보호장구의 사이즈 적절성 및 안전성 평가 • 보조기계 및 보호장구의 정확한 사용 여부 평가
환경 평가	• 억제대 사용 • 사이드 레일 사용 • 핸드레일이 부족한지 여부, 특히 높이, 위치, 유용성 등을 고려 • 바닥표면의 미끄러움, 광택 • 실외의 눈, 빙판, 추운 날씨, 미끄러움 • 복도에 의료장비의 존재 여부 등 임시적인 환경 위험요인 • 부적절한 조명 • 고르지 않은 바닥 • 실, 노끈, 카페트, 깔개 등이 정리되어 있지 않은 경우 • 갈라지고 고르지 않은 통로 • 시설물(화장실, 목욕탕)과 가구의 높이가 이동하기에 적절하지 않은 높이 ☞ 낙상 위험 환경 평가 도구[48] (부록 E 참조)

술에 대한 훈련이 요구된다. 따라서 적합한 전문가(예: 전문 간호사, 노인병 전문 의사, 물리치료사, 심장전문의 등)에게 의뢰하여 추가 검사를 해야 할 필요가 있다.

- 포괄적 낙상 평가는 크게 12개의 영역으로 분류될 수 있으며 구체적인 내용은 [표 1-4]와 같다.[1, 14, 15, 26~32]

중재

1. 예방

이상에서 기술한 다면적 낙상 사정을 시행한 후에는 건강관리 전문가, 노인 대상자, 간호 제공자 모두 낙상 예방 프로그램 전략을 계획할 만한 충분한 정보를 얻게 된다. 낙상 예방 프로그램 전략은 개별적이어야 하며, 낙상 위험요인을 감소시킬 수 있고, 노인 대상자가 거주하고 있는 환경 내에서 적용 가능해야 한다. 운동과 낙상 위험요인의 수정을 동반한 다학제간 포괄적 낙상 평가는 노인의 낙상을 감소시키는 데 가장 효과적인 방법으로 보고되고 있다. 노인의 낙상 예방에 대한 다양한 중재 방법이 연구되고 그 효과가 제시되고 있으며([표 1-5] 참조), 각각에 대한 구체적인 내용은 다음과 같다.[1, 5, 13~15, 29, 32~37]

(1) 포괄적인 낙상 평가 및 기저 건강문제 치료

낙상 예방 프로그램의 가장 중요한 단계는 과거에 낙상 경험이 있었던 대상자를 확인하고, 추후 낙상의 잠재성을 판단하며, 개개인이 가지고 있는 건강문제의 지속적인 치료를 통해 낙상의 위험요인을 감소시키는 것이다.[14, 17] 확인된 낙상 위험요인을 감소시키기 위한 직접적인 중재가 없는 위험요인 사정은 효과적이지 않다.[15]

- 낙상력, 낙상 잠재성, 포괄적 낙상 평가를 실시한다.

[표 1-5] 낙상 예방 중재 방법

• 포괄적 낙상 평가	• 이동 보조
• 기저 건강문제 치료	• 대소변 훈련 프로그램
• 약물 수정	• 보호장구 사용
• 환경 수정	• 억제대 사용 제한
• 운동 프로그램	• 낙상 예방 교육
• 균형 및 보행 훈련	• 비타민 D 복용

- 낙상 고위험 노인을 대상으로 색깔 있는 팔찌 착용하기, 침상 옆에 표시하기, 건강문제 표식이나 스티커 적용하기 등은 다요인적 낙상 예방 프로그램의 일환으로 사용된다면 효과적일 수 있다. 그러나 이는 때때로 노인 대상자나 가족에게 낙상에 관한 잘못된 편견(예: 낙상하지 않기 위해 가능한 한 활동을 제한해야 한다)이나 두려움을 야기하여 재활이나 기능의 독립성을 향상시키는 데 부정적인 영향을 미칠 수 있다.
- 기립성 저혈압을 치료해야 하며(약물 사용 감소, 적절한 수분 공급, 탄력 스타킹 적용 및 천천히 일어나기 등의 행동 중재 등), 이는 다요인적 낙상 중재 프로그램의 일환으로 포함되어야 한다.
- 심혈관 질환을 치료한다[심박동기(Dual-chamber cardiac pacing)를 사용한 서맥 치료, 항부정맥 약물을 사용한 빈맥 치료 등].
- 시력 저하, 백내장, 녹내장, 황반퇴행 등의 시력문제를 치료한다.
- 요실금을 치료한다.
- 발의 건강문제를 치료한다.
- 인지기능 장애가 있는 노인을 대상으로 하는 낙상 위험 감소를 위한 중재 방법에 대해서는 아직 근거가 불충분하다.

(2) 약물 수정

낙상 예방을 위해서는 약물 검토를 실시하여 적절히 약물을 변경해야 한다. 특히 정신과적 약물을 복용하거나 4가지 이상 약물을 복용하는 노인은 가능하면 언제라도 약물의 수나 용량을 줄일 수 있어야 한다. 낙상 위험성이 높다고 확인된 특정 약물에 대해 대상자의 건강문제와 관련하여 투약을 중단하는 것이 불가능할 경우에는 용량 감소를 고려해야 한다.

- 노인에게는 일반적으로 SSRI가 삼환계 항우울제보다 안전하다고 생각하는 경향이 있지만 낙상 위험성 면에서는 별로 차이가 없다.
- 정신과적 약물의 감소는 낙상 빈도를 줄이는 데 효과적이다.
- 낙상 감소를 위한 다요인적 중재 프로그램의 일환으로는 약물의 검토, 조정,

중단이 포함되어야 한다.

(3) 운동, 보행 및 균형훈련, 적절한 보행보조기구 사용

운동 프로그램, 균형훈련, 보행훈련, 적절한 보행보조기구 사용 등은 노인의 낙상 예방 전략으로 매우 중요하다. 노인을 위한 낙상 예방 운동 프로그램으로는 걷기, 균형과 근력 훈련, 유산소 운동, 고정된 자전거 타기, 타이치 등이 효과 있음이 보고되고 있다.[14, 15, 38, 47]

- 다른 낙상 위험요인을 줄이지 않고 단순히 동력 개선을 위한 한 가지 운동 중재 방법만으로는 낙상 예방 효과가 없다.
- 운동 프로그램은 다양한 강도로 최소한 12주(주 1~3회) 이상 해야만 효과가 있다.
- 지속적인 효과를 위해서는 프로그램이 오래 지속되어야 한다.
- 신체활동에 익숙하지 않은 노인에게는 운동 프로그램이 오히려 낙상의 빈도를 증가시킬 수 있으므로 조심스럽게 시작해야 한다.
- 균형감 증진 훈련이 포함된 운동 프로그램은 낙상 예방에 더욱 효과적이다.
- 골반 보호장구가 낙상 자체는 예방하지 못하지만 낙상할 때 골반 골절을 예방하는 데 도움이 될 수 있다.
- 굽이 낮고 바닥에 닫는 면적이 넓으며 발에 잘 맞는 신발을 신도록 한다.
- 미끄러운 환경에서 미끄럼 방지 신발을 신으면 효과적으로 낙상을 감소시킬 수 있다.

(4) 환경 수정

환경 수정 한 가지만으로는 낙상 예방 전략으로 효과가 없으나, 다요인적 낙상 중재 프로그램의 한 요소로서 환경 수정이 포함되었을 경우에는 낙상을 감소시키는 데 도움이 될 수 있다.[39, 40]

- 낙상 경험이 있는 허약 노인에게는 환경 수정이 낙상을 예방하는 데 효과적이다.
- 환경 수정 중재 방법에는 가정이나 시설 내에서 확인된 낙상 위험요인을 변화

시키는 것뿐만 아니라 일상생활활동의 안전한 수행을 향상시키는 중재 방법의 적용과 평가 또한 포함된다.

(5) 대소변 훈련 프로그램

실금이 있는 노인은 낙상 위험이 높고, 병원이나 장기요양시설에 입원한 노인은 화장실에서 낙상하는 경우가 많다. 따라서 실금을 줄이게 되면 낙상 위험성을 감소시킬 수 있다.[30] 실제로 병원에 입원한 노인에게 대소변 훈련 프로그램을 실시한 결과 낙상 예방에 도움이 된다고 보고되고 있다.

(6) 억제대 사용 제한

노인에게 신체 억제대를 사용하는 것이 낙상을 예방한다는 확실한 과학적 증거는 없다. 그러나 억제대 사용 감소는 낙상 빈도를 통계적으로 유의하게 증가시키지 않으며, 오히려 낙상 시 손상을 감소시키는 것으로 보고되고 있다.[1, 14]

(7) 낙상 예방 교육

노인과 간호 제공자에게 안전한 이동 방법, 적절한 보조기 사용, 운동의 효과, 환경 수정 등 낙상 예방에 관한 교육을 하는 것은 일차적 · 이차적 예방 전략으로서 매우 중요하지만, 낙상 감소에 대한 교육의 효과는 정확하지 않다. 하지만 요양시설에서 간호를 제공하는 직원에 대한 낙상 예방 교육 프로그램은 낙상 감소 효과가 있으며, 낙상 위험요인의 인지 및 예방 전략에 대한 직원 훈련 프로그램 또한 낙상 감소에 다소 효과가 있음이 제시되었다.[15, 41, 42]

(8) 비타민 D

비타민 D 부족은 노인에게 매우 흔하며, 근육의 강도와 신경근육 기능을 저해한다. 최근 연구에서는 비타민 D의 복용이 뼈의 건강뿐 아니라 낙상 예방에도 효과가 있음이 보고되었다.[15, 45]

- 낙상 위험이 높은 모든 노인에게 일일 800IU의 비타민 D를 복용하도록 한다.
- 비타민 D 부족증이 있는 노인과 걸음 및 균형감각에 문제가 있는 노인에게도

복용하도록 하는 것이 좋다.

- 칼슘과 비타민 D를 함께 복용하면 골절의 빈도를 줄일 수 있다.

2. 관리

이상에서 기술된 노인의 낙상 예방 중재에 대한 자료를 바탕으로 노인 낙상의 위험성을 감소시키기 위한 간호 제공 전략에 대해 요약하면 [표 1-6]과 같다.[46]

[표 1-6] 노인 낙상 위험성 감소를 위한 간호 제공 전략

위험요인	간호 제공 전략
낙상력	• 낙상 위험이 높은 대상자를 확인한다. • 차트나 문에 스티커 등을 사용하여 표시한다.
낙상에 대한 두려움	• 노인이 낙상에 대한 느낌을 이야기하도록 격려한다. • 이동과 보행 시에 할 수 있다는 언어적 격려를 제공하고 안전하게 수행할 수 있음을 보여줌으로써 자기효능감을 강화시킨다.
배변 및 실금	• 규칙적인 배뇨 계획을 수립한다(노인의 요구에 따라 혹은 2시간마다). • 배변 기능을 감시하고 충분한 수분과 섬유질을 공급한다. • 필요 시 하제를 사용한다.
인지기능 장애	• 인지기능 장애 및 섬망의 원인이 수정 가능하다면 그 원인을 제거한다. • 인지기능 장애가 있는 노인은 간호사가 규칙적으로 관찰하고 감시할 수 있는 장소로 옮겨 적어도 1시간 간격으로 관찰한다. • 가족이나 간병인으로 하여금 가능하면 노인과 지속적으로 함께 있도록 한다. • 가능하다면 감시 장비(침상 혹은 출입구 알람 등)를 사용한다.
기분장애	• 기분에 대해서 이야기하도록 격려한다. • 노인이 집중하거나 새로운 정보를 습득할 수 있는지 평가한다. • 일상 활동에 참여하도록 격려한다. • 필요 시 노인정신 전문가에게 의뢰한다.
어지러움	• 누웠을 경우, 앉아 있는 경우, 서 있는 경우의 혈압을 측정하고 지속적으로 평가하며, 어지러움에 영향을 미치는 요인을 확인하다. • 적절한 수분 섭취를 격려한다. • 어지러움이나 현훈을 초래하는 움직임을 피하기 위한 환경을 제공한다. • 당뇨가 있다면, 혈당을 감시하고 적절한 혈당을 유지할 수 있는 중재 방법을 적용한다.

[표 1-6] 노인 낙상 위험성 감소를 위한 간호 제공 전략(계속)

위험요인	간호 제공 전략
기능장애	• 가능하면 최대한 개인 위생 관리를 위한 활동에 참여하도록 격려한다(즉, 가능하다면 침상에서 이동식 변기를 사용하기보다는 노인이 직접 화장실에 걸어가서 소변을 볼 수 있도록 한다). • 필요 시 물리치료 및 작업치료를 의뢰한다. • 운동 프로그램이 필요한 노인의 경우 지속적으로 참여할 수 있도록 하며, 추후 낙상을 예방하는 가장 좋은 방법이 운동임을 상기시킨다.
약물	• 현재 복용하는 약물을 검토하고 각각의 약물이 정말로 필요한지 판단한다. • 가능한 한 효과를 볼 수 있는 최소한의 용량을 사용하고 있음을 확실히 한다.
기저 건강 문제	• 파킨슨병, 울혈성 심부전, 빈혈 등 기저 질환이 있다면 치료할 수 있도록 한다. • 노인에게 건강문제 때문에 침상에 계속 누워 있으면서 기능 향상 활동에 참여하지 않는 것은 이유가 될 수 없음을 확실하게 한다.
환경	• 노인이 앉을 수 없고, 앉았을 경우 바닥에 발이 닿지 않는 가구는 제거한다. • 바닥에 어질러진 물건을 치운다. • 가구나 기타 보조장비를 최상의 상태로 유지한다. • 조명을 적절하게 유지한다. • 화장실에 안전손잡이를 설치한다. • 신체 억제대나 침상 레일의 적용을 최대한 피한다. • 노인이 1회 이상 침상에서 떨어진 경우가 있다면 환경을 수정하여 매트리스를 바닥에 놓고 사용하도록 한다.

출처: Resnick, B. (2003). Preventing Falls in Acute Care. In Mezey, M., Fulmer, T., Abraham, I. (Eds); Zwicker, D., (Managing editor). Geriatric Nursing Protocols for Best Practice, 2nd edition. Springer Publishing company, Inc.

평가

낙상 관련 중재 프로그램의 적용 결과는 대상자 개인, 서비스 제공자, 그리고 기관의 목표에 근거하여 선정한다. 결과 지표는 낙상 예방 프로토콜의 지속적이고 적절한 사용을 통해 향상될 것이 기대되는 요소들로 다음을 포함한다.[17]

- 감소된 낙상 빈도(낙상빈도=(낙상한 노인의 수/전체 입원한 노인수)×100)

- 감소된 낙상 관련 상해 빈도와 중증도

과정 지표는 근거기반 실무 지침을 활용하는 데 영향을 미치는 상호관계 및 환경적 요소들로, 지침의 각 단계가 제대로 시행되었는지를 확인하는 데 사용되며 다음을 포함한다(부록 F 참조).[17]

- 최근 낙상에 대한 확인
  - 관찰 기간 동안 낙상에 대한 보고
  - 관찰 기간 동안 일어난 낙상에 대한 기록
  - 낙상 관련 상해에 대한 치료 기록
- 낙상 위험요인 평가
  - 낙상 상황에 대한 기록
  - 낙상 상황에 대한 증인의 기록
  - 걸음 및 균형감각 검사 실시 기록
  - 포괄적 낙상 평가 실시 기록
- 낙상 발생 및 낙상 관련 상해 예방
  - 기저 건강문제에 대한 치료
  - 약물 검토 및 조정
  - 전문가 의뢰
  - 운동 프로그램 적용
  - 걸음 및 균형훈련 적용
  - 운동 프로그램 적용
  - 시력 교정 보조기 유무 및 사용 여부
  - 잘 맞는 미끄럼 방지 신발 착용
  - 환경 수정 적용
  - 보행 보조 기구 사용
  - 보호장구 사용
  - 배뇨 및 배변훈련 적용
  - 기타

노인 낙상 예방 알고리듬

최신 근거에 기반하여 미국과 영국의 노인학회가 제시한 지역사회 거주 노인의 낙상 예방을 위한 임상적 알고리듬[15]을 바탕으로 요양시설 거주 노인을 위한 낙상 예방 알고리듬을 구성할 수 있으며, 각 요소에 대한 구체적인 설명은 다음과 같다.

A. 노인의 요양시설 입소

65세 이상 노인이 낙상 혹은 낙상으로 인한 상해로 인해 요양시설에 입소한 경우는 해당되지 않는다.

B. 낙상 혹은 낙상의 위험요인 선별

낙상 혹은 낙상의 위험요인을 선별하는 목적은 낙상을 예방하거나 낙상 위험요인을 감소시키는 데 있다. 입소한 모든 노인에게 지난 1년간 적어도 1회 이상의 낙상 경험과 낙상의 빈도 및 걸음 혹은 균형에 어려움이 있는지 질문한다.

C. 낙상 혹은 낙상 위험요인에 대한 질문에 긍정적인 대답을 한 노인 선별

선별 질문을 통해 낙상 고위험 노인으로 확인된 경우 위험요인에 대해 사정한다. 지난 1년간 2회 이상의 낙상을 경험한 노인, 걸음 혹은 균형감각에 문제가 있는 노인, 낙상으로 인해 병원이나 응급실을 방문한 적이 있는 노인은 포괄적 낙상 평가를 실시한다.

D. 지난 1년간 1회의 낙상을 경험한 노인 확인

1회의 낙상은 보행이나 서 있는 자세가 불안정하거나 어려움이 있을 때 주로 발생한다. 노인에게 1회의 낙상은 과거에는 나타나지 않았던 걸음이나 균형감각 문제가 있음을 의미하기도 한다.

E. 걸음과 균형감각 평가 실시

1회의 낙상 경험이 있었던 노인에게 걸음과 균형 문제에 대한 선별 검사를 실시함으로써 포괄적 낙상 평가가 도움이 될 수 있는지 확인한다. 낙상 경험 혹은 낙상 위험요인에 긍정적인 결과를 보인 노인에게는 걸음과 균형감각 검사를 포괄적 낙상 평가의 한 부분으로 실시한다. 주로 사용되는 걸음과 균형감각 검사는 Timed Up & Go Test와 Get Up & Go Test 등이 있다.

F. 포괄적 낙상 평가 실시

포괄적 낙상 평가는 노인의 낙상 위험요인이 무엇인지 확인하여 가장 적절한 중재 방법을 결정할 수 있도록 한다. 포괄적 낙상 평가 결과를 바탕으로 확인된 낙상 위험요인을 수정하기 위해 중재 방법을 적용하는 것은 노인의 낙상과 낙상 위험을 감소시키는 가장 효과적인 방법이다.

요양시설 거주 노인 낙상 예방 알고리듬

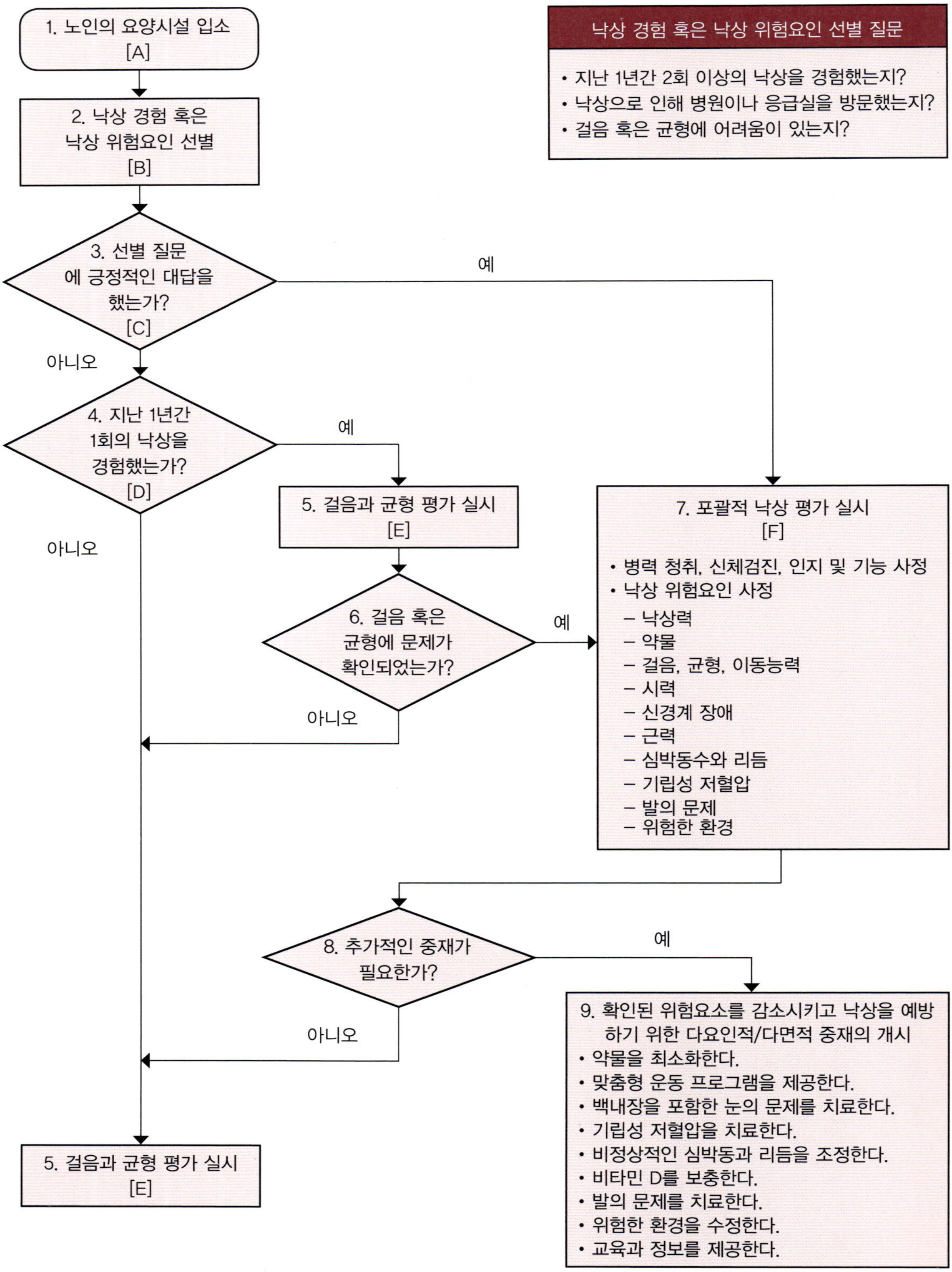

부록 A 낙상 일지

낙상 일지

이름:

날짜:

시간:

넘어진 장소는 어디입니까? ______________________________

넘어질 당시 어떤 일이 있었습니까?

____

____

____

____

____

발을 헛디뎠습니까? 예__________ 아니오__________

넘어지기 전 다음의 증상이 있었습니까?

어지러움__________ 심계항진__________ 다리에 힘 빠짐__________ 의식상실__________

넘어져서 다쳤습니까? 예__________ 아니오__________

다쳤다면 어디를 다쳤습니까? ______________________________

넘어진 후 바닥에서 일어날 수 있었습니까? 예__________ 아니오__________

바닥에서 일어날 수 없었다면 어떤 도움을 받았습니까?

____

병원에 갔습니까? 예_______ 의원_______ 구급차 & 응급실_______ 아니오_______

출처: Buckinghamshire Falls and Fractures Prevention Website Copyright 2005-2010. (2005, June 13). Falls diary. from http://www.buckinghamshirefallsprevention.co.uk/

부록 B 낙상 두려움 사정 도구

수정된 낙상 효능감 도구: The Modified Falls Efficacy Scale (MFES)

다음의 활동을 넘어지지 않고 수행하는 것이 얼마나 자신 있습니까? 0에서 10까지의 눈금에 표시해 주십시오. 0은 '전혀 자신이 없다/전혀 확실하지 않다'를, 5는 '어느 정도 자신이 있다/어느 정도 확실하다'를, 10은 '매우 자신이 있다/매우 확실하다'를 의미합니다.

참고:

- 넘어지는 것이 두려워서 아래의 활동을 중단했다면, 그것이 부분적인 이유라 하더라도, 0점으로 표시하세요.
- 온전히 신체적 문제 때문에 아래의 활동을 중단했다면, 빈칸으로 남겨 두세요(이 문항들은 평균점수 계산에서 제외됩니다).
- 다른 이유 때문에 아래의 활동을 하지 않는다면, 그 활동을 오늘 하는 경우 얼마나 자신 있게 할 수 있을지에 대해 생각해보고 눈금에 표시해 주세요.

	0	1	2	3	4	5	6	7	8	9	10
1. 옷 입고 벗기	0	1	2	3	4	5	6	7	8	9	10
2. 간단한 식사 준비	0	1	2	3	4	5	6	7	8	9	10
3. 목욕이나 샤워하기	0	1	2	3	4	5	6	7	8	9	10
4. 의자에 앉거나 일어나기	0	1	2	3	4	5	6	7	8	9	10
5. 침대에 들고 나기	0	1	2	3	4	5	6	7	8	9	10
6. 인터폰 혹은 전화 받기	0	1	2	3	4	5	6	7	8	9	10
7. 집안에서 걸어 다니기	0	1	2	3	4	5	6	7	8	9	10
8. 장롱이나 옷장에 손 뻗치기	0	1	2	3	4	5	6	7	8	9	10
9. 가벼운 집안일	0	1	2	3	4	5	6	7	8	9	10
10. 간단한 쇼핑	0	1	2	3	4	5	6	7	8	9	10
11. 대중교통 이용하기	0	1	2	3	4	5	6	7	8	9	10
12. 길 건너기	0	1	2	3	4	5	6	7	8	9	10
13. 가벼운 정원 손질 혹은 빨래 널기*	0	1	2	3	4	5	6	7	8	9	10
14. 집 앞이나 뒤에 있는 계단 사용하기	0	1	2	3	4	5	6	7	8	9	10

* 주로 가장 많이 수행하는 활동을 평가하세요

평균 점수/평가된 항목 = .../.........

= ....

출처: Hill, K., Schwarz, J. A., Jalogeropoulos, A. J., & Gibson, S. J. (1996). Fear of falling revisited. Archives of Physical Medicine and Rehabilitation, 77, 1025-1029.

Tinetti, M., Richman, D., & Powell, L. (1990). Falls efficacy as a measure of fear of falling. Journal of Gerontology, 45, P239-P243.

부록 C 낙상 위험요인 체크리스트

낙상 위험요인	예	아니오
낙상 경험		
지난 3개월간 낙상이 있었거나, 지난 1년간 1회 이상의 낙상이 있었는지 여부		
낙상의 두려움		
낙상을 피하기 위해 일상생활활동 제한		
지난 3개월간 병원 입원		
균형 장애		
어지럼증 증상 혹은 어지럼증 호소		
우울증, 불안 혹은 스트레스 증상 및 징후		
관절염		
골다공증		
걸음(보행) 장애(정상적 보행이 아닌 모든 경우)		
근력 약화		
80세 이상의 고령		
시력 장애 혹은 다초점 안경의 사용		
부적절한 신발(슬리퍼 형태, 굽이 있는 신발, 낡은 신발 등)		
인지기능 장애, 혼돈 혹은 기억 소실		
신체적 장애		
건강상태 변화로 인한 활동 제한		
보행 보조기구 사용(보행기, 지팡이, 목발, 휠체어)		
보행 보조기구의 부적절한 사용		
보행 보조기구의 수리 필요		
실금 혹은 야간에 잦은 화장실 이용		
불면증, 통증, 불안, 우울 혹은 기타 원인으로 인한 수면 부족		
청력 장애		
앉았다 일어서기가 어려움		
수분 섭취 부족(일일 8잔 미만의 물 섭취)		
부적절한 영양		
한 번에 많은 임무 수행		
어질러진 물건		
화장실까지의 통로가 막혔거나 부분적으로 막힘		
바닥에서 일어날 수 없음		
도움을 요청하지 않거나, 요청할 수 없음		
안전에 대한 이해 부족		
물질 남용		
한 발 혹은 두 발의 감각 마비		
위험을 초래하는 습관: 부주의, 한꺼번에 많은 일 수행, 서두름, 과도하게 팔을 뻗어 닿으려 함, 신체적 제한의 부정, 처방된 보조기구 사용 안 함		
약물 사용: 항우울제(특히 삼환계), 콤파진, 항고혈압제, 항간질제, 항히스타민제, 이뇨제, 마약성 진통제, 파킨슨병 치료제, 실금 치료제		

"예"라고 답한 항목 수:
("예"라고 답변한 경우는 무엇이라도 낙상 및 상해의 위험을 의미함)

출처: Fall risk factor checklist. from http://www.carltonseniorliving.com/

부록 D 낙상 위험성 평가 도구

해당란에 V표 한 후 점수를 합하시오.

1. 연령: 80세 이상 ___1 70~79세 ____2
2. 인지상태: 지남력이 항상 있음 ____1 언제나 혼돈상태 ____3 간헐적으로 혼돈 ___4
3. 입원기간: 3일 이상 ____0 0~3일 ____2
4. 배설상태: 독립적이고 실금 없음 ____0 카테터나스토마____1
   배설 보조 필요 ____3 독립적이나 실금함 ____5
5. 지난 6개월간 낙상 경험: 낙상한 적 없음 ____0 1~2회 낙상경험 있음 ____1
   낙상경험이 매우 많음 ____5
6. 시력장애: 있음 ____1
7. 의자에서 기동성: 움직이지 못함 ____3
8. 혈압: 일어날 때와 누웠을 때 20mmHg 이상 차이 남 ____2
9. 걷기와 평형감각: 환자 상태 검사
   (1) 다리를 붙이고 30초간 서게 한다. 전혀 자신없다 어느 정도 자신있다 매우 자신있다
   (2) 똑바로 걷게 한다.
   (3) 문을 통해 걸어나간다.
   (4) 걸어서 간 후 다시 돌아오게 한다.
   다리를 벌리고 걸음 ____1
   서 있을 때 평형을 잃음 ____1
   걸을 때 평형장애 ____1
   근육 통합성 장애 ____1
   오리걸음 ____1
   문을 지나갈 때 걸음이 달라짐 ____1
   돌 때 불안정함 ____1
   보행 보조기 사용 ____1
10. 약품사용: 알코올____ 이뇨제____ 혈당강하제____ 항히스타민제____ 마약____
    항고혈합제____ 항정신성약____ 항경련제____ 진정제____ 하제____
    이 중 해당되는 수: 사용 안 함____0 1개 사용____1 2개 이상____2
11. 최근 투약변경: 없음____0 지난 5일간에 변경____1

전체 총 합 __________

* 전체 합이 10점 이상이면 낙상 위험성이 높은 것을 의미함

출처: Berryman, E., Gaskin, D., Jones, A., Tolley, F., & MacMullaen, J. (1989). Point by point: Predicting elder's falls. Geriatric Nursing, (Jul/Aug), 199-201

부록 E 낙상 위험 환경 평가 도구

범주	항목	예	아니오
위 생	청결하고, 해충이 없고, 냄새가 없는가?		
	출입구와 현관이 깨끗한가?		
시설 · 구조	도보영역이 안전한가?		
	인지적 손상이 있을 때, 돌아다녀도 위험하지 않은 영역인가?		
	휠체어 사용 시 통과하기에 충분한 공간이 확보되어 있는가?		
	이동식 계단이나 엘리베이터가 있는가?		
	물건을 넣어두는 선반이 쉽게 닿을 수 있고, 튼튼한가?		
	창문이나 문은 안전한가?		
	창문은 스크린이 있고, 쉽게 열리고 닫히는가?		
	욕조나 샤워실 바닥이 미끄럽지 않은가?		
	뾰족한 모서리는 없는가?		
	욕조와 샤워실이 바닥에서 90cm 정도 높은가?		
	주위 환경이 정돈되고 단순한가?		
	주위 환경이 친숙한 물건으로 조성되어 있는가?		
	방향감각을 도울 수 있는가?		
기본환경	실내온도가 24도 이상인가?		
	소음수준이 낮은가?		
	복도와 계단, 실내의 조명이 적절한가?		
	바닥에 그림자나 번쩍임이 없는가?		
	수도의 온수와 냉수가 정확히 표시되어 있는가?		
	43도 이하의 더운물이 제공되는가?		
안 전	출입구와 계단, 벽은 대비되는 색인가?		
	바닥이 편평하고 미끄럽지 않은가?		
	수도가 앞쪽에서 조절 가능한 안전 스토브인가?		
	욕조 근처에 전기코드가 있는가?		
	난로, 기계, 선풍기의 보호막이 있는가?		
	콘센트 입구가 덮여 안전한가?		
약물관리	약물이나 용액이 들어 있는 약장은 잠가 놓았는가?		
	약물의 처방기간이 지난 것은 없는가?		
화재 및 긴급상황	출입구에 경고 벨이 있는가? 응급호출벨이나 경고 시스템이 있는가? 개인의 소속을 표시할 수 있는가? 긴급 전화 사용법을 교육받았는가?		
점 검	장비나 기구를 정규적으로 점검하는가?		
	기구가 작동되고 사용이 용이한가?		
	정기적인 환경사정을 하는가?		
의견:			

출처: 박명화 외. 노인간호학. p.410.

부록 F 낙상 예방 지침 질 향상 검토

낙상 예방 프로토콜을 적용하는 대상자의 건강기록부에 다음의 낙상 예방 지침 질 향상 검토 기록지를 첨부한다. 해당 노인과 간호 제공자를 인터뷰한 후 지침의 주요 요소 각각에 대하여 제대로 시행하고 있는지 확인하여 절절한 평가 결과를 기록한다. 기타 사항에는 왜 해당 지침이 제대로 적용되지 않았는지를 기록한다.

평가 결과

Y=Yes/지침 수행　　　N=No/지침 불수행　　　N/A=지침적용 해당 사항 없음

노인 낙상 예방 질 향상 감시 항목	날짜:	날짜:	날짜:	날짜:
지표 1: 최근 낙상 경험 확인				
관찰 기간 동안 낙상에 대한 보고				
관찰 기간 동안 일어난 낙상에 대한 기록				
낙상 관련 상해에 대한 치료 기록				
지표 2: 낙상 위험요인 평가				
낙상 상황에 대한 기록				
낙상 상황에 대한 증인의 기록				
걸음 및 균형감각 검사 실시 기록				
포괄적 낙상 평가 실시 기록				
지표 3: 낙상 발생 및 낙상 관련 상해 예방				
기저 건강문제 치료				
약물 검토 및 조정				
전문가 의뢰				
운동 프로그램 적용				
걸음 및 균형훈련 적용				
운동 프로그램 적용				
시력 교정 보조기 유무 및 사용 여부				
잘 맞는 미끄럼 방지 신발 착용				
환경 수정 적용				
보행 보조기구 사용				
보호장구 사용				
배뇨 및 배변훈련 적용				
기타				

기타:

✚ 참고문헌

1. Agostini, J. V., Baker, D. L., & Bogardus, S. T., Jr. (2001). *Prevention falls in hospitalized and institutionalized older people*. In Markowitz, A. J., Shojania, K. G., Cuncan, B. W., McDonald, K. M., & Wachter, R. M. (Eds.), Making health care safer: A critical analysis of patient safety practices (No. 43, pp. 281–299). Rockville, MD: Agency for Healthcare Research and Quality, U.S. Department of Health and Human Services.
2. Buchner, D. M., Cress, M. E., deLateur, B. J., Esselman, P. C., Margherita, A. J., Price, R., & Wagner, E. H. (1997). The effect of strength and endurance training on gait, balance, fall risk, and health services use in community-living older adults. *Journals of Gerontology Series a-Biological Sciences and Medical Sciences, 52*(4), M218–M224.
3. Morse, J. M., Tylko, S. J., & Dixon, H. A. (1987). Characteristics of the Fall-Prone Patient. *Gerontologist, 27*(4), 516–522.
4. Morse, J. M. (2002). Enhancing the safety of hospitalization by reducing patient falls. *American Journal of Infection Control, 30*(6), 376–380.
5. 이경자, 김남초, 김연숙, 김춘길, 김희경, 공은숙, 송미순 외(2007). 핵심임상노인병학. 군자출판사.
6. Brown, A. P. (1999). Reducing falls in elderly people: A review of exercise interventions. *Physiotherapy Theory and Practice, 15*(2),59–68
7. Nevitt MC.(1997). *Falls in the elderly: Risk factors and prevention*. In: Masdeu, J. C., Sudarsky, L., Wolfson, L., eds. Gait Disorders of Aging: Falls and Therapeutic Strategies. Philadelphia: Lippincott-Raven, pp 13 - 36.
8. Rubenstein, L. Z., & Josephson, K. R. (2002). The epidemiology of falls and syncope. *Clinical Geriatric Medicine, 18*(2), 141–158.
9. Campbell, A. J., Spears, G. F., & Borrie, M. J. (1990). Examination by logistic regression modelling of the variables which increase the relative risk of elderly women falling compared to elderly men. *Journal of Clinical Epidemiology, 43*(12), 1415–1420.
10. Tinetti, M. E.(1986). Performance-oriented assessment of mobility problems in elderly patients. *Journal of the American Geriatrics Society, 34*(2),119–126.
11. Rubenstein, L. Z., Josephson, K. R., & Robbins, A. S. (1994). Falls in the Nursing-Home. *Annals of Internal Medicine, 121*(6), 442–451.
12. Hemdon, W. A. (1997). Untitled. *Journal of Bone and Joint Surgery-American Volume, 79A*(7), 1114–1114.
13. Ray, W. A., Taylor, J. A., Meador, K. G., Thapa, P. B., Brown, A. K. Kajihara, H. K., Griffin, M. R. (1997). A randomized trial of a consultation service to reduce falls in nursing homes. *JAMA, 278*(7), 557–562.
14. American Geriatrics Society, British Geriatrics Society, and American Academy of Orthopedic Surgeons Panel on Falls Prevention (2001). Guideline for the prevention of falls in older persons. *Journal of American Geriatrics Society, 49*(5), 664–672.
15. Panel on Prevention of Falls in Older Persons, American Geriatrics Society and British Geriatrics Society (2010). Summary of the Updated American Geriatrics Society/British Geriatrics Society clinical practice guideline for prevention of falls in older persons. *Journal of American Geriatrics Society, 59*(1), 148–157.
16. Tinetti, M. E., Speechley, M., & Ginter, S. F. (1988). Risk-Factors for Falls among Elderly

Persons Living in the Community. *New England Journal of Medicine, 319*(26), 1701–1707.

17. Lyons, S. S., & Adams, S. (2005). Evidence-based protocol: Fall prevention for older adults. *Journal of Gerontological Nursing, November*, 9–14.
18. Hamkin, R. M. (1998). Factors associated with falls or geriatric residents during a restraint reduction program in a skilled nursing facility. *Issues on Aging, 21*(3), 23–25.
19. Kiely, D. K., Kiel, D. P., Burrows, A. B., & Lipsitz, L. A. (1998). Identifying nursing home residents at risk for falling. *Journal of American Geriatrics Society, 46* (5), 551–555.
20. Gill, T. M., Williams, C. S., & Tinetti, M. E. (2000). Environmental hazards and the risk of nonsyncopal falls in the homes of community-living older persons. *Medical Care, 38*(12), 1174–1183.
21. Podsiadlo, D., & Richardson, S. (1991). The timed "Up & Go": a test of basic functional mobility for frail elderly persons. *Journal of American Geriatrics Society, 39*(2), 142–148.
22. Buckinghamshire Falls and Fractures Prevention Website Copyright 2005–2010. (2005,June 13). Falls diary. Retrieved June 13,2005, from http://www.buckinghamshirefallsprevention.co.uk/
23. Gray-Miceli, D. (1997). Falling among older individuals; exploring psychological issues. *Advanced Nursing Practice, 5*(7), 41.
24. Carlton Senior living. (2009, May 15). Fall risk factor checklist. Retrieved May 15, 2009, from http://www.carltonseniorliving.com/
25. Berryman, E., Gaskin, D., Jones, A., Tolley, F., & MacMullaen, J. (1989). Point by point: Predicting elder's falls. *Geriatric Nursing, (Jul/Aug)*, 199–201.
26. Tinetti, M. E., Baker, D. I., McAvay, G., Claus, E. B., Garrett, P., Gottschalk, M., . . . Horwitz, R. I. (1994). A multifactorial intervention to reduce the risk of falling among elderly people living in the community. *New England Journal of Medicine, 331*(13), 821–827.
27. Leipzig, R. M., Cumming, R. G., & Tinetti, M. E. (1999a). Drugs and falls in older people: A systematic review and meta-analysis: I. Psychotropic drugs. *Journal of American Geriatrics Society, 47*(1), 30–39.
28. Leipzig, R. M., Cumming, R. G., & Tinetti, M. E. (1999b). Drugs and falls in older people: a systematic review and meta-analysis: II. Cardiac and analgesic drugs. *Journal of American Geriatrics Society, 47*(1), 40–50.
29. Oliver, D., Hopper, A., & Seed, P. (2000). Do hospital fall prevention programs work? A systematic review. *Journal of the American Geriatrics Society, 48*(12), 1679–1689.
30. Bakarich, A., McMillan, V., & Prosser, R. (1997). The effect of a nursing intervention on the incidence of older patient falls. *Australian Journal of Advanced Nursing, 15*(1), 26–31.
31. Tideiksaar, R., Feiner, C. F., & Maby, J. (1993). Falls Prevention – the Efficacy of a Bed Alarm System in an Acute-Care Setting. *Mount Sinai Journal of Medicine, 60*(6), 522–527.
32. 송미순, 구미옥, 김명숙, 김신미, 김주현, 김증임 외(2006). 노인일차건강관리. 군자출판사.
33. Hill-Westmoreland, E., Soeken, K., & Spellbring, A. (2002). A meta-analysis of fall prevention programs for the elderly: How effective are they? *Nursing Research, 51*(1), 1–8.
34. Close, J., Ellis, M., Hooper, R., Glucksman, E., Jackson, S., & Swift, C. (1999). Prevention of falls in the elderly trial (PROFET): a randomized controlled trial. Lancet, 353 (9147), 93–97.
35. Tinetti, M. E., McAvay, G., & Claus, E. (1996). Does multiple risk factor reduction explain the reduction in fall rate in the Yale FICSIT trial? *American Journal of Epidemiology, 144*(4), 389–399.
36. Campbell, A. J., Robertson, M. C., Gardner, M. M., Norton, R. N., & Buchner, D. M. (1999).

Psychotropic medication withdrawal and a home-based exercise program to prevent falls: a randomized, controlled trial. *Journal of American Geriatrics Society, 47*(7), 850-853.

37. Chang, J. T., Morton, S. C., Rubenstein, L. Z., Mojica, W. A., Maglione, M., Suttorp, M. J., . . . Shekelle, P. G. (2004). Interventions for the prevention of falls in older adults: systematic review and meta-analysis of randomized clinical trials. *British Medical Journal, 328*(7441), 680.
38. Whitehead, C., Wundke, R., Crotty, M., & Finucane, P. (2003). Evidence-based clinical practice in falls prevention: a randomized controlled trial of a falls prevention service. *Australian Health Review, 26*(3), 88-97.
39. Cumming, R. G., Thomas, M., Szonyi, G., Salkeld, G., O'Neill, E., Westbury, C., & Frampton, G. (1999). Home visits by an occupational therapist for assessment and modification of environmental hazards: A randomized trial of falls prevention. *Journal of American Geriatrics Society, 47*(12), 1397-1402.
40. Gillespie, L. D., Gillespie, W. J., Robertson, M. C., Lamb, S. E., Cumming, R. G., & Rowe, B. H. (2003). Interventions for preventing falls in elderly people. [Review]. Cochrane Database System Review(4), CD000340. doi: 10.1002/14651858.CD000340
41. Brouwer, B. J., Walker, C., Rydahl, S. J., & Culham, E. G. (2003). Reducing fear of falling in seniors through education and activity programs: a randomized trial. *Journal of American Geriatrics Society, 51*(6), 829-834.
42. Lord, S. R., Tiedemann, A., Chapman, K., Munro, B., Murray, S. M., Gerontology, M., . . . Sherrington, C. (2005). The effect of an individualized fall prevention program on fall risk and falls in older people: a randomized, controlled trial. *Journal of American Geriatrics Society, 53*(8), 1296-1304.
43. Bischoff-Ferrari, H. A., Dawson-Hughes, B., Willett, W. C., Staehelin, H B., Bazemore, M. G., Zee, R. Y., & Wong, J. B. (2004). Effect of Vitamin D on falls: a meta-analysis. *JAMA, 291*(16), 1999-2006.
44. Hill, K., Schwarz, J. A., Jalogeropoulos, A. J., & Gibson, S. J. (1996). Fear of falling revisited. *Archives of Physical Medicine and Rehabilitation, 77,* 1025-1029.
45. Tinetti, M., Richman, D., & Powell, L. (1990). Falls efficacy as a measure of fear of falling. *Journal of Gerontology, 45,* 239-243.
46. Resnick, B. (2003). Preventing Falls in Acute Care. In Mezey, M., Fulmer, T., Abraham, I. (Eds); Zwicker, D.(Managing editor). *Geriatric Nursing Protocols for Best Practice, 2nd edition.* Springer Publishing company, Inc.
47. Rubenstein, L. Z., Josephson, K. R., Trueblood, P. R., Loy, S., Harker, J. O., Pietruszka, F. M., & Robbins, A. S. (2000). Effects of a group exercise program on strength, mobility, and falls among fall-prone elderly men. *Journals of Gerontology Series a-Biological Sciences and Medical Sciences, 55*(6), M317-M321.
48. 박명화, 고자경, 김은심, 김효정, 박정숙, 양혜주, 윤은자, 이명옥 외(2008). 노인간호학 개정판. 정담미디어.

제 2 장

억제대 사용

●●● **박명화** 교수(충남대학교 간호대학)

본 장은 노인요양시설에서 불필요하고 해로운 억제대 사용을 줄이고 올바른 억제대 사용을 통해 노인 환자에게 신체적, 정신적 안전을 제공하는 데 그 목적을 두고 있다. 구체적인 목표는 다음과 같다.

1. 억제대 사용을 촉진하는 요인을 확인한다.
2. 억제대 사용의 부작용과 법적 · 윤리적 문제를 이해한다.
3. 억제대 사용을 촉진시키는 대상자의 특성을 사정한다.
4. 억제대의 대안이 될 수 있는 대상자의 안위와 안전을 촉진시키는 중재를 확인한다.
5. 억제대 사용법과 주의점을 확인한다.
6. 억제대 대안 사용 후 결과를 평가한다.

개요

1. 정의

(1) 억제대

억제대(physical restraints)는 전신 혹은 신체 일부의 움직임을 제한하는 모든 수동적 방법이나 물리적 장치 및 기구이다. 억제대의 목적은 노인에게 부착시켜 움직임을 제한하고 치료나 검사 시에 노인 자신이나 타인의 보호를 위하여 필요한 범위에 노인이 접근하는 것을 방지하기 위한 것이다. 억제대에는 발목 및 손목 억제

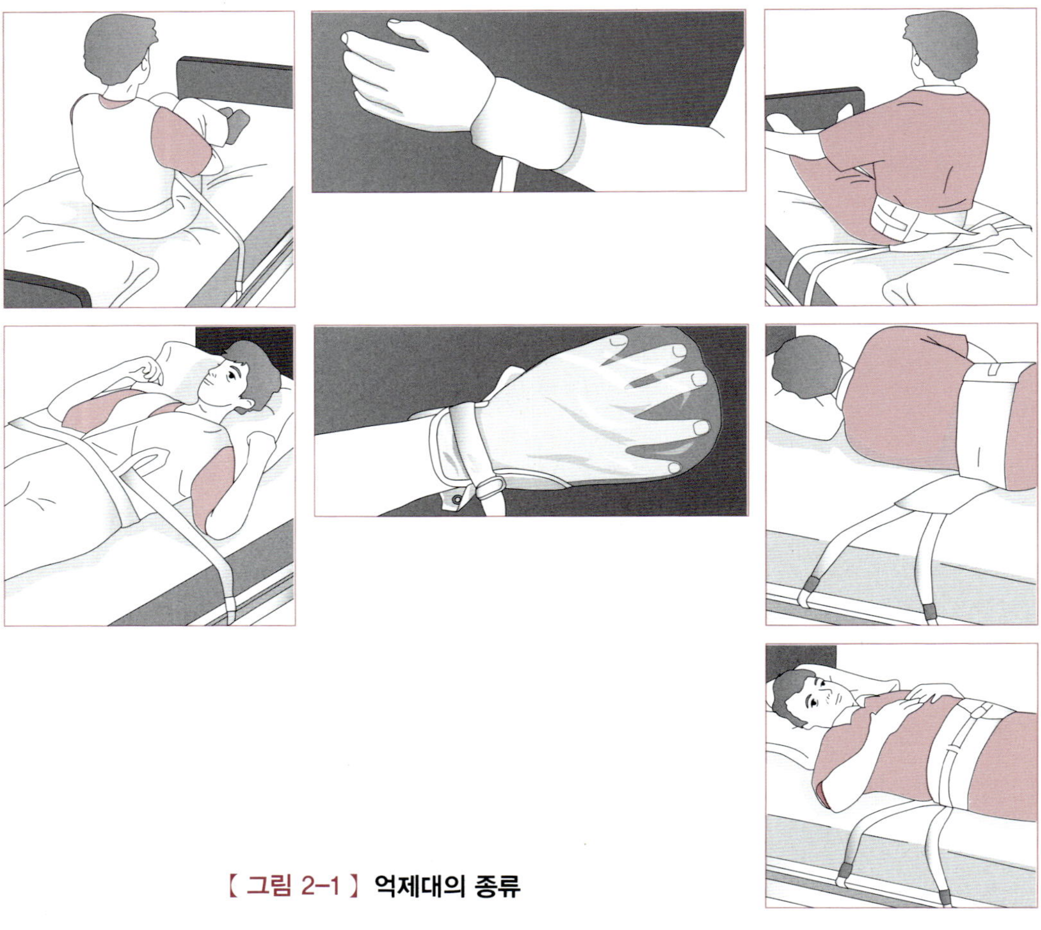

【 그림 2-1 】 억제대의 종류

대, 다리 억제대, 벙어리장갑, 조끼 억제대, 가슴 억제대, 침상 난간 등이 있다([그림 2-1] 참조).[1]

(2) 의학적 부동

의학적 부동(medical immobilization)은 의학적 치료의 한 부분인 진단 및 치료 목적의 시술을 시행할 동안 일시적으로 움직임을 제한하는 것으로, 안전한 도구를 사용해 자세를 유지시키는 것이며 억제대와는 구분된다. 이러한 기구들은 수술 시 전신억제, 다리골절 환자의 석고붕대, 정맥 내 투약에 사용되는 팔 부목, 환자치료나 이동 시 사용되는 카트나 휠체어의 안전벨트 등이다.[1]

(3) 교정기기

자세유지 보조기구나 정형외과 기구 같은 교정기기(adaptive devices) 역시 노인의 움직임을 제한하기는 하나, 노인의 신체기능을 최대한 증진시키기 위해 사용되는 기구라는 점에서 억제대와는 구분된다.[1]

2. 억제대 사용을 촉진하는 요인

(1) 억제대 사용과 관련된 환자 특성

- 정신상태의 변화(급성 혼동, 인지기능 저하 등)
- 감시기기 또는 치료기구의 사용(인공호흡기, 심전도 모니터링 등)
- 신체적 의존성(기동성 저하, 전신 쇠약 등)
- 낙상의 과거력 또는 낙상 고위험
- 초조 행동 또는 정서적 흥분
- 치료를 방해하는 행동(유치도뇨관이나 인공기도 제거 시도 등)
- 고령
- 배설양상의 변화(요실금, 변실금 등)
- 움직임이나 배회 통제불능[2~8]

(2) 억제대 사용과 관련된 직원 및 병원 특성

- 억제대 사용 감소 방법에 대한 지식 부족
- 억제대의 효과에 대한 직원의 강한 신념
- 억제대 사용이 가져오는 부작용에 대한 인식 결여
- 간호인력에 비해 너무 높은 환자 비율
- 노인의 행동을 사정하는 기술 부족
- 노인의 상해 시 법정 소송에 대한 우려[9~12]

3. 억제대 사용의 부작용

(1) 부동

억제대로 인해 움직임이 제한되고 부동으로 인한 욕창, 호흡기 감염(폐렴), 요실금, 무력감 등의 부작용이 발생한다.

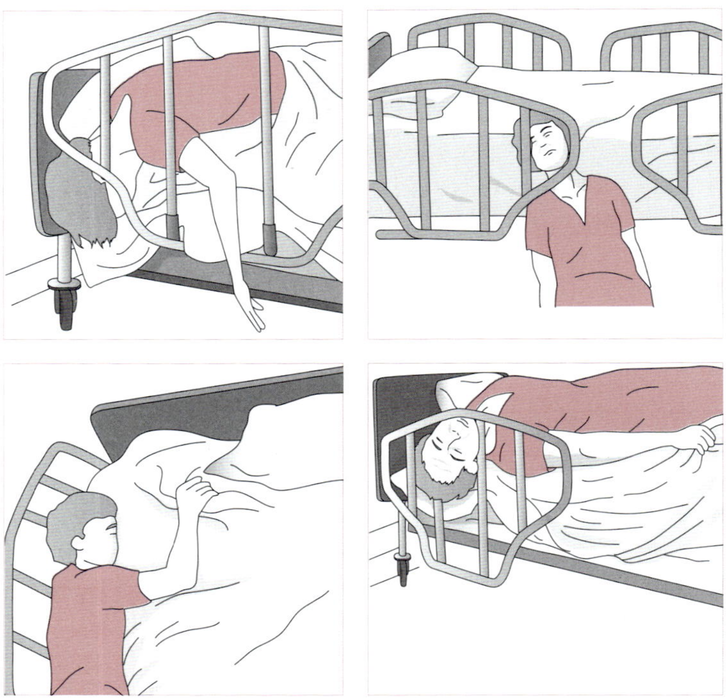

【 그림 2-2 】 침상 난간으로 인한 질식사

부동으로 인한 근력과 골밀도의 감소가 발생하고, 근육 위축과 경직으로 인하여 낙상 위험을 초래하며, 낙상으로 인한 골절 등 심각한 손상을 유발시킨다. 낙상 방지를 위해 다시 억제대를 사용하게 되고 부동의 악순환이 유발되어 노인은 정상적인 기능을 유지하기 힘들게 된다.[13~17]

(2) 외상 또는 질식

노인은 억제되어 있는 동안 발버둥치거나 억제대를 제거하려고 하므로, 목졸림, 스트레스성 부정맥, 상완 신경총 손상, 액와 정맥 혈전증, 신경 압박, 피부 찰과상, 피부 열상 등의 손상을 입으며, 신체 움직임의 불편함으로 인해 통증이 증가한다. 억제대로 인한 사망의 주 원인은 질식이며, 가장 일반적 원인은 침대나 의자에 고정하는 가슴 억제대로 인한 흉부 압박에 의한 질식이다([그림 2-1] 참조).

움직임이 자유롭지 않은 혼돈 상태의 노인에게 침대 난간을 활용한 억제대를 적용할 경우 침대 난간과 매트리스 사이 또는 침대 난간 사이에 머리나 목, 가슴이 끼어 질식사 하는 경우가 발생할 수 있다.

(3) 의식상태 저하

강간 및 성적 학대를 당한 경험이 있는 대상자에게 억제대를 사용할 경우 과거의 성적 상해가 재현되는 느낌을 받을 수 있다. 그리고 심한 혼돈 상태에 있는 노인의 경우는 억제대를 처벌로 오인하는 등 공격성, 흥분, 치매와 관련된 증상이 악화될 수 있다.

(4) 정서적 스트레스

스스로를 조절할 수 없음으로 인한 심한 흥분, 공포, 불안, 화, 모욕감, 두려움, 자포자기가 나타난다. 억제대를 경험한 환자와의 면담 내용을 살펴보면 다음과 같다.

> "감옥에 있는 기분이었다."
> "새장에 갇힌 새 같고 짐 끄는 노새 같았다."
> "내 손을 내 마음대로 움직일 수도 없었고 마치 미친 사람 같았다."
> "불이 났을 때 누가 나를 구해줄 것인가? 어떻게 나갈까? 너무 두려웠다."

(5) 윤리적 문제

장기요양환경에서 노인의 권리와 윤리적 의사결정을 존중하는 것은 노인의 존엄성을 살리고, 안전을 유지하며, 긍정적인 임상결과를 촉진시키는 데 중요한 일이다.[18] 특히 요양기관의 노인 환자들은 스스로 의사결정을 내리거나 자신의 치료에 적극적으로 참여할 수 없다고 여기는 경우가 많다. 억제대 사용은 기본적으로 노인의 자율성을 제한하여 자신의 요구를 스스로 돌볼 수 없게 한다.[19] 억제대 사용과 관련된 윤리적 갈등은 더욱 명확해지고 있으며, 억제대 사용은 점점 부정적으로 받아들여지고 있다. 간호 직원은 노인의 자율성, 안전성, 그리고 삶의 질을 고려할 수 있어야 하고 취약한 노인의 옹호자가 되어야 한다.[20]

(6) 법적 문제

노인을 위험에서 보호할 법적인 의무는 매우 중요하며 이를 지키지 못했을 때 법적인 문제가 발생한다. 간호 직원들은 억제대를 사용하지 않은 노인이 신체적 손상을 당했을 경우를 두려워하여 억제대 사용을 노인의 안전관리라는 명목으로 정당화시킨다. 하지만 억제대 사용에 대해 과거에는 당연시 되던 목적이 현재는 타당한 근거가 없으며 억제대 자체만으로 많은 위험을 내포하고 있다는 근거가 제시되고 있다. 요양기관은 억제대를 사용하는 경우와 하지 않는 경우 모두 법적 책임을 지게 된다. 억제대를 사용하지 않는 노인이 다쳤을 때 져야 할 법적 책임뿐만 아니라 억제대를 사용하고 있는 노인이 다쳤을 때의 법적 책임에 대해서도 생각해야 한다. 노인을 위해 수행한 안전관리가 노인에게 부작용이나 치명적인 외상을 줄 수도 있다는 사실을 숙지해야 한다.[21~24]

사정

억제대 사용 여부를 정하는 의사결정을 내리기 전에 노인의 특성과 행동원인에 대한 정확한 분석이 뒷받침되어야 한다. 모든 행동에는 의미가 있고 그 의미를 이해하는 것은 매우 중요하다. 노인의 행동을 체계적으로 사정하면 노인의 무의식적인 욕구를 파악할 수 있어, 억제대를 사용하지 않고 노인의 행동을 조절할 수 있는 중재 방법을 선택하는 데 도움이 된다.

1. 행동의 통합적 사정

- **치료를 방해하는 행동:** 상처드레싱이나 유치도뇨관을 제거하려는 시도가 의료진이 억제대를 적용하는 흔한 원인 중 하나이다.
- **흥분/초조행동:** 투약, 환경 변화, 신체상태 변화 등은 노인에게 불안과 초조감을 야기할 수 있고, 노인의 이러한 행동은 자해 및 타해의 위험성을 높인다는 의료진의 판단과 연결되어 억제대 사용률을 높일 수 있다.
- **배회/도망행동:** 치매노인의 배회나 도망행동은 이를 저지 및 예방하려는 의료진의 억제대 사용률을 높인다.
- **인지기능 저하:** 인지기능 저하로 인한 노인의 판단력 장애는 행동변화 및 치료를 방해하는 행동으로 나타날 수 있어 억제대 사용률을 높인다.[25, 26]

2. 과거력, 건강력, 건강관리기록 확인

- **입원 전 검사/입원/의뢰 기록:** 노인의 간호력과 건강력을 확인한다.
- **현재의 간호계획:** 현재의 간호계획 중 노인의 안위감을 손상시킬 수 있는 계획이 있는지 확인한다.
- **경과기록:** 노인의 질환 및 증상의 경과를 확인한다.
- **의사처방:** 투약 및 처치 중 억제대 사용을 유발할 수 있는 정신과 약물이나 침습적 처치 등을 확인한다.

- **최근 진단검사:** 진단검사 결과에서 노인의 상태에 영향을 미칠 수 있는 요인을 확인한다.
- **사고보고서:** 사고력과 사고 위험도를 확인한다.
- **의뢰기록:** 특이 사항이 있는지 확인한다.
- **특정 행동의 원인이 되는 신체상태:** 감염, 탈수, 심장부정맥, 어지러움, 기립성 저혈압, 약물 독성, 통증, 우울증 등은 인지상태에 영향을 미칠 수 있는 요인들이다.
- **노인의 전담 간호사나 가족들과의 대화기록:** 노인의 과거 행동이나 상태 중 특이 사항들, 특히 문제행동이 있는 노인의 경우 문제행동의 원인, 해결방법에 대해 확인한다.[27, 28]

3. 투약력 확인

- **연령에 맞는 용량:** 연령에 맞지 않는 과다용량, 특히 노인의 경우 과다한 용량은 약물 부작용을 유발하여 인지 및 신체기능 장애의 원인이 될 수 있다.
- **항정신성약물, 수면제, 항불안제의 적절한 사용:** 노인의 인지기능과 신체기능에 성인보다 더 많은 영향을 끼칠 수 있는 약물의 과다복용 여부를 확인한다.
- **치료효과와 부작용:** 복용하고 있는 약물이 적절한 효과나 부작용을 나타내고 있는지 정확한 임상검사 결과를 통해 확인한다.
- **잠재적인 약물 상호작용:** 항히스타민제와 진정제를 함께 복용하는 경우 우울을, 항우울제와 이뇨제의 병용은 저혈압을 유발할 수 있다.[27, 28]

4. 안전과 자가관리 능력에 영향을 줄 수 있는 신체기능 사정

- **보행:** 보행 안정성이 떨어지는 경우 낙상을 예방하기 위해 억제대를 주로 적용하게 된다.
- **이동상태:** 장소를 이동할 때 안전 문제, 특히 낙상 문제가 없는지 확인해야 한다.

- **목욕기능:** 일상생활동작 중 가장 손상 받기 쉬운 기능이다.
- **배뇨상태:** 요실금이 있거나 도뇨관을 삽입하고 있는지 확인한다.
- **의복 입는 기능**
- **식사 기능**[25, 29]

5. 인지 및 정신기능을 나타내는 증상 사정

- **지남력(사람, 장소, 시간):** 인지기능을 사정하는 가장 기본적인 자료이다.
- **주의력:** 주의력은 숫자 계산(예를 들면 100에서 7씩 다섯 번 빼기)을 통해 확인할 수 있다.
- **말하기:** 언어표현능력을 검사하기 위해 물건 이름 맞추기(시계, 연필)를 할 수 있다.
- **판단력:** 예를 들면 "옷은 왜 세탁해서 입습니까?"와 같은 질문을 통해 대상자의 적절한 응답을 평가한다.[5, 9, 30]

6. 심리 및 정서상태 사정

- **의사소통능력:** 의사소통을 통해 노인의 심리상태를 확인한다.
- **과거 정신병력:** 과거 정신과 질환, 특히 우울이나 불안장애 등이 있었는지 확인한다.
- **지지체계:** 노인의 심리적 안정을 도울 수 있는 지지체계의 존재와 역할에 대해 사정한다.
- **대처전략:** 노인이 심리적으로 불안정하고 문제가 있을 때 주로 사용하는 대처전략 중 특히 효과가 있는 대처전략을 확인하여 활용하도록 한다.
- **스트레스:** 노인의 심리상태에 주된 영향을 미칠 수 있는 스트레스 상태를 파악한다.
- **두려움, 불안, 후회, 우울, 애도반응:** 행동은 대상자의 심리 및 정서의 표출일 수 있다.[5, 25, 28]

7. 심리적, 신체적 안정을 저해하는 환경적 요인 사정

- **소음:** 모니터링기구와 치료기계의 소음과 잡음으로 인해 환자의 수면이 박탈당하거나 정서적 불안정을 유발하여 급성 섬망 등의 인지장애가 발생할 수 있다.
- **조명:** 너무 어둡거나 밝은 조명은 환자의 보행에 영향을 미쳐 낙상 사고 등을 유발할 수 있다.
- **바닥 표면:** 바닥이 미끄러우면 낙상이 유발되는 경우가 많으므로 욕실과 화장실 바닥이 미끄러운지, 불필요한 물건들이 바닥에 놓여 있는지 확인한다.
- **가구와 시설의 디자인과 적합성:** 가구와 시설의 배치가 환자의 동선에 장애가 되지 않는지 확인한다.
- **사생활과 사회활동 공간:** 사생활이나 사회생활 부족으로 인한 고립감, 소외감 등은 대상자의 인지 및 정서 기능에 영향을 미칠 수 있다.
- **의복:** 대상자의 의복이 너무 쪼이거나 큰 경우, 대상자의 활동에 방해가 되지 않는지 확인한다.[2, 30, 31]

중재

1. 억제대 사용 최소화를 위한 기관 차원의 전략

(1) 억제대 사용과 관련된 기관의 철학 수립

- 억제대 사용에 관한 기관의 철학을 문서화하고 모든 직원, 환자, 가족들이 이해하도록 한다.
- 모든 직원들이 억제대 사용에 관한 철학을 지속적으로 숙지하도록 한다.
- 억제대 사용 감소의 궁극적 목표와 조직의 목표를 연계하여 공감을 형성한다.

(2) 억제대 관련 정책에 포함할 사항

- 향정신성 약물의 적절한 사용
- 환자, 가족, 직원의 협력
- 간호계획을 다른 직원과 공유
- 낙상 예방과 관리 프로토콜
- 기구의 안전한 유지 및 관리
- 억제대 사용감소 위원회, 안전위원회, 교육활동 운영
- 질 관리를 통한 중재 개선

(3) 억제대 사용과 관련된 직원교육과 적절한 지원 제공

- 가급적 환자를 잘 이해하고 개별적인 간호를 제공할 수 있는 직원을 지속적으로 배치한다.
- 모든 직원이 억제대 사용 감소를 위한 교육 프로그램을 제공한다.
- 간호사, 간병사, 요양보호사, 의사, 물리치료사, 관리자, 사회복지사, 작업치료사, 약사 등 다양한 구성원으로 이루어진 팀을 구성한다.
- 직원을 지지하고 격려한다.[32~34]

2. 억제대 사용을 줄이기 위한 구체적인 대안

(1) 억제대 사용의 필요성 또는 원인을 최소화하거나 제거

- 억제대 사용 전에 억제대를 사용하려는 이유와 대안이 없는지 우선 확인해야 한다.
- 노인의 과거력을 충분히 사정하여 노인 행동의 원인을 확인한다.
- 원인에 대한 적절한 중재를 실시하여 억제대 사용을 가능한 한 줄이고 가능하다면 사용하지 않도록 한다.
- 억제대가 처방되었다면 최소의 기간 동안 최소의 부작용으로 억제대를 사용하고 가능한 한 빨리 제거한다.[35, 36]

(2) 1:1 간호 제공 및 지속적 관찰

- 노인이 1:1 관리를 필요로 하는지 결정한다.
- 노인이 적용된 의료기구를 제거할 위험이 있는 경우 간호사가 해당 노인 1명을 담당할 수 있는지 아니면 가족이나 다른 보호자의 도움이 필요한지 확인해야 한다.
- 낙상위험이 높거나 의료기구를 제거할 위험이 있는 노인에게는 1:1 관찰과 간호를 제공한다.
- 1:1 간호와 지속적 관찰이 필요하다면 의료진, 가족, 친구, 자원봉사자들이 이를 분담하도록 한다.
- 가족, 친구, 자원봉사자들에게 노인 행동을 관리하기 위한 적절한 중재를 교육한다.
- 낙상, 치매, 치료기구를 제거하는 등의 위험요인이 있는 노인에게는 특히 주의를 기울인다.[37, 38]

(3) 가능한 범위에서 가족의 간호 참여

- 가족구성원에게는 노인 행동의 의미를 이해하는 데 필요한 지식이 있을 수 있다.
- 가족구성원의 노인 행동에 대한 지식과 참여의지를 사정한다.
- 노인의 안전을 증진하기 위해 수행된 간호중재를 알려주고 가족이 할 수 있는 간호를 마련해준다.[39]

(4) 노인의 안위를 저해하는 치료는 방법을 바꾸거나 중단

- 중재에 대해 노인이 지각하는 불편감을 사정하고 노인이 가장 덜 불편하게 생각하는 중재를 적용한다.
- 중재 전 노인과 가족에게 목적과 방법을 설명한다.
- IV나 NG feeding 대신 가능하면 Oral feeding을 하도록 한다.
- NG tube는 가능하면 굵기가 가는 것을 써서 자극을 최소화한다.
- 노인을 자주 사정하고 침습적인 치료는 가능한 한 빨리 끝낸다.
- 카테터 삽입부위를 가려주는 긴 소매옷을 입힌다.
- 필요하다면 부목을 대어준다.

- 가능하면 IV 대신 IM을 사용한다.
- IV용액 bag을 노인의 시야가 미치지 않는 곳에 배치한다.
- 상처부위는 두껍게 드레싱하고 복대를 사용한다.
- 도뇨관의 효과적인 제거를 위해 방광훈련을 한다.
- 도뇨관은 다리 뒤쪽과 아래쪽으로 돌린다. 팬티와 환자복 바지를 입힌다.
- 치료관을 제거하는 것을 예방하기 위해 옷을 여러 겹 입힌다.
- 통증관리를 효율적으로 하기 위한 투약을 제공한다.
- TV를 보게 하거나 잡고 있을 무언가를 주어서 노인의 주의를 분산시킨다.
- 기도삽관 시 시술 전과 시술 후 교육을 철저히 한다.
- 기도삽관 시 거울을 주어 관을 보고 만지도록 한다.
- 기도삽관 시 의사소통을 위한 보조기구를 이용한다.
- 모니터는 되도록 환자의 시야에 띄지 않도록 하고 꼭 필요한 경우에만 사용한다.[25~27, 40]

(5) 노인의 안위를 증진시키는 환경 조성

- 호출벨을 환자가 쉽게 접근할 수 있는 위치에 설치하고 벨이 울리면 빨리 응대한다.
- 일상생활에 필요한 물건(화장지, 보청기, 안경, 틀니)은 손이 쉽게 닿는 곳에 둔다.
- 편안하고 적절한 조명을 제공한다. 화장실과 욕실에는 항상 작은 등을 켜두도록 한다.
- 노인을 직원이 잘 볼 수 있는 위치에 배치하여 주의 깊게 관찰한다. 단, 시끄럽고 움직임이 많은 곳은 환자의 흥분이나 혼돈을 일으키지 않는 경우에만 적용한다.
- 바닥에 매트리스를 깔아둔다.
- 불필요한 소음은 줄이도록 한다.
- 특별한 기구가 필요하면 제공한다(예: 낮은 침상, 압력감지침대, 알람패드).
- 노인이 쉽고 편하게 이용할 수 있는 범위에 침상 테이블을 둔다.
- 노인의 수면, 식사, 목욕, 활동패턴에 알맞은 적절한 간호계획을 세운다.

[표 2-1] 노인의 행동 평가 및 중재 기록지

관찰자________________ 날짜________________ 시간________________

행동 양상 (하나만 체크)	영향 요인 (해당사항 모두 체크)	중재 (해당사항 모두 체크)	결과 (하나만 체크)
☐ 노인 자신의 안전을 저해하는 행동 (튜브/라인을 잡아당긴다. 침대 밖으로 넘어간다. 치료를 방해한다. 자해적인 행동을 한다.) ☐ 타인의 안전을 저해하는 행동 (발로 찬다, 때린다, 할퀸다.) ☐ 불안행동 (환각, 편집증, 조급함, 불면, 비명을 지름, 망상을 나타냄.)	**신체적/생리적 요인** ☐ 의식저하 ☐ 비정상적인 검사수치 ☐ 저산소증 ☐ 저혈압 ☐ 허약 ☐ 일상생활수행능력 저하 ☐ 시력 저하 ☐ 청력 저하 ☐ 통증 ☐ 기타(상세히 기술할 것)	☐ 감각 및 조절능력에 영향을 미치는 약을 복용하는지 검토한다. ☐ 배뇨, 배변훈련을 한다. ☐ 신체상태를 사정하고 비정상적인 검사수치를 의사에게 알린다. ☐ 신체적 건강문제를 치료한다. ☐ 기동상태, 관절 가동성을 사정하기 위해 물리치료사에 의뢰한다. ☐ 튜브, 배액 장치 등을 고정시키고 적절히 배치한다. ☐ 필요 시 통증을 사정하고 치료한다. ☐ 낮은 침대, 적절한 신발 등 안전한 환경을 제공한다. ☐ 직원과 가까운 방에 배치한다. ☐ 기타(상세히 기술할 것)	☐ 호전됨 ☐ 변화없음 ☐ 악화됨
	환경적 요인 ☐ 침상 난간 ☐ 소음 ☐ 불편한 기구 ☐ 침상 테이블 ☐ 기타(상세히 기술할 것)	☐ 낮은 침대, 적절한 신발 등 안전한 환경을 제공한다. ☐ 적절한 조명을 제공하고 화장실 등은 항상 켜놓는다. ☐ 병실에 대한 오리엔테이션을 자주 실시한다. ☐ 노인의 평상시 일과에 맞는 간호계획을 세운다. ☐ 직원과 가까운 방에 배치한다. ☐ 호출벨을 노인 가까이 배치한다. ☐ 기타(상세히 기술할 것)	☐ 호전됨 ☐ 변화없음 ☐ 악화됨
	심리적 요인 ☐ 불안 ☐ 두려움 ☐ 우울 ☐ 비탄 ☐ 부정 ☐ 대처상의 문제 ☐ 스트레스 ☐ 대화의 장애 ☐ 기타(상세히 기술할 것)	☐ 노인의 적대감과 분노의 원인을 알기 위해 대화한다. ☐ 자주 오리엔테이션을 실시한다. ☐ 노인에게 친숙한 물건을 집에서 가져오게 한다(예: 그림, 베개, 옷, 음악) ☐ 모든 처치를 하기 전에 노인에게 설명한다. ☐ 시각적 신호를 사용한다(예: 표지판, 큰 시계). ☐ 가까운 사람이 노인 곁을 지키게 한다. ☐ 대안적인 여가활동을 제안한다(작업치료사와 상의한다). ☐ 직원과 가까운 방에 배치한다. ☐ 노인의 호출에 빨리 응대한다. ☐ 노인의 주의를 돌릴 수 있는 활동을 제안한다(음악요법, 이완요법). ☐ 기타(상세히 기술할 것)	☐ 호전됨 ☐ 변화없음 ☐ 악화됨

출처: Modified from 1) Park, M., & Tang, J. (2007). Evidence based guideline: Changing the practice of physical restraint use in acute care. Journal of Gerontological Nursing, 33(2), 9-16. 2) Park, M., Tang, J., & Mentes, J. (2004). Reducing Restraints Use in Acute Care Settings. University of Iowa, Gerontological Nursing Interventions Research Center.

- 지속적인 간호 제공자를 배치하고 노인과 상호작용하는 사람의 수를 제한한다.
- 돋보기, 보청기 등을 필요 시 적절히 제공한다.
- 의료기기의 알람 소리를 줄인다.
- 밤시간대 처치는 최소화한다.
- 침상 난간에 커버를 씌워 노인의 신체 일부가 끼거나 빠지는 것을 예방한다.
- 따뜻하고 부드러운 간호를 제공한다.
- 노인에게 친숙한 물건을 집에서 가지고 오도록 한다.[31, 38, 41, 42]

(6) 현실적응훈련과 사회심리적인 중재 사용

- 노인의 경우 익숙하지 않은 환경에 대한 적응능력이 낮아 낯선 환경일수록 혼돈과 불안감을 야기하게 된다.
- 현재 노인이 있는 장소에 대한 오리엔테이션을 자주 실시한다.
- 노인에게 적극적으로 의사소통을 하도록 한다.
- 적극적인 경청을 통해 노인의 감정, 걱정, 두려움을 이끌어낸다.
- 노인의 불안을 감소시키기 위하여 처치에 대해 설명한다.
- 현실감을 증진시킬 수 있는 물품을 제공한다(예: 라디오, 달력, 시계 등).
- 치료적 접촉, 마사지, 미온수 목욕, 따뜻한 음료수 등의 이완요법을 적용한다.
- 시각적 신호(표지판, 큰 시계)를 제공한다.[29, 32, 42]

(7) 신체활동을 통해 노인의 주의를 다른 곳으로 전환

- 침상에서 가벼운 운동을 하게 한다.
- ROM운동과 물리치료를 제공한다.
- 노인이 좋아하는 음악을 들려준다.
- 그림책을 보거나 퍼즐을 하게 한다.
- 손에 스폰지 볼을 쥐어준다.[38, 43, 44]

3. 억제대 사용 시 주의사항

가능한 한 억제대 사용을 제한하는 것이 바람직하나, 사용하는 경우에는 올바른

사용법을 따라야 한다.[26, 29, 44, 45]

(1) 억제대는 여러 가지 대안을 충분히 사용한 후 마지막 방법으로 사용한다

- 노인의 상태, 환경, 상황에 대한 충분한 사정이 이루어졌을 때 사용한다.
- 특정 행동의 유발요인이 확인되고 제거되었으나 문제행동이 계속될 때 사용하도록 한다.
- 특정 행동을 관리하기 위한 중재가 시도되었으나 효과가 없을 때 사용하도록 한다.
- 의사의 처방이 있을 때 사용한다.

(2) 억제대를 적용한 경우 항상 제거 가능성을 확인한다

- 정신상태의 호전(가장 흔한 원인)이 있다면 억제대를 제거한다.
- 기대된 행동을 보이고 이를 유지할 수 있을 때 억제대를 제거한다.
- 낙상이나 배회의 위험 없이 걸을 수 있을 때 억제대를 제거한다.
- 직접적인 관찰이 가능할 때 억제대를 제거한다.
- 삽관이나 라인을 제거할 때 억제대를 제거한다.

(3) 억제대 사용의 금기사항 여부를 사정한다

- 노인이 안과수술이나 뇌수술을 한 경우 억제대 사용은 뇌내압 상승이나 안구내압 상승을 일으킬 수 있으므로 금기이다.
- 과거 억제대 사용으로 인한 심리적, 신체적 상해의 경험이 있는지 사정한다.

(4) 노인, 가족에게 억제대 사용을 알리고 이해할 수 있도록 설명하고 동의를 얻는다

(5) 억제대 적용 시 주의사항을 지킨다

- 적절한 간격으로 억제대를 풀어준다(최소한 매 2시간마다 10분씩).
- 수분섭취, 식사, 배뇨, 배변, 운동을 수행할 수 있는 시간을 제공한다.
- 의식상태, 임상증상, 사지 순환, 감각상태, 관절가동범위와 피부상태(청색증,

찰과상, 마비)를 관찰한다.

- 억제대 적용 시 손가락 2개가 들어갈 정도의 공간이 남도록 한다.
- 보호대를 대어준다.
- 처벌의 의미 혹은 직원의 편의를 위해 억제대를 사용해서는 안 된다.
- 필요 이상의 억제를 하지 않도록 한다.
- 억제대는 응급 시 쉽게 풀어지도록 한다.
- 흡인의 위험이 높으므로(특히 오심과 구토, 삼킴장애 환자) 앙와위 상태에서 억제대를 하지 않도록 한다.
- 일시적으로 억제대를 제거할 때 환자를 혼자 두지 않는다.
- 욕창이 있는 환자는 욕창부위에 무게 중심이 실리는 체위는 삼간다.
- 억제대를 가급적 다른 사람에게 보이지 않도록 한다.
- 노인에게 사용할 수 없는 비치료적 억제대를 사용하지 않도톡 한다(시트, 붕대, 테이프, 잠금장치, 밴드 등).
- 억제대를 침대에 묶을 때는 침상 난간이 아닌 침대틀에 묶는다.
- 한 부위에 한 가지 이상의 억제대를 적용하지 않는다.
- 억제대 사용이 치료에 저해되지 않도록 한다.

(6) 노인을 지속적으로 모니터하고 부작용을 사정한다

(7) 다른 대안이나 억제대 사용의 중단을 계속 시도하고 결과를 기록한다

(8) 철저히 기록한다

- 사용된 억제대의 종류, 사용부위를 기록한다.
- 억제대 사용에 대해 노인과 보호자에게 설명하고 이에 대해 교육하였음을 기록한다.
- 억제대를 적용하고 제거한 시간, 풀어준 시간을 정확하게 기록한다.
- 억제대를 적용한 후 노인의 행동변화를 기록한다.
- 억제대를 적용한 동안 ROM 등의 관절운동을 시행한 횟수와 시간 등을 기록한다.

- 억제대 사용에 관해 의사에게 보고한 내용을 기록한다([표 2-2] 참조).

[표 2-2] 억제대 사용기록

날짜				
시간	억제대 종류	억제대 제거 이유	담당자	서명

억제대 종류: 해당되는 시간에 적용된 억제대의 종류를 기록한다.

1 = 조끼억제대
2 = 허리 벨트
3 = 팔목억제대(양쪽 = 3/ 오른쪽 = 3R/ 왼쪽 = 3L)
4 = 발목억제대(양쪽 = 4/ 오른쪽 = 4R/ 왼쪽 = 4L)
5 = 기타(자세히 서술)

억제대 제거 이유: 해당되는 시간에 적용된 억제대의 종류를 기록한다.

1. 체위 변경
2. 화장실 사용
3. 이동
4. 관절운동
5. 기타(상세히 기술할 것)

평가

- 억제대 사용이 적절하였는지 평가한다([표 2-3] 참조).
- 억제대에 대해 직원교육을 실시하기 전과 후 억제대와 관련된 지식을 평가한다.
- 직원의 억제대 지침에 대한 이해 정도를 살피고 지침 수행상의 촉진요인이나 장애요인에 대해 사정한다.
- 억제대 사용빈도의 감소를 사정한다.
- 낙상 횟수나 낙상으로 인한 손상 감소를 사정한다.

[표 2-3] 억제대 사용에 대한 결과 평가

억제대 사용이 효과적으로 감소되었는지, 꼭 필요한 경우에 억제대를 적절하게 사용하였는지에 대해 평가한다.

#	확인사항	예	아니오	모름
1.	억제대 적용 전에 환자 행동을 관리하기 위해 다른 대안이 시도되었다는 기록이 있다.			
2.	면담에서 노인은 안전감을 느낀다고 한다.			
3.	면담에서 노인은 기능 상태가 향상되었다고 한다.			
4.	면담에서 노인은 간호에 대한 만족도가 향상되었다고 한다.			
5.	대상자 기록을 통해 억제대 사용이 필요하지 않음이 확인된다.			
6.	대상자 기록을 통해 사고나 부작용이 발생하지 않았음이 확인된다.			
7.	노인이나 가족은 억제대 사용의 위험성에 관해 설명을 듣고 동의서를 작성하였다.			
8.	억제대를 적용한 후 일정 시간마다 환자를 관찰하였음이 기록되어 있다.			
9.	억제대 사용 시간이나 빈도를 줄이려는 시도가 기록되어 있다.			

출처: Modified from 1) Park, M., & Tang, J. (2007). Evidence based guideline: Changing the practice of physical restraint use in acute care. Journal of Gerontological Nursing, 33(2), 9-16. 2) Park, M., Tang, J., & Mentes, J. (2004). Reducing Restraints Use in Acute Care Settings. University of Iowa, Gerontological Nursing Interventions Research Center.

- 향정신성 약물의 사용 빈도와 용량을 사정한다.
- 노인 수면양상의 호전 여부를 사정한다.
- 억제대의 주된 부작용인 욕창의 감소를 사정한다.
- 노인의 흥분과 배회 감소 여부를 사정한다.
- 노인에게 배치된 직원 수 증가 여부를 사정한다.
- 직원들의 노인 행동 관리 스트레스 감소 여부를 사정한다.
- 노인의 신체기능 향상 여부를 사정한다. [20, 23, 26, 28, 29, 38]

억제대 사용 알고리듬

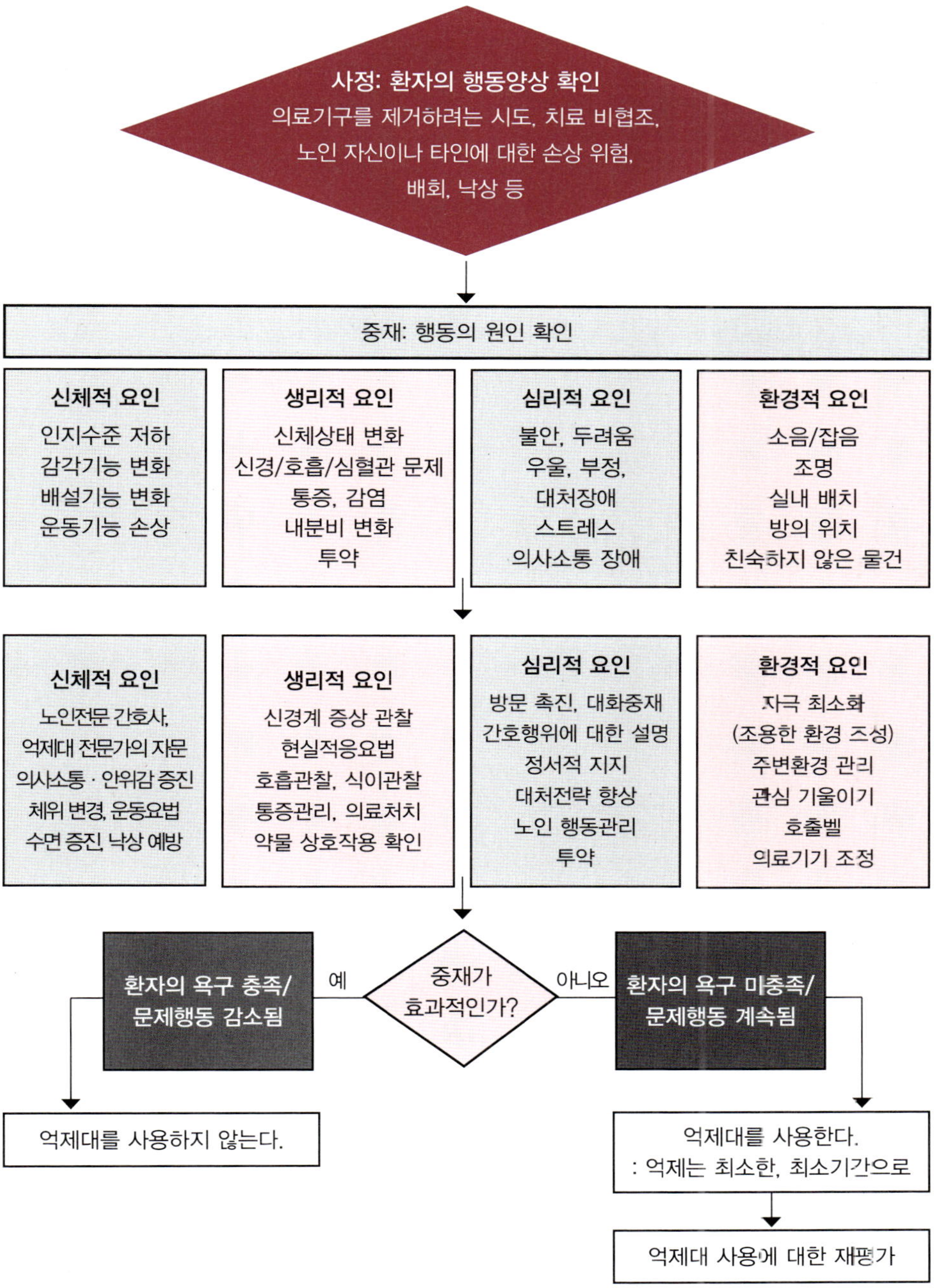

출처: Modified from 1) Park, M., & Tang, J. (2007). Evidence based guideline: Changing the practice of physical restraint use in acute care. Journal of Gerontological Nursing, 33(2), 9-13. 2) Park, M., Tang, J., & Mentes, J. (2004). Reducing Restraints Use in Acute Care Settings. University of Iowa, Gerontological Nursing Interventions Research Center.

✚ 참고문헌

1. Health Care Financing Administration. (2001). Rule and regulation. *Federal Register, 66*(14), 7148–7164.
2. Dunn, K.S. (2001). The effects of physical restraints on fall rates in older adults who are institutionalized. *Journal of Gerontological Nursing, 27*(10),40–48
3. Evans, D., Wood, J., & Lambert, L. (2003). Patient injury and physical restraint devices: a systematic review. *Journal of Advanced Nursing, 41*(3), 274–282.
4. Karlsson, S., Bucht, G., Rasmussen, B. H., & Sandman, P. O. (2001). Factors relating to the use of physical restraints in geriatric care settings. *Journal of the American Geriatric Society, 49*(12), 1722–1728.
5. Engberg J., Castle NG, & McCaffrey D. (2008). Physical restraint initiation in nursing homes and subsequent health. *The Gerontologist, 48*(4), 442–452.
6. Leuzy, A., & Gauthier, S. (2012). Ethical issues in Alzheimer's disease: an overview. *Expert Review of Neurotherapy, 12*(5), 557–567.
7. Phillips, C. D., Spry, K. .M., Sloane, P. D., & Hawes, C. (2000). Use of physical restraints and psychotropic medications in Alzheimer specia I care units in nursing homes. *American Journal of Public Health, 90*(1), 92–96.
8. Feng Z, Hirdes JP, Smith TF, Finne–Soveri H, Chi I, Dupasquier JN et al. (2009). Use of physical restraints and antipsychotic medication in nursing homes: A cross–national study. *International Journal of Geriatric Psychiatry, 24*, 1110–1118.
9. Whitman, G. R., Davidson, L. J., Sereikaq, S. M., & Rudy, E. B., (2001). Staffing and pattern of mechanical restraint use across a multiple hospital system. *Nursing Research, 50*(6), 356–362.
10. Castle, N. G. (2000). Differences in nursing homes with increasing and decreasing use of physical restraints. *Medical Care, 38*(12), 1154–1163.
11. 김신미, 이윤정, 김덕희, 김숙영, 안혜영, 유수정(2009). 노인시설 간호 제공자의 신체적 억제대에 대한 인식, 태도 및 지식에 대한 연구. 한국간호교육학회지, 15(1), 62–71.
12. Evans, D., & FitzGerald, M. (2002). Reasons for physically restraining patients and residents: a systematic review and content analysis. *International Journal of Nursing Studies, 39*(7), 735–43.
13. Gallinagh, R., Nevin, R., McIlroy, D., Mitchell, F., Campbell, L., Ledwick, R., & McKenna, H. (2002). The use of physical restraints as a safety measure in the care of older people in four rehabilitation wards: findings from an exploratory study. *International Journal of Nursing Studies, 39*(2), 147–156.
14. 조용애, 김정숙, 김나리, 최희정, 조정구, 이희정, 김령인, 성영희(2006). 종합병원 중환자실의 억제대 적용 실태조사. 성인간호학회지, 18(4), 543–552.
15. 안동희(2010). 노인시설에서 간호 제공자의 억제대 사용에 대한 지식과 태도. 석사학위논문. 부산가톨릭대학교.
16. Shorr, R. I., Guillen, M. K., Rosenblatt, L. C., Walker, K., Caudle, C. E., Kritchevsky, S. B. (2002). Restraint use, restraint orders, and the risk of falls in hospitalized patients. *Journal of the American Geriatrics Society, 50*(3). 526–529.
17. Sullivan–Mark, E. M., Kurlowicz, L. H., Maislin, G., Carson, J. L. (2001). Physical restraint among hospitalized nursing home residents: predictors and outcomes. *Clinical Gerontologist,*

24(1/2), 85-101.

18. 김진선, 오희영(2006). 장기요양시설 간호 제공자들의 신체적억제대 사용에 대한 인식과 태도. 한국노년학회지, 26(2), 347-360.
19. Ludwick R., Meehan A., Zeller R.,& O'toole R. (2008). Safety work: initiating, maintaining, and terminating restraints. *Clinical Nurse Specialist, 22*(2), 81-87.
20. Slettebo A., & Bunch E H. (2004). Solving ethically difficult care situation in nursing homes. *Nursing Ethics, 11*(6), 543-552.
21. Croke, E., & Mayberrt, A. (2001). Physical restraint guidelines and care standards for use in nonpsychiatric acute care settings. *Journal of Legal Nurse Consultants, 12*(1), 3-8.
22. Werner, P., & Mendelsson, G. (2001). Nursing staff member's intentions to use physical restraints with older people: testing the theory of reasoned action. *Journal of Advanced Nursing, 35*(5), 784-791.
23. Karlsson, S., Bucht, G., Rasmussen, B. H., & Sandman, P. O. (2000). Restraints Use in elder care: decision making among registered nurses. *Journal of Clinical Nursing, 9*(6), 842-850.
24. 보건복지가족부(2006). 노인복지시설 인권보호 및 안전관리지침. 보건복지부.
25. Hancock, C. K., Buster, P. A., Oliver, M. S., Fox, S. W., Morrison, E., & Burger, S. L (2001). Restraint Reduction in Acute Care: An Interdisciplinary Approach. *The Journal of Nursing Administration, 31*(2), 74-77.
26. 임미혜(2010). 노인요양시설의 억제대 프로토콜 개발. 박사학위논문. 연세대학교대학원.
27. Martin, B. (2002). Restraint use in acute and critical care settings: changing practice. *AACN Clinical Issues, 13*(2), 294-306.
28. Swauger, K., & Tomlin, C. (2000). Moving Toward Restraint-Free Patient Care. *Journal of Nursing Administration, 30*(6), 325-329.
29. Park, M., & Tang, J. (2007). Evidence based guideline: Changing the practice of physical restraint use in acute care. *Journal of Gerontological Nursing, 33*(2), 9-16.
30. Coble, P., & Davis, J. (2001). Restraint reduction in a large tertiary medical center. *Journal of Nursing Administration, 31*(7), 344-345.
31. Dunbar, J., & Neufeld, R. R. (2000). Partnership beyond restraints: a statewide educational intervention to reduce restraints use. *Annals of Long-Term Care, 8*(9), 47-54.
32. Sullivan-Marx, E. M. (2001). Achieving restraints-free care of acutely confused older adults *Journal of Gerontological Nursing, 27*(4), 56-61.
33. Huizing AR, Hamers JPH, Gulpers MJM, & Berger MPF. (2009). Preventing the use of physical restraints on residents newly admitted to psycho-geriatric nursing home wards: a cluster-randomized trial. *International Journal of Nursing Studies, 46*(4), 459-469
34. Huizing AR, Hamers JPH, de Jonge J, Candel M, et al. (2007). Organisational determinants of the use of physical restraints: a multilevel approach. *Social Science and Medicine, 65*, 924-933
35. Shirin, S. R., Castle, N. G., Smyer, M. (2002). Risk factors for physical restraint use in nursing homes: the impact of the Nursing Home Reform Act. *Research on Aging, 24*(5), 513-527.
36. 강성욱(2010). 노인병원의 신체적 억제대 사용실태와 간호 제공자의 태도. 석사학위논문. 을지대학교 임상간호대학원.
37. Dunbar, J., & Neufeld, R. R. (2000). Partnership beyond restraints: a statewide educational intervention to reduce restraints use. *Annals of Long-Term Care, 8*(9), 47-54.
38. 최금봉(2009). 노인병원 간호 제공자의 신체적 억제대 사용 감소를 위한 교육 프로그램 개발 및 평가.

박사학위논문. 조선대학교 대학원.

39. Cotter, V.T., & Evans, L.K. (2003). Avoiding restraifnt in patients with elders. *Try This, 1*(2).
40. Smith, N. H., Timms, J., Parker, V. G., Reimels, E. M., Hamlin, A. (2003). The impact of education on the use of physical restraints in the acute care setting. *Journal of Continuing Education in Nursing, 34*(1), 26–33, 46–47.
41. Capezuti, E. (2004). Minimizing the use of restrictive devices in dementia patients at risk for falling. *Nursing Clinics of North America, 39*, 625–647.
42. Dewey, K., & Brill.C. (2000). Decrease in restraints use in a study of a geropsychiatric unit. *Journal of Psychosocial Nursing & Mental Health Services, 38*(10), 14–18.
43. Janelli, L. M., Kanski, G. W., & Wu, Y. B. (2002). Individualized music – a different approach to the restraint issue. *Rehabilitation Nursing, 27*(6), 221–226.
44. Yeo, J. M., & Park, M. (2006). Effects of an education program for nurses on the use of restraints. *Journal of Korean Academy of Nursing, 36*(3), 532–541.
45. Evans, D., Wood, J., & Lambert, L. (2003). Patient injury and physical restraint devices: a systematic review. *Journal of Advanced Nursing, 41*(3), 274–282.
46. Park, M., Tang, J., & Mentes, J. (2004). Reducing Restraints Use in Acute Care Settings. University of Iowa, Gerontological Nursing Interventions Research Center.

제 3장

감염관리

●●● **김희정** 교수(대구가톨릭대학교 간호대학)

본 장은 노인요양시설에서 필요한 감염관리 관련 업무를 효과적으로 수행하기 위한 지침 제공을 목적으로 한다. 구체적인 목표는 다음과 같다.

1. 감염관리의 정의와 원칙을 설명한다.
2. 노인을 돌보는 직원의 손 위생 지침을 설명한다.
3. 감염의 형태와 그에 따른 주의점을 설명한다.
4. 감염의 일반적인 증상을 사정한다.
5. 감염 대상자의 관리를 위한 지침을 설명한다.

개요

1. 감염관리의 필요성

노인요양시설에서는 다수의 노인이 공동으로 생활하기 때문에 감염관리가 매우 중요하다. 요양시설에 거주하는 노인들은 당뇨, 고혈압 등 만성질환으로 인한 복합적인 건강문제가 있어 면역기능 감소, 영양상태 불량, 신체방어기전의 변화, 활동수준 감소, 피부통합성의 잦은 손상, 소변 정체 등으로 인해 감염의 위험성이 증가하게 된다. 특히 장애가 있는 노인은 개인 위생 관리를 하기 힘들어 감염의 위험이 더욱 커질 수밖에 없다. 또한 집단활동이 많아 노인 간에 직접접촉의 기회가 많고 직원의 노인에 대한 돌봄과정을 통해 다른 노인에게 교차감염의 위험이 증가된다. 요양시설에서 가장 흔한 감염은 폐렴 등의 호흡기계 감염, 비뇨기계 감염, 피부감염 등이다. 노인요양시설에서 발생한 원내 감염의 역학은 잘 연구되지는 않았지만 대부분 인플루엔자, MRSA, *E. Coli* 등에 의해 초래되는 것으로 추정되며, 거주자 1000일당 2.6~6.7일의 원내 감염 빈도와 발생률이 보고되었다.[2~4] 우리나라 너싱홈의 의료 관련 감염 발생에 관한 연구에서는 389명의 조사 대상자 중 258명(66.3%)에서 의료 관련 감염이 발생하였다.[5]

노인요양시설은 입소자는 물론, 보호자, 직원, 방문객 등 모든 대상자들을 감염으로부터 보호하기 위해 감염관리 교육 및 기타 감염관리 프로그램이 필요하다.[6] 지금까지는 일반적인 병원지침이 많이 이용되어 왔지만 이는 입소자의 감수성, 시설의 크기, 자원 등을 고려하여 노인요양시설에 적합하도록 수정되어야 한다. 장기요양시설의 감염관리를 위해 Nicolle과 Garibaldi(1995)[7], Smith와 Rusnak(1991)[8] 등이 장기요양시설을 위한 감염관리 지침을 발표한 바 있고, 미국 감염관리전문가협회(The Association for Professional in Infection Control, APIC)에서는 장기요양기관의 감염관리를 위한 지침서를 발표하였다. 이러한 노력을 통해 시설에 입소한 노인들의 건강상태와 삶의 질을 유지하고 감염으로 인한 의료비용을 감소시킬 수 있다.[9] 감염관리 관련 업무들이 실제 수행되도록 하기 위해서는 모든 직원이 감염관리에 대해 인지하고 함께 노력해야 한다.

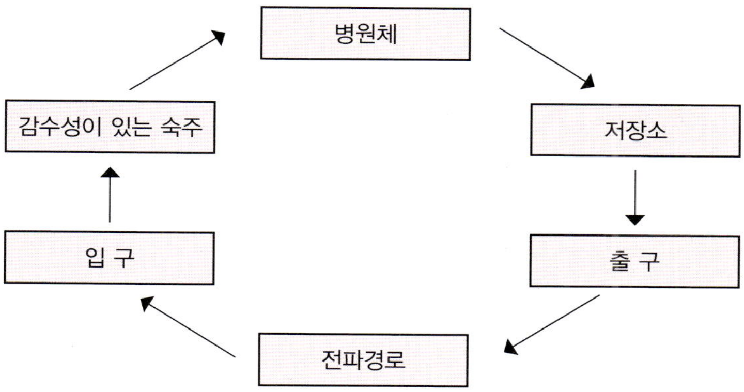

【 그림 3-1 】 **감염회로**

2. 감염의 정의

감염이란 병원체가 몸속에 침입하여 정착하여 증식하는 것을 말하며, 그 결과 생체반응을 일으켜서 발생하는 질환을 감염증이라고 한다. 여기서의 감염이란 요양원 입소 이전에 감염되지 않았던 사람이 입원 후 요양원 환경에서 병원성 미생물에 노출되어 발생하거나 이미 가지고 있던 내인성 미생물에 의해 발생된 감염증을 의미한다고 할 수 있다.

(1) 감염회로

병원체의 존재가 감염의 시작을 의미하는 것은 아니다. 감염회로는 인체에 감염을 일으키는 과정으로 병원체, 저장소, 병원체의 출구, 전파경로, 숙주로의 침입구, 감수성이 있는 숙주 등 6가지 요소로 구성된다([그림 3-1] 참조).

① 병원체(감염원)

감염을 일으킬 수 있는 병원성 미생물로[10] 박테리아, 바이러스, 곰팡이, 리케차가 대표적이다. 이러한 미생물의 전파는 적절한 손 씻기로 예방할 수 있다([표 3-1] 참조).

② 저장소

미생물이 생존 및 증식하는 장소이며 주변의 미생물, 인간, 동물 등이 있다. 가장

[표 3–1] 흔한 병원균과 유발질환

	병원균	저장소	질환
박테리아	황색 포도상구균	피부, 털, 콧구멍	상처감염, 폐렴, 음식물 중독
	연쇄상구균	인두부, 피부, 항문 주위, 성인 생식기	인후염, 요로감염, 상처감염 등
	대장균	소화기	음식물 중독
	파상풍균	토양, 결장	파상풍, 장염
	결핵균	호흡기, 림프절	결핵
바이러스	단순포진 제1형	입가, 피부, 분비물	대상포진, 수막염
	A형 간염	분변, 혈액, 소변	A형 간염
	B형 간염	혈액, 체액	B형 간염
	인플루엔자	비말, 피부,	독감
곰팡이	칸디다균	입, 피부, 결장, 생식기	피부염

흔한 저장소는 인체이다. 이러한 저장소가 되는 것은 입소자뿐만 아니라 직원, 방문객 등이 모두 가능하며, 이들이 질병에 걸려 있거나 잠복기이거나 무증상 보균자일 경우에 해당된다.

③ 출구

미생물은 비뇨기계, 피부, 점막, 호흡기, 위장관, 생식기, 혈액 등을 통해 탈출하여 숙주에 감염을 일으킨다.

- 피부와 점막: 피부와 점막의 손상으로 인한 분비물
- 호흡기: 감염된 사람의 입과 구강, 기관절개관 등
- 비뇨기계: 비뇨기 감염이 있는 대상자의 소변, 도뇨관 등
- 위장관: 구강, 위 내용물 등
- 생식기: 남자의 요도구, 여자의 질
- 혈액 등

④ **전파경로**

병원체가 감염원으로부터 생체 내에 침투하는 경로를 말한다. 미생물 전파 경로는 크게 접촉(contact), 비말(droplet), 공기(airborne), 무생물 매개체, 생물 매개체로 구분할 수 있으며, 주로 접촉, 비말, 공기가 주요 전파경로가 된다.

● 공기 전파

감염을 유발하는 작은 입자(5μm 이하)가 공기 중에 먼지와 함께 떠다니다 흡입에 의해 감염이 발생하며 홍역, 수두 및 결핵 등이 있다.

● 비말 전파

감염균을 가진 큰 입자(5μm 이상)가 기침이나 재채기, 흡입 시 다른 사람의 코나 점막 또는 결막에 튀어서 단거리(약 1m 이내)에 있는 사람에게 감염을 유발한다. 비말은 공기 중에서 부유하는 상태로 있지 못하며 보통 90cm 이내의 거리만 이동이 가능하기 때문에 밀접한 접촉이 있어야 전염된다. 디프테리아, 마이코플라즈마 폐렴(mycoplasma pneumonia), 아데노바이러스(adenovirus), 인플루엔자 바이러스, 이하선염(mumps), 풍진(rubella) 등은 비말에 의한 전파가 가능하다.

● 접촉 전파

사람과 사람, 오염된 기구 등 직접 또는 간접 접촉에 의해 감염을 유발한다. 다약제 내성균에 의한 소화기, 호흡기 피부 및 창상 감염과 대장균(E. coli), O157:H7, 시겔라(Shigella), A형 간염 또는 로타바이러스(Rotavirus)에 의한 장염, 농가진, 농양, 욕창, 옴(scabies) 또는 파종성 대상포진 등이 있다.

● 매개체 전파

쥐나 곤충 등의 생물 매개체나 음식물, 물, 혈액 등의 무생물 매개치에 의해 전파된다.

⑤ **입구**

미생물은 출구와 같은 경로로 신체 내에 침입한다.

⑥ 감수성이 있는 숙주

숙주는 사람이고 숙주의 방어기전이 무너지면 병원체가 침입한다. 감염원에 대한 감수성은 병원체에 대한 개인의 저항 정도에 따라 다르기 때문에, 모든 사람이 미생물과 접촉하지만 항상 감염이 일어나지는 않는다.

3. 감염관리의 원리

감염관리의 원리는 다음과 같다.

① 숙주의 저항성 증가: 예방접종, 전신상태 개선, 환자의 조기진단 및 치료
② 병원체의 불활성화: 온, 냉 등 물리적 방법, 살균소독 등 화학적 방법
③ 전파경로 차단: 감염환자의 조기발견과 치료, 격리, 개인 위생교육, 매개체 관리

사정

간호 제공자는 감염에 대한 대상자의 감수성을 사정하고 감염의 증상과 징후를 발견할 수 있는 능력이 있어야 한다. 노인의 감염은 전형적인 증상을 동반하지 않을 수도 있어 인식하는 것이 쉽지 않다.

1. 감염에 영향을 미치는 요인

(1) 연령

노화가 진행됨에 따라 정상적인 방어력은 감소한다. 림프구 등의 면역세포는 노화와 함께 약해져서 신체는 점차 면역반응이 약해지고 특히 세포매개성 면역이 감소된다. 노인은 또한 피부, 요로 및 폐의 구조와 기능에서 변화를 겪게 되고 이러한 변화로 병원균에 노출될 위험이 증가한다([표 3-2] 참조).

[표 3-2] 노인의 감염 위험성을 높이는 요인

요인	노화로 인한 변화 또는 질병
면역계	항체 생산, 림프구, 열반응 감소
피부계	얇은 피부, 피하조직 감소, 혈관 감소, 상처치유 지연
호흡기계	기침 반사 및 구토 반사 감소
위장관계	위산과 장 운동 감소
만성질환	당뇨병, 만성 폐쇄성 폐질환, 신경계 장애
기능적/인지적 장애	부동, 실금, 치매
침습적 기구	요로카테터, 영양공급관, 정맥주입기구, 기관절개술
공동시설 수용	대인과의 접촉 및 전염 증가

출처: Smith, P., & Rusnak, P. (1991). APIC guideline for infection prevention and control in the long-term care facility. American Journal of Infection Control, 19, 198-215.

(2) 영양상태

단백질이나 탄수화물, 비타민 등의 영양소 섭취가 부족하면 감염에 대한 신체 방어력이 떨어져 상처치유가 느리다. 간호제공자는 대상자가 매일 섭취하는 음식의 종류에 대한 식습관을 사정하고 이에 따른 교육도 제공해야 한다.

(3) 스트레스

신체는 정서적 혹은 신체적 스트레스에 적응하기 위해 반응하며, 부신피질자극호르몬의 분비가 증가되고, 그 결과 코티졸의 분비가 증가되면 항염증반응이 감소된다. 만일 스트레스가 계속되면 코티졸 분비가 계속 증가하여 감염에 대한 저항력 감소를 초래한다.[11]

(4) 휴식과 활동

(5) 기타

유전, 기저 질환, 의학적 치료 등은 대상자의 감염에 대한 감수성에 영향을 미치며 그 밖에 기능적, 인지적 장애나 공동시설 이용도 관련이 있다.

2. 감염의 증상 및 징후

노인의 감염은 전형적인 증상을 동반하지 않을 수 있기 때문에 인식하기 어렵다. 특히 열은 노인감염의 20~30%에서는 나타나지 않는다.[12] 대상자의 감염에 대한 증상과 징후는 국소적이거나 전신적일 수 있다. 국소적 감염은 외과적 상처 혹은 외상, 피부궤양, 욕창, 비뇨기계, 요로관 삽입부위 등과 같이 피부나 점막의 손상 부위나 관 삽입부위 등에서 볼 수 있으며, 감염부위의 림프절이 커지거나 부을 수 있으며 압통을 느낄 수도 있다. 전신적 감염은 국소감염보다 전반적인 증상과 징후를 나타내며 대상자는 흔히 발열, 피로, 불쾌감을 호소한다. 전신적 감염은 또한 식욕감퇴, 오심 구토 등을 유발할 수 있으며 대상자는 무기력해지고 에너지의 상실을 호소하게 된다.[13] 간호제공자는 대상자의 감염여부와 진행상태를 파악하기 위해 세심한 관찰과 문진을 해야 한다. 노인 감염의 임상증상은 [표 3-3]과 같다.

[표 3-3] 노인감염의 임상증상

부위	증상과 징후
피부 및 연부조직	화농성 배액, 통증, 부종, 발열, 병소주위의 경결
폐렴	오한, 열, 분비물이 있는 기침, 늑막성 흉통
비뇨기계	배뇨곤란, 빈뇨, 치골상부의 통증, 요통
눈	발적, 배액, 가려움, 부종
위장관계	설사, 구토

출처: 송미영(2011). 장기요양기관의 감염관리. 간호학 석사학위 논문. 울산대학교

중재

시설의 감염관리자는 병원체를 제거하고 침입경로를 차단함으로써 감염을 예방해야 한다. 또한 감염에 대한 감시를 포함한 자료를 획득하고 관리하여야 하며 간호제공자 및 대상자를 교육하고 훈련해야 한다. 그리고 대상자를 보호하기 위해 대상자의 균형 있는 영양섭취, 휴식, 수면, 일상생활동작, 정신적 스트레스 등에 유의해서 건강을 유지함과 동시에 저항력을 높이도록 한다.

1. 감염관리체계 수립

① 감염관리를 위한 계획과 체계를 위해 시설장은 별도의 조직을 구성하고 의료기관과 연계하여 감염방지체계를 갖춘다.
② 감염관리를 위한 지침을 작성하고 책임부서를 규정하여 시행한다.
③ 직원 교육 및 모니터링이 필요하며, 모든 직원이 내용을 이해하고 있어야 한다.
④ 폐기물 처리에 대한 책임은 명확하게 규정하고, 책임자는 적절하게 처리가 시행되고 있는지 정기적으로 점검해야 한다.

2. 표준주의지침

표준주의지침(standard precaution)은 전염성 질환으로부터 모든 의료인을 보호하기 위한 목적으로 병원체 감염의 노출을 감소시키기 위해 고안된 지침이지만, 직원뿐 아니라 다른 노인과 보호자들을 보호한다는 측면도 있다.

모든 노인은 혈액으로 전파될 수 있는 병원체를 가지고 있을 가능성이 있으므로 노인의 혈액이나 혈액이 섞인 체액은 위험한 것으로 간주하고 노인의 혈액이나 체액으로부터 의료인을 보호하기 위한 방어벽을 만든다. 모든 노인과 접촉할 대는 표준주의지침을 준수하도록 하며, 의료인에게 전파시킬 수 있는 가능성이 있는 질병을 가진 노인은 질병의 전파 방법을 고려한 경계를 추가로 적용하도록 한다.

(1) 손 씻기

손 씻기(hand washing)는 모든 감염 예방의 기본이 된다. 이러한 손 씻기는 입소자뿐만 아니라 직원의 감염 예방을 위해서도 적절한 방법으로 시행해야 하며 모든 수발 행위의 시작과 끝은 손 씻기로 시작하여 손 씻기로 끝내는 것이 중요하다. 알코올이 함유된 손 위생 제품은 손이 다른 오염물이나 유기물이 없는 경우 사용 가능하고 특히 여러 환자를 돌볼 경우 유용하다. 알코올 손 소독은 한 손바닥에 소독제를 덜고 양손으로 소독제가 마를 때까지 손과 손가락 표면을 모두 문지른다.

손 씻기가 필요한 경우는 다음과 같다.[15]

- 매 입소자와 접촉 전후
- 혈액 및 체액 접촉 후
- 장갑 벗은 후
- 식사 보조 후
- 격리실을 떠날 때
- 드레싱, 대변기 카테터, 소변기 등을 처리한 경우
- 화장실을 사용한 후
- 코를 풀거나 닦은 후
- 근무 종료 시

일반적인 비누나 세정제를 사용한 손 씻기는 피부의 일시적 상재균을 제거하는 데 유용하며 피부의 심층부에 존재하는 균 제거 등을 목적으로 할 때는 항균 비누 또는 항균 용액(알코올, 베타딘, 클로로헥시딘)으로 손 씻기를 해야 한다. 모든 직원은 효과적인 손 씻기 방법을 잘 숙지해서 손을 통한 감염을 예방할 수 있도록 해야 한다([그림 3-2] 참조).

① 손과 팔에서 장신구를 제거한다.

② 손은 팔꿈치보다 낮게 위치한다.

③ 항상 흐르는 미온수와 부드러운 비누를 사용한다.

④ 비누거품이 날 때까지 양손을 힘 있게 적어도 15초 이상 계속 문지른다. 손등

과 손바닥, 손가락 사이, 손톱 밑까지 깨끗이 씻는다.

⑤ 흐르는 물에 손을 헹군다.

⑥ 깨끗한 일회용 수건이나 사용하지 않은 수건으로 손의 물기를 닦고 사용한 수건으로 수도꼭지를 감싸서 잠근다.[15] 이때 여러 번 사용하는 천이나 롤 형태의

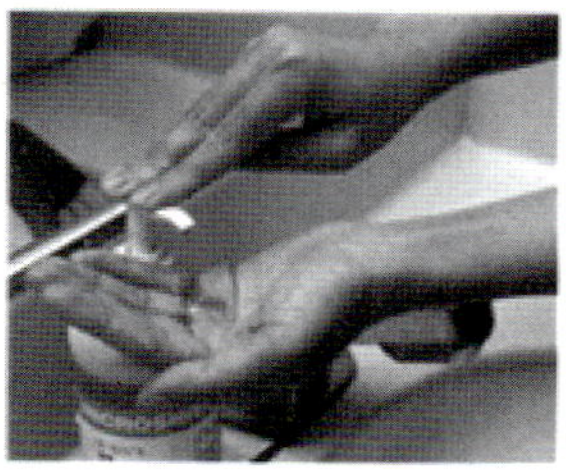

① 물을 묻힌 후 충분한 양의 비누를 묻힌다.

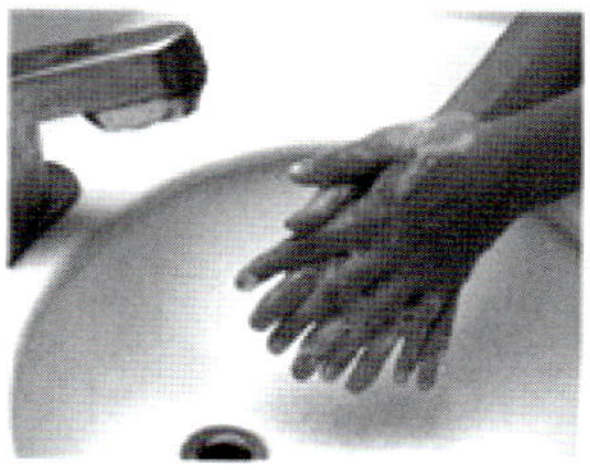

② 손바닥을 서로 잘 문지른다.

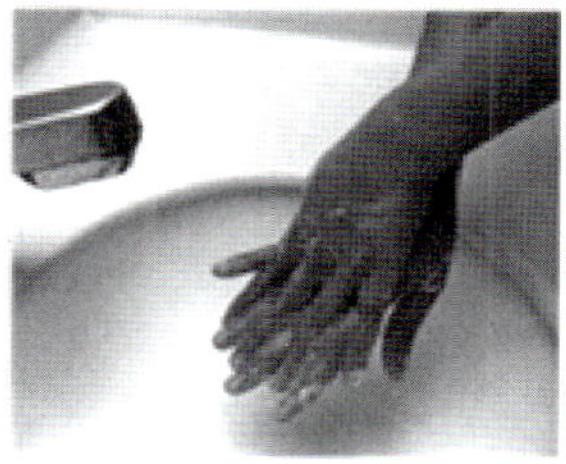

③ 오른손으로 왼 손등을 문지른다.

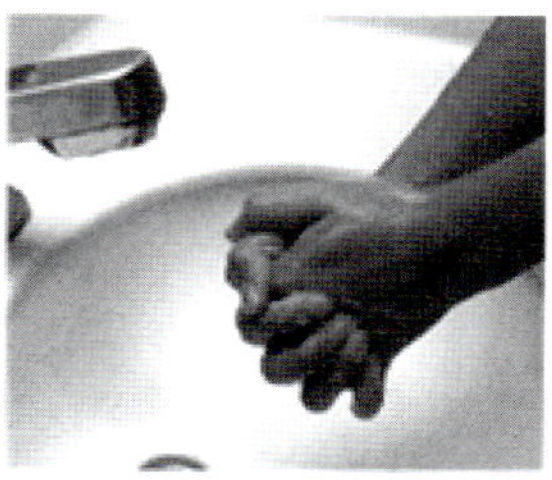

④ 손바닥을 서로 문지르며, 손을 깍지 끼고 문지른다.

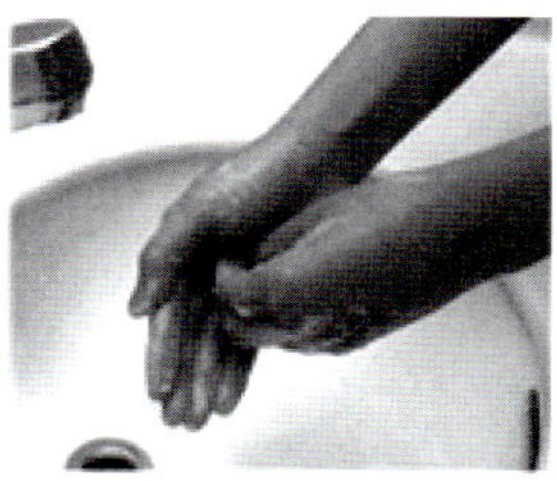

⑤ 손가락 끝을 반대편 손바닥에 비빈다. 손을 바꿔 반복한다.

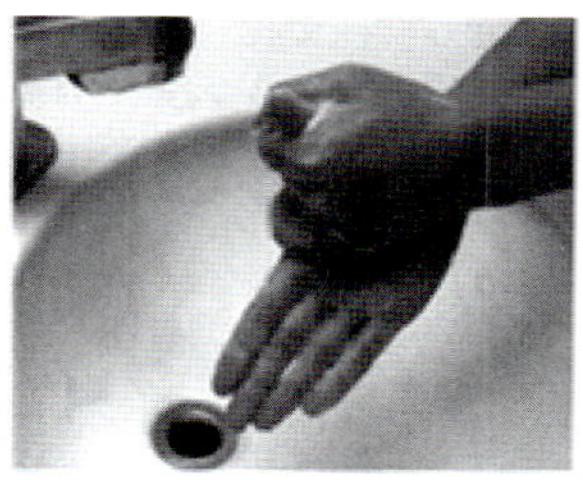

⑥ 왼손을 악수하듯 잡고 돌려준다.

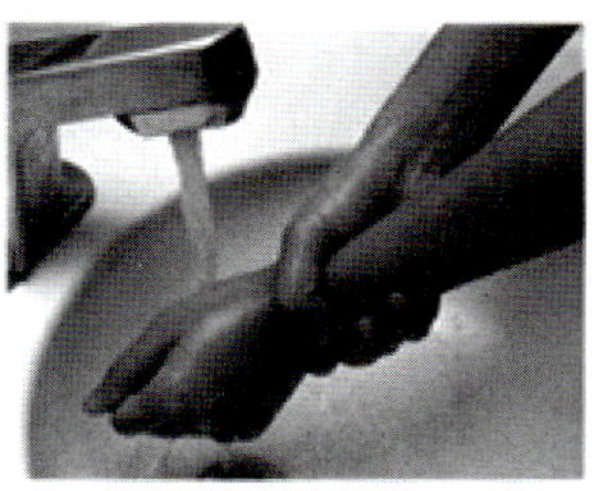

⑦ 왼 손목을 오른손으로 비빈다. 손을 바꿔 반복한다.

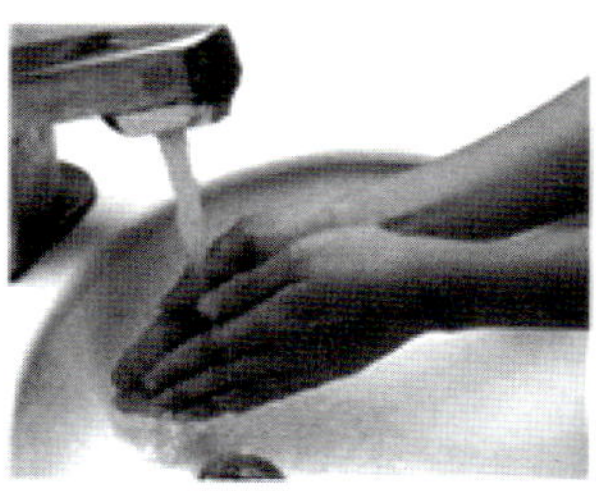

⑧ 손을 헹군다.

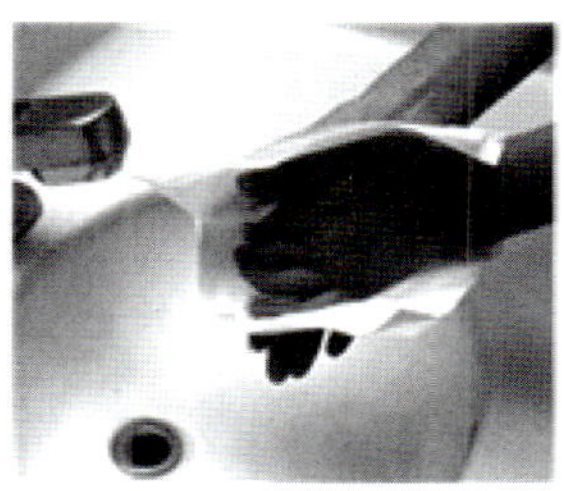

⑨ 손을 말린다.

【 그림 3–2 】 올바른 손씻기 방법

걸어놓는 타월은 사용하지 않는다.

(2) 장갑 착용

장갑 착용은 감염관리의 필수적인 부분이며 입소자의 혈액, 체액, 분비물, 배설물, 점막이나 손상이 있는 피부 등 오염원으로부터 보호해 주고, 센터 직원의 손에 묻어 있는 미생물이 환자에게 전파되는 것을 예방해 주기 때문에 중요하다. 혈액이나 기타 잠재적 감염원, 점막, 그리고 손상이 있는 피부와 접촉할 경우 장갑을 착용한다. 장갑은 시술 후 즉시 벗고, 환자마다 장갑을 교환한다. 한 환자에게 사용하더라도 오염된 신체부위에서 깨끗한 부위로 이동할 경우 장갑을 교환한다. 입소자가 바뀔 때마다 장갑을 교환해야 하며 장갑을 벗고 나서는 반드시 손을 씻어야 한다.

(3) 주사침 찔림 방지

오염된 혈액이 묻은 주사침 등에 찔리면 감염될 수 있으므로 주사침이나 날카로운 기구와 장비를 다룰 때는 찔리지 않도록 주의해야 한다. 그러기 위해서는 주사침을 주사기에서 빼거나 주사침 뚜껑을 다시 끼워서는 안 된다. 주사침을 구부리거나, 부러뜨리거나, 손으로 다른 조작을 가하지 않도록 한다. 주사침 폐기통을 가까운 곳에 비치하여, 사용한 그대로 안전하게 버리도록 한다.

(4) 마스크와 기타 보호장비 착용

마스크는 언제나 사용할 필요는 없지만 혈액이나 체액이 튈 것이 예상되면 반드시 착용하도록 하고 이때 보호용 안경을 함께 쓴다. 혈액, 체액, 분비물이나 기타 장비 내의 분진이 뿌려지거나 튈 우려가 있는 상황일 경우에는 피부와 복장이 오염되는 것을 방지하기 위해 가운을 착용한다. 가운을 착용하기 전에 반드시 손을 깨끗이 씻어야 한다.

3. 개인 위생 관리

- 화장실을 다녀와서, 식사 전, 외출 후에는 반드시 손을 씻어야 한다.
- 손톱 밑에도 미생물이 모이기 쉬우므로 가능한 손톱을 짧게 깎는다.

- 규칙적으로 수급자의 구강간호를 실시하도록 한다.
- 개인 위생물품은 다른 수급자와 공동으로 사용하지 않도록 한다.
- 피부와 두피에 있는 미생물의 수를 감소시키고 성장을 억제하기 위해 수시로 샤워나 목욕을 실시한다.
- 목욕 후 수급자의 옷이 젖거나 더러워졌을 때마다 옷을 갈아입혀야 한다.
- 사용한 물품들은 사용 후 철저히 세척한다.

4. 체액 및 배설물 처리

- 배설물을 만질 때에는 반드시 장갑을 착용한다.
- 장갑을 끼고 오염된 배설물을 격리장소에 따로 배출한다.
- 사용한 물품들은 철저히 세척하며 오염된 침구는 더러운 쪽이 안쪽으로 가도록 말아서 세탁통에 넣는다.
- 대상자가 사용하는 물품에 혈액이나 체액이 묻은 경우 찬물로 닦고 더운 물로 헹군 후 소독액을 사용하여 닦도록 한다.
- 혈액, 배설물, 토물, 소변, 비인후의 분비물과 같은 체액이나 객담은 오물처리 개수대에 버리고 물을 3회 이상 내리도록 한다.
- 모든 과정이 끝난 후에는 장갑을 착용하였다 하더라도 꼭 손을 닦도록 한다.

5. 물품 소독

소독효과는 균의 종류나 다른 유기물의 오염정도에 따라 좌우되므로, 소독 전에 수돗물로 충분히 세정하는 것이 중요하다. 소독제를 사용할 때에는 아래 사항에 유의한다.

- 소독제를 담는 용기와 놓는 장소를 일정하게 정해 놓고 청결하게 관리한다.
- 소독제는 최소량으로 사용하고, 되도록 새로운 소독제로 교환해 놓는다.
- 유효농도를 일정하게 지키고 용량을 정확하게 측정해서 사용한다.
- 쓰고 남은 폐액의 처리, 소독기법, 소독액의 유효기간 등에 충분히 주의한다.

6. 요로감염관리

요로감염은 신장, 요관, 방광, 요도 등 소변이 배출되는 과정 중 발생하는 감염을 말하며, 노인에게 가장 일반적인 감염 중 하나이다.[17] 여성의 경우 항문과 요도가 가깝고 요도의 길이가 짧아 요로감염에 취약하며 특히 노화과정에 따라 질의 산도 변화, 질점막의 위축, 질분비물 감소 등은 방광염의 원인이 된다. 남성 노인의 경우는 전립선 비대, 방광근육 수축 등으로 잔뇨량이 증가하게 된다. 요로감염은 병원감염 중에서 약 40%, 미국 양로원 입소자의 38~67%를 차지할 정도로 많이 발생하는 감염이다.

요로감염의 원인은 요실금으로 인한 요도구와 항문 주위의 오염, 방광수축력 감소, 부적절한 카테터 삽입과 유치도뇨관 관리, 장기간의 도뇨관 삽입 등이다. 요로감염의 증상은 노인의 경우 증상이 없거나 경미하나 치골상부의 압통이나 요도구의 작열감 등이 나타나며, 방광염의 경우 빈뇨, 급박뇨, 배뇨장애 등이 나타난다. 이중 요도감염의 1~2%는 균혈증으로 진행되어 고열, 옆구리 통증, 오한, 패혈성 쇼크가 나타날 수 있다.[16]

노인의 경우 요로감염의 대부분이 인공도뇨환자에게 많이 발생하기 때문에[19] 도뇨관을 가진 노인환자의 관리가 가장 중요하다. 요도감염의 발생을 완전하게 예방하기는 쉽지 않지만 예방조치로써 크게 경감시킬 수는 있다.

(1) 카테터 감시

매월 유치도뇨관이나 외부 카테터를 가진 입소자 현황을 파악하고 비뇨기계 감염의 발생률을 기록한다.

(2) 카테터 삽입

- 인공도뇨 시에는 카테터의 무균적인 삽입이 가장 중요하므로 카테터를 삽입하기 전후에는 반드시 손을 씻는다.
- 멸균 장갑, 방포, 소독제, 수용성 윤활제 등을 사용하여 카테터를 삽입한다.
- 요도의 외상을 줄이기 위해서 가능한 한 구경이 작은 카테터를 사용한다.

- 삽입된 카테터의 움직임을 최소화하기 위해서 카테터를 대퇴부에 고정한다.

(3) 카테터와 소변백의 관리

- 인공도뇨 시 카테터로부터 소변백의 연결부위까지 전체가 무균적으로 조작되어야 한다.
- 카테터와 소변백의 연결부위는 세척하는 경우를 제외하고는 분리해서는 안 된다.
- 소변을 비우고 난 뒤 소변백의 개구부는 소독제로 닦고 뚜껑을 꼭 씌운다.
- 소변백은 항상 방광보다 낮은 위치에 위치하되 바닥에 닿지 않도록 한다.
- 카테터는 일반적으로 4주마다 교환한다.

(4) 카테터 삽입부위의 관리

하루에 한 번씩 카테터 삽입부위를 비누와 소독제로 소독하여 청결하게 유지되도록 한다.

(5) 환자의 격리

요도감염이 있는 환자는 감염되지 않은 환자와 격리시켜 교차감염의 가능성을 줄인다.

7. 노인성 폐렴 관리

노인성 폐렴은 일반적으로 65세 이상의 환자에게 발생하는 폐렴을 말하며 노인의 감염성 질환 중 가장 흔한 사망원인이다.[20] 노인은 노화에 따라 호흡근의 기능이 약화되고 흉곽이 감소하며 폐분비물을 배출하는 기능이 저하되어 면역기능 약화와 더불어 호흡기 감염이 촉진된다.

노인의 경우 음식물 등이 기도 내 흡인되어 발생하는 경우가 많으며, 전형적인 감염 증상이 나타나지 않는 경우가 많다. 폐렴이 의심되면 즉시 병원에 방문해야 하며, 폐렴을 예방하기 위한 관리는 다음과 같다.

- 심호흡, 기침, 운동의 중요성을 교육한다.
- 기도 내 흡인 시 정확한 무균술을 적용한다.
- 손 씻기를 교육한다.
- 식사 시 반좌위를 취한다.
- 가습기는 멸균된 물을 사용하여 매일 교환한다.
- 노인은 전형적인 감염증상이 나타나지 않으므로 세심하게 관찰한다.
- 노인의 면역증진을 위해 매년 가을에 인플루엔자 백신과 폐렴구균 백신을 접종한다.

8. 전염성 질환 관리

노인요양시설은 다양한 노인, 직원, 가족 등이 집단생활을 하는 곳으로 전염성 질환이 발생하면 퍼지기 쉽다. 특히, 노인은 면역력이 떨어져 있는 경우가 많으므로 전염성 질환의 증상을 발견하면 의사의 진료를 받고, 즉각 대처하는 것이 중요하다.

(1) 법정 전염병 환자 발견 시 대처[22]

법정 전염성 질환으로 진단받은 경우 보호자에게 연락을 취하고, 시설장은 전염병 예방법 제5조 제2항이 정하는 바에 따라 관할 보건소에 신고하도록 한다([표 3-4] 참조). 격리가 필요한 노인의 경우 격리하여 전염을 막도록 하고, 병원에서 장기간의 치료가 이루어져야 하는 경우에는 보호자와 상담 후 병원으로 연계한다. 환자가 사용하던 기관 내 침구, 의류, 생활용품 등은 반드시 일광소독 및 화학용제 등을 이용한 소독을 철저하게 한다.

(2) 식중독 보고

식중독은 일반적으로 식품에 식중독을 일으키는 미생물이 부착, 증식하거나 독성물질이 잔류하여 건강상 장애를 일으키는 것이다. 우리나라의 경우 식중독 발생 건수는 매우 낮으나 노인의 경우 면역기능의 저하, 저항력의 감소 등으로 쉽게 식중독을 일으킬 수 있으므로 철저한 관리가 필요하다.

[표 3-4] **법정 전염병**[20]

제1군 전염병 (발견 즉시 신고 필요)	콜레라, 세균성 이질, 파라티푸스, 장티푸스, 장출혈성 대장균 감염증, A형 간염
제2군 전염병 (예방접종 대상)	디프테리아, 파상풍, 백일해, 홍역, 유행성이하선염, B형 간염, 일본뇌염, 풍진, 폴리오
제3군 전염병 (모니터링 및 예방 홍보)	말라리아, 결핵, 한센병, 성홍열, 수막구균성수막염, 레지오넬라증, 비브리오패혈증, 발진티푸스, 발진열, 쯔쯔가무시증, 렙토스피라증, 브루셀라증, 탄저, 공수병, 신증후군출혈열, 인플루엔자, 후천성면역결핍증(AIDS), 매독, 크로이츠펠트-야콥병(CJD) 및 변종 크로이츠펠트-야콥병(vCJD)
제4군 전염병 (국외 유입 및 국내 발생 우려)	페스트, 황열, 뎅기열, 바이러스성출혈열, 두창, 보툴리눔독소증, 중증급성호흡기증후군(SARS), 조류인플루엔자 인체감염증, 신종인플루엔자, 야토병, 큐열, 웨스트나일열, 신종감염병증후군, 라임병, 진드기매개뇌염, 유비저, 치쿤구니야열
제5군 전염병 (기생충 감염-정기적 조사)	회충증, 편충증, 요충증, 간흡충증, 폐흡충증, 장흡충증
지정감염병 (유행 여부 조사 감시)	C형 간염, 수족구병, 임질, 클라미디아 감염증, 연성하감, 성기단순포진, 첨규콘딜롬, 반코마이신내성황색포도알균(VRSA) 감염증, 반코마이신내성장알균(VRE) 감염증, 메티실린내성황색포도알균(MRSA) 감염증, 다제내성녹농균(MRPA) 감염증, 다제내성아시네토박터바우마니균(MRAD) 감염증, 카바페넴내성장내세균속균종(CRE) 감염증, 장관감염증, 급성호흡기감염증, 해외유입기생충감염증, 엔테로바이러스 감염증

- 식중독으로 의심되는 환자가 발생할 경우 노인요양시설에서는 급식을 중단하고 관할 보건소에 신속히 상황을 보고하여야 한다.
- 식중독 사고의 원인 규명과 적절한 대응책을 마련하기 위해 식중독 발성에 대한 기초 조사를 실시한다. 식중독 환자의 주소 · 성명 · 주민등록번호, 식중독의 원인, 발병연월일을 기록하고 원인식 또는 의심스러운 식사나 잔반을 확보한다.

9. 청소 및 환경관리

감염관리에서 가장 기본적이고 중요한 것은 깨끗한 환경의 유지이다. 규칙적이고 체계적인 청소를 실시하여 감염의 피해가 없는 안전한 환경을 만들어야 한다.

(1) 청소

- 청소는 지침에 의해 계획을 세워 규정된 방법으로 정기적으로 시행한다.
- 청소에 대한 책임은 확실하게 규정하고, 책임을 맡은 감독자는 청소가 매일 시행되고 있는지 점검해야 한다.
- 모든 청소는 먼지를 일으키지 않는 방법으로 물걸레로 습식 청소를 한다.
- 고위험 환자의 방청소 시 혈액이나 체액이 묻은 물건은 반드시 소독제를 이용하여 청소한다.
- 침실, 화장실, 조리실, 식당, 세탁실 등 특히 청결유지를 해야 하는 지역은 소독 세제와 일반 세제를 같이 사용하고 사무실, 복도, 휴게실, 엘리베이터 등은 물과 일반 세제를 이용하여 청결히 유지한다.
- 화장실용 청소도구는 다른 청소도구들과 분리 보관하여 오염되지 않도록 한다.
- 창문과 창틀, 창턱은 주 1회 이상, 유리세척제, 물걸레를 사용하여 깨끗이 닦은 다음 마른 걸레로 물기를 제거한다.
- 퇴소자의 방안에 있는 모든 물품(침요, 가구, 테이블 등)의 표면을 소독제를 이용하여 깨끗이 닦는다.

(2) 해충 방제

노인요양시설은 전염병 예방법 제40조 제2항에 의거 파리, 모기 등 위생해충구제를 위한 살충 · 살균소독과 유충구제 등을 실시해야 하며, 이는 해당 보건소에 문의하여 도움을 받거나 전문 방역업체에 의뢰하여 실시한다.[23]

- 살충 · 살균소독: 전문업체에 의뢰하여 정기적으로 월 1~2회 실시하고 특히 전염병이 유행하는 하절기에는 유충구제로 집중적인 방역을 한다.[24]

- 유충구제: 하절기에 하수도, 웅덩이, 지하보일러실의 폐수 저장탱크나 옥상 등에 보관하고 있는 물고인 용기 등을 철저히 살포하거나 물을 제거한다.
- 해충방제를 위한 시설과 환경을 정기적으로 조사하고 기록을 유지한다.

10. 폐기물 관리

시설 내에서 발생하는 쓰레기는 감염의 저장소로서 작용할 수 있으며, 환경오염의 원인이 되므로 올바른 쓰레기 관리가 환경관리 측면에서 중요하다. 모든 직원은 시설 내에서 발생하는 쓰레기의 종류에 따른 처리방법을 숙지하여 깨끗한 환경을 유지하도록 하여야 한다.

(1) 폐기물 종류

① 생활 쓰레기

감염성 및 유해성이 없는 일반 쓰레기

② 감염성 폐기물

인체조직물, 탈지면, 폐합성 수지류, 손상성 폐기물 등 의료기관, 시험검사기관에서 배출되는 인체에 위해를 줄 수 있는 물질로 약병, 수액병, 앰플병, 바이알병 및 석고붕대 등은 제외한다.

- 인체조직물: 피, 고름, 분비물 등
- 탈지면류: 인체 또는 동물의 피, 고름, 배설물, 분비물 또는 소독약이 묻은 탈지면, 붕대, 거즈
- 폐합성 수지류: 일회용 주사기, 수액세트
- 병리계 폐기물: 시험 검사 등에 사용된 폐장갑, 폐혈액
- 손상성 폐기물: 주사바늘, 수술용 칼날, 한방 침
- 혼합감염성 폐기물: 탈지면류나 손상성 폐기물 등의 감염성 폐기물과 혼합되거나 접촉된 폐기물로서 다른 감염성 폐기물로 분류되지 않은 폐기물

(2) 일반 쓰레기 처리

- 쓰레기의 종류에 따라서 적절한 용기에 분리 수거하도록 한다.
  - 모든 쓰레기는 물에 녹지 않는 검은 색 비닐에 모은다.
  - 재활용이 가능한 공병, 폐종이류, 폐플라스틱류, 캔류 등은 분리 수거한 후 재활용 업체에 의뢰하여 처리한다.
- 모든 쓰레기는 물에 녹지 않는 비닐에 모은다.
- 쓰레기통은 일정량이 모이면 곧바로 버리며, 하루에 최소한 1회 이상 비운다.
- 종량제 규격봉투에 수거된 생활 쓰레기는 청소직원이 청소 후, 폐기물 수집장소에 운반하여 수거 용역 업체에서 처리한다.

(3) 감염성 폐기물의 관리지침

- 발생 시부터 종류별로 전용용기에 넣어 밀폐보관한다.
  - 인체조직물 등 태반, 기타 조직물: 적색
  - 탈지면류, 폐합성수지류, 혼합감염 폐기물: 주황색
  - 병리계 폐기물, 손상성 폐기물: 노랑색
- 모든 용기의 상단에 발생 장소와 날짜가 기입된 스티커를 붙이도록 한다.
- 폐기물이 용기 밖으로 나오는 것을 막기 위하여 내용물을 용기의 2/3 이상 채우지 않는다.
- 이중포장용기(안전수거함): 주사바늘이나 수술용 칼 등 손상성 폐기물을 담은 용기를 이중포장용기(골판지)에 수거하여 보관한다.
- 감염성 폐기물은 전담 수거 직원이 수거한 후 폐기물 처리 업체에 의뢰하여 처리한다.

11. 직원 감염관리

요양시설에서 근무하는 직원은 요양시설과 지역사회 양쪽에서 전염성 질환에 노출될 가능성이 있으며, 만약 이들이 질병을 얻게 되면 요양시설에 있는 다른 직원이나 대상자에게 감염을 전파시킬 수 있다. 그러므로 직원을 채용할 때에는 신체검사를 통하여 감염질환의 유무와 예방접종 여부를 확인해야 하며 계속적인 직원의 건강관리가 필요하다. 특히 예방접종은 질병의 전파와 감염을 차단하기 위한 효과적인 감염관리방법이다.

(1) 직원 건강검진

- 직원을 위한 정기적인 신체검진과 예방접종에 대한 계획을 세운다.
- 신규 직원 교육 시 감염관리 프로그램의 종류와 이용 방법을 교육한다.
- 직원 채용 시 건강검진을 시행하고 모든 직원은 매년 건강검진을 받는다.
- 모든 직원의 신체검사 결과와 정기 신체검사 결과는 보존되어야 하고 이는 근무 중 노출사고가 생겼을 때 조치를 정하기 위한 기본 자료가 된다.

(2) 예방접종

- 질병의 종류와 전파의 위험도에 따라 예방접종이 필요한 경우 B형 간염, 인플루엔자 등의 예방접종을 실시한다.
- 결핵: 흉부 X선 촬영을 통하여 결핵의 감수성과 결핵유무를 확인한다.
- B형 간염: 항원, 항체보유 여부를 점검하고 환자의 혈액이나 체액에 노출이 많은 부서는 예방접종을 받도록 한다.
- 인플루엔자: 매년 가을에 예방접종을 실시하며 호흡기계 감염을 예방하는 데 필수적이다.

(3) 감염 노출 시 관리

① 노출경로

- 손상이 있는 피부가 혈액이나 체액에 접촉한 경우
- 오염된 주사침이나 날카로운 물체에 찔리거나 베이는 경우
- 혈액이나 체액이 직원의 눈, 코, 입에 튀는 경우
- 물리거나 기타 다른 경로로 노출되는 경우

② 노출된 직후 처치

- 바늘이나 날카로운 기구에 찔린 경우는 즉시 피를 짜내고 알코올이나 베타딘 등의 소독제로 충분히 소독한다.

- 환자의 혈액이나 체액 등이 피부에 닿은 경우 흐르는 물과 비누로 충분히 닦아낸다. 눈이나 점막에 튄 경우 소독된 생리식염수로 충분히 세척한다.
- 노출된 직원의 HBV, HCV, HIV에 대한 항체 여부를 파악한다.
- 환자의 감염성 질환 여부를 조사하여 필요한 조치를 취한다.
- B형 간염 보균자의 혈액이나 체액에 노출된 경우
  - 노출된 직원 검사: HBsAg, HBsAb 검사
  - 추후검사: 3개월, 6개월
  - 감염예방조치: 노출된 혈액이 HBV에 오염되고, 직원에게 항체가 없으면 병원에 방문하여 적절한 조치를 받는다(HBIG, 간염 백신 투여).
- C형 간염 보균자의 혈액이나 체액에 노출된 경우
  - 노출된 직원 검사: anti-HCV 검사
  - 추후검사: 3개월, 6개월
  - 감염예방조치: 아직까지 효과가 입증된 예방조치는 없다.
- HIV 보균자의 혈액이나 체액에 노출된 경우
  - 노출된 직원 검사: anti-HIV 검사
  - 추후검사: 3개월, 6개월
  - 감염예방조치: 항바이러스제를 투여한다.

(4) 보고

- 업무 중 감염에 노출되면 책임자에게 우선 구두로 보고하고, 필요 시 직무 중 신체 손상 보고서를 작성하여 제출한다.
- 감염성 질환을 앓는 직원은 다른 직원이나 거주자에게 더 이상 옮기지 못하도록 직무 제한 및 복귀에 대한 방침을 규정하고 시행해야 한다.

12. 방문객 관리

- 방문객은 거주자와 접촉 전후, 체액과 접촉 후, 거주자의 식사를 돕기 전과 후에 손을 씻도록 한다.
- 다음과 같은 방문객은 방문을 삼가야 한다.

- 감기나 독감 등 호흡기질환자
- 급성 장관계 감염(설사, 복통, 구토)이 있는 사람
- 피부에 병변이 있는 사람
- 전염성 질환을 앓고 있는 사람
- 최근에 전염성 질환자와 접촉한 경력이 있는 사람
- 만 14세 미만의 어린이

✚ 참고문헌

1 Markris, A., Morgan, Gaer, J., Richter, A., & Rubino, J. (2000). Effect of a comprehensive infection control program on the incidence of infections in long-term care facilities. *American Journal of Infection Control, 28*, 3-7.

2 Farber, B. F., Brennen, C., Punteriri, A. J., & Brody, J. P.(1984). A prospective study of nosocomial infections in a chronic care facility. *Journal of the American geriatrics society, 32*, 499-502.

3 Hoffman, N., Jenkins, R., & Putney, K. (1990). Nosocomial infection rates during a one-year period in a nursing home care unit of a Veterans Administration hospital. *American Journal of Infection Control, 18*, 55-63.

4 Jacobson, C., & Strausbaugh, L. J. (1990). Incidence and impact of infection in a nursing home care unit. *American Journal of Infection Control, 18*, 151-159.

5 박은주, 임유진, 조복희, 신인주, 김수옥(2011). 노인요양시설 종사자들의 감염관리에 대한 수행도 조사. 노인간호학회지, 13(2), 79-90.

6 김문실, 강성비, 권경자, 김영애, 김정아 외(2004). 노인요양시설 경영론. 서울:정담미디어.

7 Nicolle, L. E., & Garibaldi, R. A. (1995). Infection control in long-term care facilities. *Infection Control and Hospital Epidermiology, 16*, 348-353.

8 Smith, P., & Rusnak, P. (1991). APIC guideline for infection prevention and control in the long-term care facility. *American Journal of Infection Control, 19*, 198-215.

9 송미영(2011). 장기요양기관의 감염관리. 간호학 석사학위 논문. 울산대학교

10 D. Ignatavicius, D & Workman, M (2009) 성인간호학. 서울: 엘스비어코리아

11 고유미, 김지연, 박정은, 박종원, 백성희 외(2006). 노인수발. 서울:정담미디어

12 태영숙, 김명애, 김영경, 박명화, 박상연 외(2006). 노인간호과정. 서울:정담미디어

13 고유미 외, 앞의 글, 2006.

14 태영숙 외, 앞의글, 2006.

15 송미영(2011). 장기요양기관의 감염관리. 간호학 석사학위논문. 울산대학교

16 서울복지재단(2006). 노인요양시설 서비스 매뉴얼, 서울: 서울복지재단

17 양광희, 김시현, 김옥숙, 김옥현, 김춘길 외(2001). 노인건강관리의 실제와 전망. 서울: 수문사.

18 위성헌(2010). 노인성 요로감염. 대한내과학회지, 79(4), 335-345

19 김문실 외, 앞의 글, 2004.

20 장현하(2010). 노인성 폐렴. 대한내과학회지, 79(4), 346-355.

21 질병관리본부 전염병예방법 2조1항, www.cdc.go.kr

22 김영애, 김문실(2010). 노인장기요양시설 평가. 서울: 현문사.

23 김영애 외, 앞의 글, 2010.

24 김영애 외, 앞의 글, 2010.

제 4 장

욕창 예방과 관리

●●● **하은호** 교수(중앙대학교 적십자간호대학)

본 장은 노인요양시설에서 과학적 근거에 기초한 욕창의 예방과 치료 및 간호에 대한 지침을 통해 노인의 욕창 발생을 감소시키고 예방하는 데 그 목적이 있으며, 구체적인 목표는 다음과 같다.

1. 피부 사정 방법을 이해하고 수행할 수 있다.
2. 욕창 사정 방법을 이해하고 수행할 수 있다.
3. 욕창 중재 방법을 이해하고 수행할 수 있다.
4. 욕창 평가 방법을 이해하고 수행할 수 있다.
5. 욕창 예방 알고리듬을 이해하고 수행할 수 있다.

개요

1. 피부

피부의 구조는 [그림 4-1]과 같다.

(1) 구조와 기능

① **표피**

- 피부의 가장 바깥층으로 각질세포로 구성
- 피부의 첫번째 보호막으로 상처치유의 중요한 역할 담당

② **진피**

- 결합조직으로 표피층 아래 위치하며 피하조직과 접하고 있음
- 물리적인 힘에 저항하며 피부 구조물 지지

③ **피하조직**

- 혈관, 림프관, 신경말단부를 포함하고 지방조직과 결합조직으로 구성
- 외부의 압력으로부터 보호
- 열 생산 및 보유
- 충격 흡수로 신체 보호 및 영양소 축적[1,2]

(2) 피부 사정

피부 사정은 욕창 위험도 사정을 스크리닝하는 기관 정책의 일부분이 되어야 한다.[1] 피부 상태 사정은 욕창의 위험요소를 평가할 수 있어 욕창 예방에 중요하다. 건조한 피부는 약하고 쉽게 손상되며 수분의 존재는 침전, 마찰, 전단력과 같은 손상의 위험도를 증가시킨다.[3]

① 피부에 대한 종합적인 평가를 내릴 수 있는 전문가에 의해 시행되어야 한다.

② 창백반응, 국소화된 열감, 부종, 경도 등을 정확히 판단할 수 있는 기술을 포함한다.[4]

③ 욕창 위험이 있는 환자에게 붉은 표시가 나타나는지 정기적으로 피부를 관찰한다.[5]

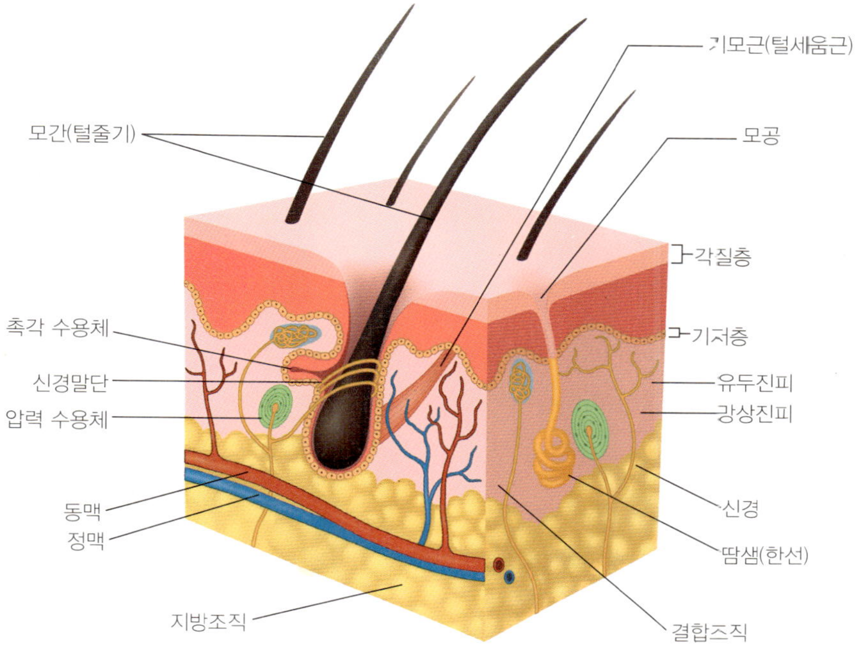

【 그림 4-1 】 **피부 단면도**

④ 어두운 빛을 띤 피부는 국소화된 열, 부종, 경결에 대한 평가를 포함한다.[6]

⑤ 압박손상에 의한 불편감과 통증의 명확한 구분 등을 가능하다면 개인에게 물어본다.

⑥ 의료기기에 의한 압박손상 유무를 관찰한다.[7]

⑦ 표준화된 피부 사정도구를 사용하며 피부 사정 내용을 문서화한다.

(3) 피부 관리 시 유의사항

① 이전 압력으로부터 붉어진 채로 남아 있는 체표면 쪽 또는 문제가 있는 피부 쪽으로 체위를 변경하지 않는다.

② 욕창 예방을 위한 마사지는 하지 않는다.

- 마사지는 혈류를 증가시키고 조직을 유연하게 하며 부교감신경 활성과 근육통 저하, 발적을 감소시킬 수 있으나 급성 염증으로 인한 혈관 손상 발생 시 피부가 약화될 가능성이 있어 금기이다.[8]

③ 욕창 위험이 있는 피부를 격렬하게 문지르지 않는다.[9]

④ 건조해진 피부를 수화시킬 수 있는 보습제를 사용한다.[10]

⑤ 피부 보호막 제품과 함께 과도한 수분을 피부에 노출시키지 않는다.

- 습윤으로 인한 피부손상은 욕창의 위험을 증가시킨다.[11]

2. 욕창의 정의

욕창(pressure ulcers)이란 신체의 일정 부위에 압력 또는 마찰과 전단력(shearing force) 등이 동반된 압력이 지속적이거나 반복적으로 가해짐으로써 모세혈관의 순환장애를 가져와 피부(특히 뼈 돌출 부위) 및 피하 심부조직에 괴사가 일어나는 것을 말한다. 욕창은 'bed sore', 'decubitus ulcers'라고도 부르는데 decubitus라는 단어는 '눕다'라는 뜻의 라틴어 'decubere'에서 유래한 것이다. 대부분 침상에 누워 있는 대상자들에게 흔하게 나타나는 증상이어서 붙여진 이름이다.[1,2,12]

3. 욕창 단계[1,2]

① 1단계 욕창

- 국소 부위에 피부 손상이 없는 비창백성 홍반
- 어두운 피부를 가진 환자는 창백함이 보이지 않음
- 뼈 돌출 부위에 국소적으로 형성되며 눌러도 하얗게 되지 않는 발적이 있는 온전한 피부상태
- 통증이 있으며 단단하거나 부드럽고 주위 조직에 비해 따뜻하거나 차갑게 느껴짐

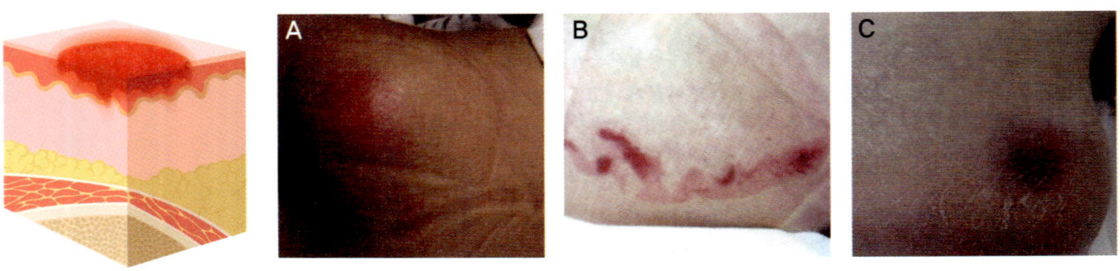

【 그림 4-2 】 **1단계 욕창. A, B, C: 둔부의 1단계 욕창**

② 2단계 욕창

- 표피는 물론 진피가 부분적으로 손상된 상태
- 분홍색이나 붉은색을 띠며 부육이나 반상출혈이 없는 얕은 궤양
- 장액성 수포가 나타나기도 함

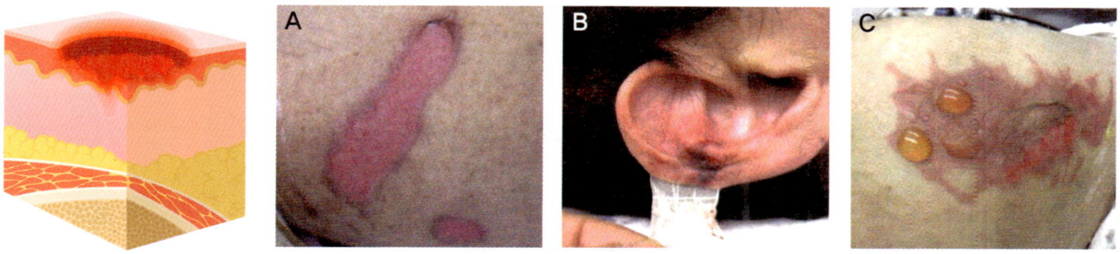

【 그림 4-3 】 **2단계 욕창 A: 둔부 B: 귀 C: 대전자**

③ 3단계 욕창

- 표피와 진피는 물론 피하조직까지 손상된 상태
- 피하지방이 드러나 있지만 뼈, 인대, 근육은 노출되지 않았고 괴사조직 및 공동이 존재할 수 있음

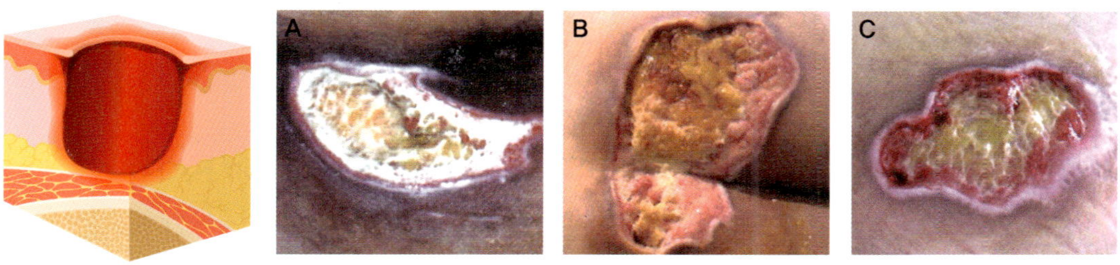

【 그림 4-4 】 **3단계 욕창 A, B: 천골 C: 대전자**

④ 4단계 욕창

- 근막 이하 조직의 손상
- 근육이나 건, 뼈 등이 노출되며 괴사조직 및 공동이 존재할 수 있음

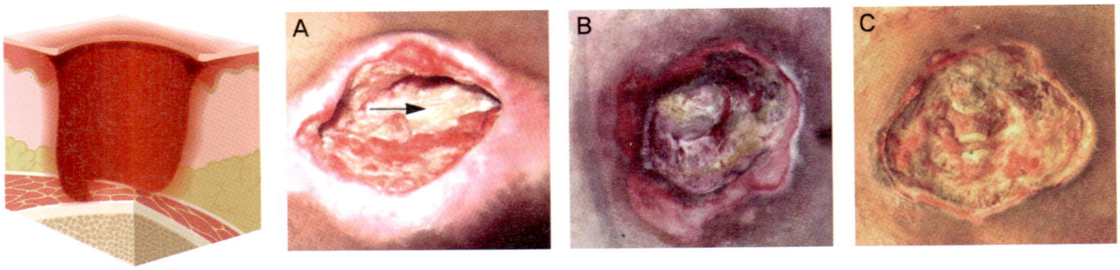

【 그림 4-5 】 4단계 욕창 A: 건(→) 노출. B, C: 근육과 뼈 노출

⑤ 심부조직 손상 의심 욕창

- 피부 일부분이 자주색 또는 적갈색으로 변색된 온건한 피부 상태
- 압력이나 전단력으로 인해 하부 연조직 손상 및 혈액이 찬 수포가 나타난 상태
- 주위 조직에 비하여 단단하거나 물렁거리고 통증을 유발할 수 있음
- 따뜻하거나 차갑게 느껴질 수 있음

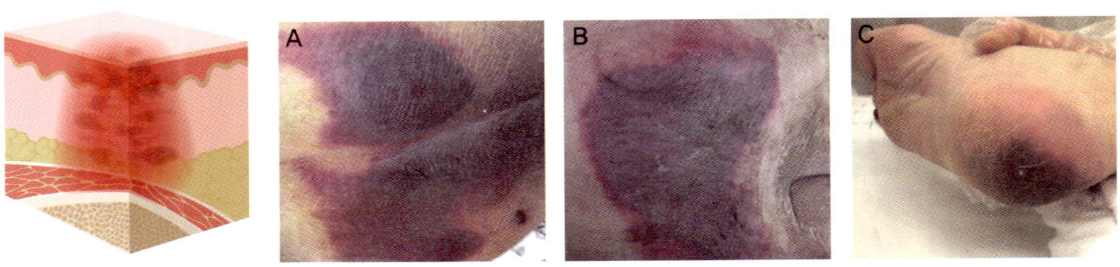

【 그림 4-6 】 심부조직 손상 의심 욕창. A, B: 천골 C: 발뒤꿈치

⑥ 미분류 욕창

- 상처 기저부가 괴사조직으로 덮여 있어 조직 손상의 깊이를 알 수 없기 때문에 단계를 분류할 수 없는 상태
  - 전층 피부손상으로 부육이나 건조가피를 제거하면 상처의 깊이와 욕창의 단계를 알 수 있음

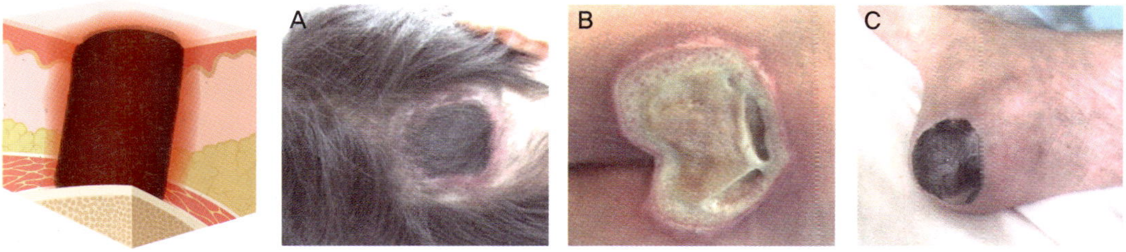

【 그림 4-7 】 미분류 욕창 A: 머리(후두) B: 천골 C: 발뒤꿈치

사정

1. 욕창 사정[1,2]

① 표준화된 욕창 사정도구를 이용한다.

② 초기 합병증, 치료계획 변경 필요성 여부 등의 조기 판단을 위해 초기 욕창 사정 후 적어도 주마다 재사정한다.

③ 드레싱 교환 시 매번 욕창 치료의 호전 상태, 치료 변화 등을 관찰하고 기록한다.

- 상처 호전 여부, 상처 확인, 삼출물의 양, 감염 증상, 기타 다른 합병증 우무 기록

④ 욕창 특성에 대한 사정과 그 내용을 정확히 기록한다.

(예: 욕창 위치, 단계, 크기, 조직 특성, 상처 바닥과 상처 주위 상태, 상처 가장자리, 동로, 잠식, 터널링, 괴사조직, 냄새, 육아조직 유무, 상피화 등을 구체적으로 기록)

(1) 욕창 측정을 위한 일관된 자세 유지

- 부드러운 조직은 환자의 자세에 따라 욕창 크기가 작거나 크게 측정되어 결과가 왜곡될 수 있다.

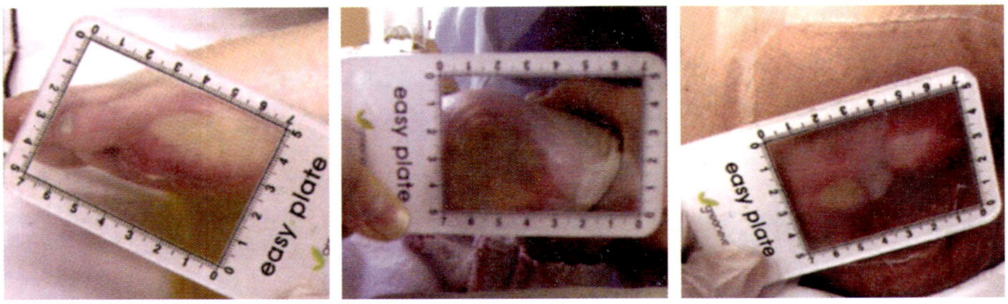

【 그림 4-8 】 Easy plate를 이용한 상처 측정

(2) 욕창의 길이와 폭 측정

- 욕창 길이를 재고 그 최대 길이와 직각인 최대 폭을 측정하는 방법
- 기록은 '길이(최대 길이)×폭(최대 길이와 직각인 최대 폭)'으로 기술

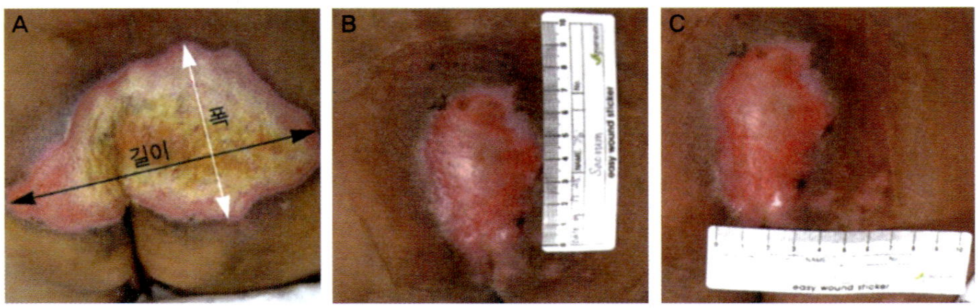

【 그림 4-9 】 A: 상처 길이와 폭 측정 B, C: 자를 이용하여 크기 측정

(3) 욕창의 깊이 측정

- 공동과 같이 깊이가 있는 욕창은 깊이와 폭을 포함하여 측정

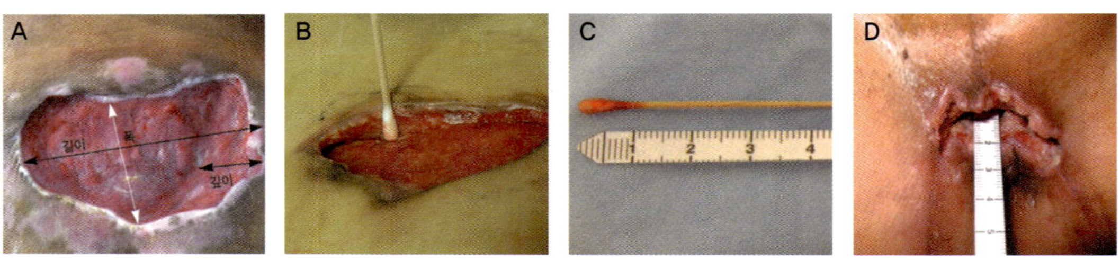

【 그림 4-10 】 A: 상처 길이, 폭, 깊이 측정 B: 면봉으로 깊이 측정 C: 면봉에 묻은 삼출물을 통해 별도의 자로 깊이 재기 D: 상처 측정자를 이용한 깊이 재기

- 자, 설압자, 면봉 등을 이용하여 깊이 측정
- 기록은 '길이(최대 길이)×깊이(최대 깊이)'로 기술

(4) 욕창의 잠식 측정

- 잠식의 위치는 시계 방향으로 표시하고 자를 이용하여 길이 측정
- 욕창 크기는 '3×2.5×1cm로, 9시에서 2시 방향으로 3cm의 잠식이 있다'라고 기록

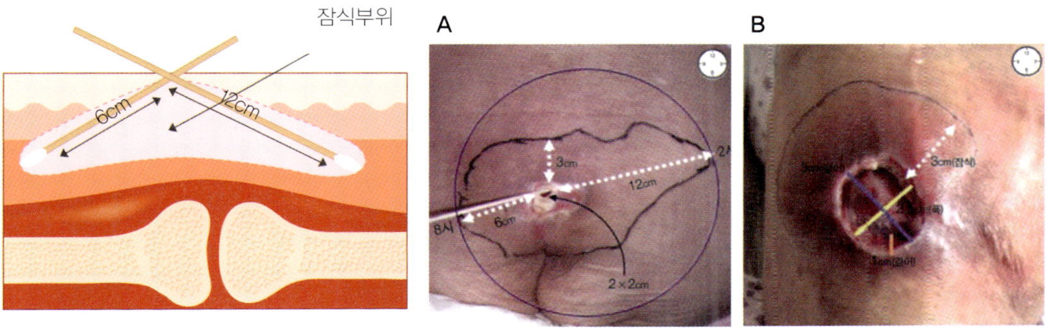

【 그림 4-11 】 상처의 잠식 단면도 A, B: 상처의 잠식 측정

(5) 욕창의 동로 측정

- 동로 위치는 시계 방향으로 표시하고 자를 이용하여 깊이 측정
- 상처 크기는 '7×3×1cm로, 12시 방향으로 7cm의 동로가 있다'라고 기록

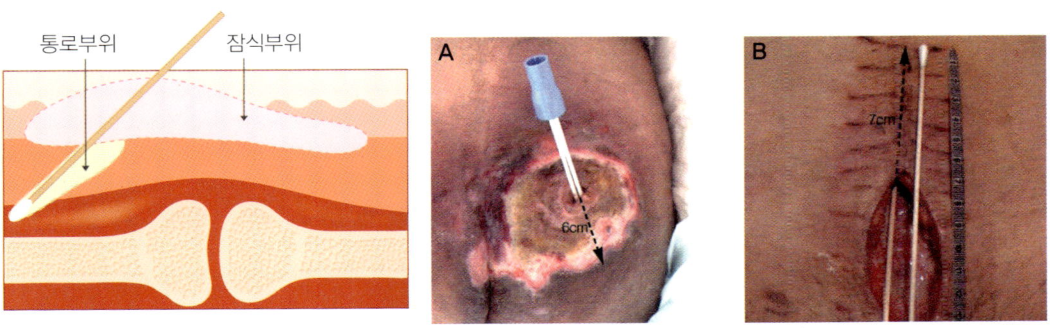

【 그림 4-12 】 상처의 동로 단면도 A: 욕창의 동로 측정 B: 수술상처의 동로 측정

(6) 상처(욕창) 본뜨기

- 불규칙한 도면의 상처는 투명 필름을 이용하여 패턴 본뜨기와 평면적 측정기를 사용하여 상처 크기를 측정할 수 있음

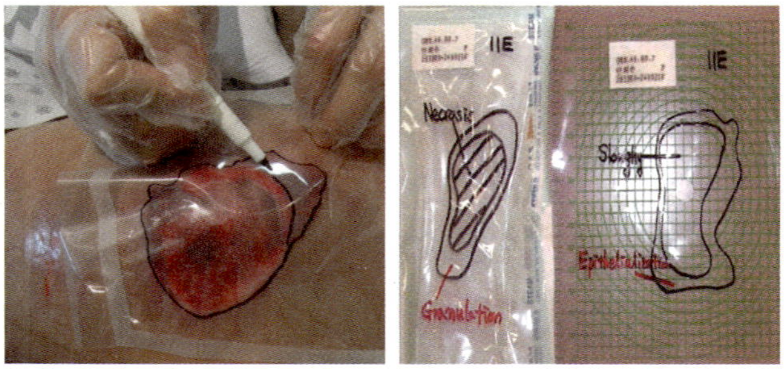

【 그림 4-13 】 A: 투명 필름을 이용한 상처 본뜨기 B: 본뜨기 한 투명 필름에 형태 표시

2. 욕창 위험도 사정

① 종합적인 피부상태 사정, 의학적 판단을 기초로 한 위험도 사정 척도 사용

② 욕창 위험도 평가 시 환자의 활동 정도와 이동 능력 포함

- 주로 침대와 의자에서 생활하는 환자의 욕창 발생 위험을 고려

③ 전문가에 의해 실시된 구조화된 접근법 이용

- 정상 피부의 변화를 보이는 환자를 욕창 발생 위험군으로 고려

④ 파악된 핵심 위험요인을 중심으로 개선 방법 모색

⑤ 헤모글로빈, 알부민, 영양상태, 체중 등과 같은 영양지표 고려

⑥ 관류와 산소화에 영향을 미치는 요인을 사정

- 당뇨, 불안정한 심혈관 상태, 저혈압, 산소 사용, 비정상적 발목상완지수(Ankle-Brachial Index: ABI) 등은 욕창발생 위험을 증가시킴

⑦ 피부습도, 소변, 실금 등은 욕창 발생 관련 요소임

⑧ 노화는 욕창 발생 가능성을 증가시킴

⑨ 욕창 발생 위험군 환자의 마찰과 전단력, 감각인지, 일반적인 건강상태, 체온 등을 지속적으로 관찰

⑩ 입원 시 구조화된 도구를 사용하여 욕창 위험도, 환자의 감각 상태 등을 사정하고 정기적으로 실시하며 상태 변화가 있으면 재사정 시행
⑪ 욕창 발생 위험에 노출된 환자의 예방계획 개발 및 시행

중재

1. 예방적 중재

욕창 발생 위험 환자의 욕창 발생률을 감소시키기 위한 활동 기술 및 필요한 인적 · 물적 자원의 적절한 할당을 설명한다. 위험 사정도구를 이용한 예방간호가 비용 면에서 가장 효율적인 방법이다.

예방적 중재로 규명된 위험요인들 중 부정적 효과를 최소화시킬 수 있는 지침을 제공하고자 한다.[2,12]

(1) 압력 최소화

- 지지 표면의 이용[2]
  - 지지 표면에 쿠션, 베개, 매트리스, 매트리스 겉깔개 등을 이용하여 압력 받는 접촉 면적을 넓게 한다.
  - 접촉면이 증가하면 가해지는 압력이 넓게 분산되므로 피부에 가해지는 압력의 강도가 감소되어 뼈 돌출 부위 압력을 줄일 수 있다.
  - 무릎, 등, 다리 사이와 뼈 돌출 부위에 쿠션을 대어 신체선열을 유지하면서 뼈 돌출 부위가 서로 닿지 않게 한다.
  - 쿠션을 장딴지 아래에 대어 발뒤꿈치가 침대에 닿지 않도록 하며 링(도넛 모양) 쿠션은 링을 적용한 주위 조직에 압력이 집중적으로 증가되므로 사용하지 않는다([그림 4-14] 참조).
  - 모든 지지 표면의 적절성을 평가하기 위해 환자의 체중에 눌린 지지 표면

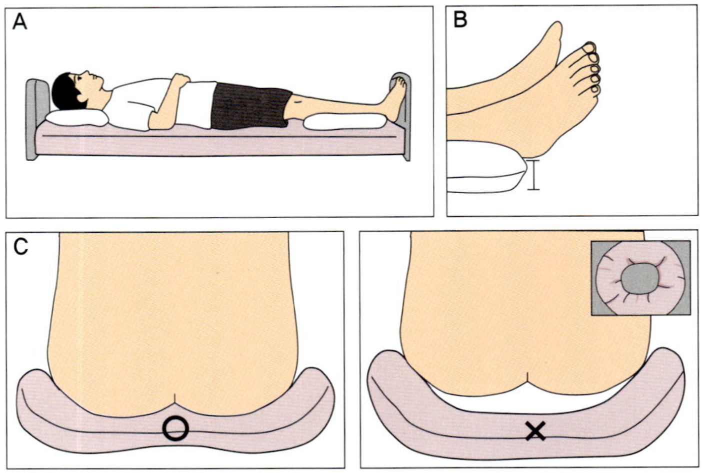

【 그림 4-14 】 **지지 표면의 적용. A: 앙와위 B: 발뒤꿈치 압력 경감 C: 링 쿠션**

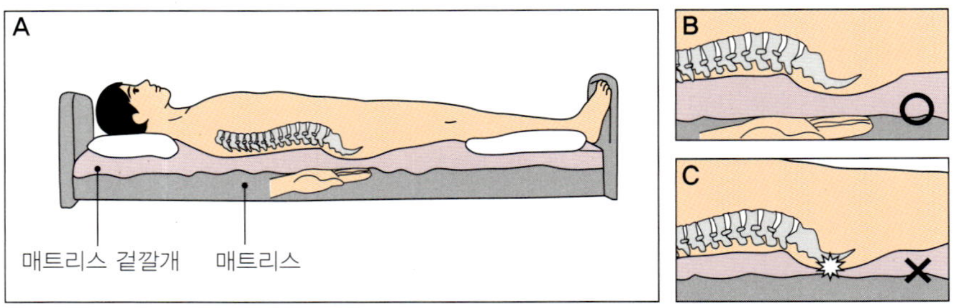

【 그림 4-15 】 **A: 지지 표면 두께 적절성 평가. B: 적합 C: 부적합**

의 두께를 평가한다([그림 4-15] 참조).

- 손바닥을 위로 향한 상태에서 환자 침상 매트리스, 매트리스 겉깔개, 쿠션 밑에 넣는다. 이때 뼈 돌출 부위와 손바닥 사이의 지지 표면의 두께가 1인치(2.5cm) 이상이어야 하며, 그 미만인 경우는 압력을 감소시키지 못하므로 부적절하다.

● 정기적인 체위 변경 실시[1,2]

- 혈액순환이 정상인 노인이 같은 체위를 취할 수 있는 최대 허용시간은 2시간이다.

- 고위험 노인 모두를 포함하며 신체의 취약 부분에 가해진 압력의 크기를 고려해야 한다.
- 노인의 상태와 사용하고 있는 매트리스를 고려해야 한다.
- 체위 변경 빈도는 개인의 조직 내성, 활동 정도, 일반적인 의학 상태, 전반적인 치료 목적, 개인의 피부상태에 따라 결정되어야 한다.
- 노인의 피부상태와 편안함 정도를 사정한다.
- 기대했던 체위 변경을 할 수 없을 경우 체위 변경의 빈도와 방법을 다시 고려해야 한다.
- 체위 변경 빈도는 사용하고 있는 매트리스에 영향을 받는다.[13]
- 체위 변경은 노인의 존엄성, 편안함, 기능적인 능력에 따라야 한다.
- 노인의 의학적 상태가 가능하고 견딜 수 있다면 체위 변경은 30° 기울이는 자세(번갈아 가며 오른쪽, 왼쪽)나 엎드린 자세를 사용하는 것이 좋다. 90° 기울인 자세를 취하거나 반쯤 기댄 자세는 압력을 증가시키므로 피한다([그림 4-16] 참조).

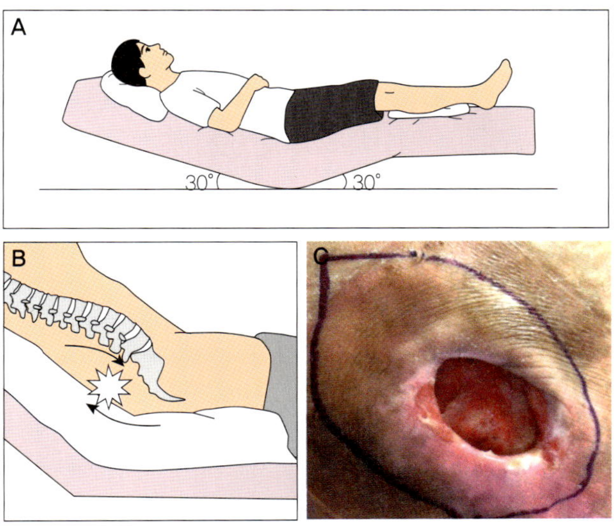

【 그림 4-16 】 A: 침상머리를 올릴 경우의 자세 B: 전단력의 발생기전 C: 전단력에 의해 잠식(실선)이 발생한 욕창

- 완전 측위보다는 쿠션과 베개를 이용하여 30° 이하 측위를 취함으로써 골반부위의 접촉면을 넓혀 압력의 흡수와 분산을 쉽게 한다. 아래쪽 다리는 엉덩이와 무릎 높이에서 최소한으로 구부리고 위쪽 다리는 무릎은 35°, 엉덩이 관절은 30°로 약간 구부린 상태를 유지하며 위의 다리가 아래의 다리보다 약간 뒤에 있는 자세를 취하도록 한다([그림 4-17] 참조).

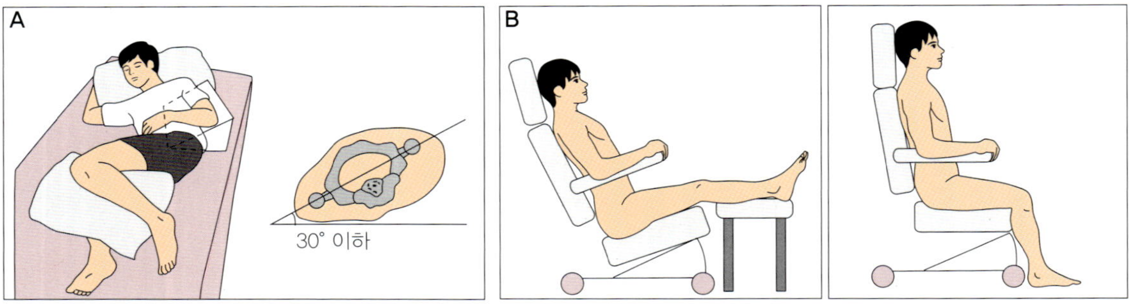

【 그림 4-17 】 **측위 시 압력 최소화. A, B: 좌위 시 압력 최소화**

- 앉은 자세는 누워 있는 자세보다 압력이 훨씬 크기 때문에 더 잦은 체위 변경이 필요하다.
- 앉을 때는 뒤로 기댄 상태로 받침대를 이용하여 다리를 받치는 것이 다른 앉은 자세에 비해 접촉 면적이 가장 넓고 작용하는 압력의 크기도 작아 욕창이 생길 위험이 가장 적다.[15] 의자가 뒤로 기울어지지 않는다면 발을 지면에 댄 상태로 서서 앉는 것이 압력을 감소시키는 자세이다.
- 의자에 앉아 있는 경우의 체위 변경
  a. 노인을 일으켜 세운 후 다시 앉히거나 단순히 다리를 들어 올린다.
  b. 노인이 스스로 움직이지 못할 경우 최소 1시간마다 체위 변경을 실시한다.
  c. 노인이 상체를 스스로 움직일 수 있는 경우 의자에서 15분마다 팔을 이용하여 하체를 의자 표면으로부터 들어 올리도록 한다.
- 체위 변경 방법, 빈도, 자세, 체위 변경 시행 후 결과 평가 등을 기록한다.
- 욕창 발생 위험이 있는 노인, 보호자 교육을 실시한다.

● 매트리스
  - 압력 경감 매트리스 사용 또는 일반 매트리스 위에 겉깔개를 덧댄다.[1,2]
  - 압력이 경감되거나 재분배되는 방식으로 체위를 변경한다.
    압력 경감 매트리스나 겉깔개를 적용하였더라도 체위 변경은 계속 시행한다.
  - 기본적인 형태의 병원 매트리스보다 높은 사양의 폼 매트리스를 사용한다.[16,17]
  - 잦은 체위 변경이 불가능하면 활동성 매트리스를 사용한다.[18]
    (기계와 연결되어 계속적인 펌프 제공이 가능한 에어 매트리스 형태)
  - 발꿈치 욕창을 예방하기 위한 매트리스를 사용해야 한다.
    a. 발꿈치는 완전히 침대 표면으로부터 떨어져 있어야 한다.
    b. 발꿈치를 보호하는 기구는 아킬레스건에 압력을 가하지 않고 종아리를 따라 다리로 압력을 분산하는 방법으로 발꿈치를 허공으로 올려 압력을 완전히 제거해야 한다. 이때 무릎은 약간 구부리도록 한다. 무릎의 과다 신전은 오금정맥의 혈행을 방해하며 혈전증의 원인이 되기 때문이다.[19]
    c. 발꿈치 부분이 올라가도록 종아리 밑에 베개를 사용할 수 있다.[20]
    d. 발꿈치 피부를 정기적으로 사정한다.

(2) 마찰력과 전단력 최소화

● 마찰력으로 인한 손상을 줄이기 위해 노인을 잡아당기거나 끌지 않는다.
  - 환자 이동, 체위 변경 등을 실시할 때 기중기, 이동시트, 2~4인이 함께 들

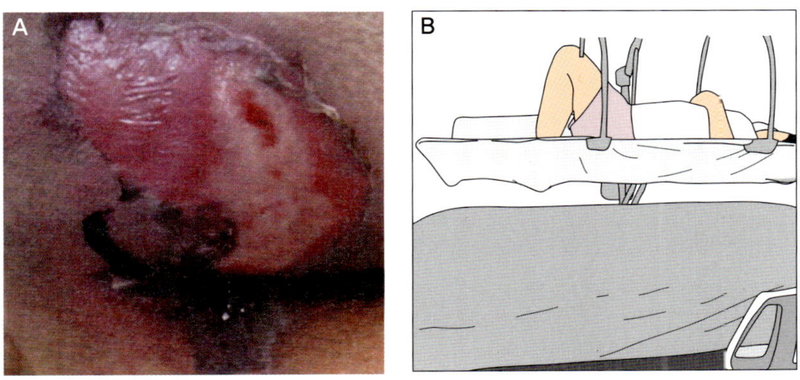

【 그림 4-18 】 A: 마찰력에 의해 발생한 욕창 B: 환자용 리프트

기, 기능성 침대 등을 이용하여 노인을 들어 올린다.[1,2]

- 머리 위에 손잡이를 매달아 환자가 잡고 스스로 침상에서 움직일 수 있도록 한다.[2]
- 불가피하게 상체를 올려야 할 경우 침상 머리를 30° 이하로 유지하고 발끝도 동일하게 올림으로써 전단력으로 인한 욕창 발생을 예방한다.
- 식사 또는 경관식이 제공 시 보통 상체가 올라간 자세를 취하므로 1시간 후에는 침상머리를 낮춘다.
- 1시간 이상 또는 30° 이상 상체를 올려야 하는 경우 미골, 천골 부위를 자주 평가한다.
- 뼈 돌출 부위에 과도한 마사지를 하지 않는다.
- 마찰력과 전단력은 습한 피부에서 더 증가되므로 실금 시 피부를 깨끗이 닦고 건조시킨다.

(3) 실금 관리

- 실금으로 인해 피부가 습하지 않도록 한다.[2]
  - 실금으로 인해 생긴 습기가 피부를 연화시키지 않도록 흡수력이 좋은 제품을 선택한다.
  - 기저귀로 회음부와 둔부를 전부 감싸는 것을 가능한 한 피하고 흡수성이 좋은 패드를 적용하거나 회음부와 둔부 아래에 깔아 놓는다.
  - 젖은 기저귀는 차고 단단해져서 피부의 온도를 떨어뜨려 혈액순환을 방해하며 단단해진 부위는 압력으로 작용할 수 있으므로 바로 교환한다.
  - 소변으로 인해 욕창 부위가 오염될 가능성이 있는 경우 짧은 기간 동안 유치도뇨관을 삽입할 수 있다.
  - 실금 등으로 인한 습기 관련 피부손상 발생 후 압력, 마찰력, 전단력의 영향으로 피부손상이 일어난 경우 욕창으로 간주한다.
- 오염된 피부는 즉시 부드럽게 세척한다.
- 피부보습제 및 피부보호제 추가 적용으로 건조하지 않게 촉촉함을 유지한다.
- 대 · 소변에 의한 오염을 차단한다.

(4) 욕창 예방을 위한 영양

- 영양공급 감소, 영양상태 불균형 등은 욕창 발생과 관련이 있을 뿐만 아니라 상처 치유를 지연시킨다. 낮은 영양상태, 체중미달, 영양섭취 저하 등과 연관된 요소들이 욕창 발생의 독립적인 요인이 될 수 있다.[21,22,23]
- 영양실조는 영양이 결핍된 상태 또는 에너지, 단백질, 기타 영양분이 조직, 몸의 구성과 기능, 임상적 결과에 부작용을 가져오는 상태를 말한다. 일일 에너지 섭취가 1,500kcal 이하인 사람은 비타민과 미네랄을 충분히 섭취해야 한다.[24]
- 욕창이 있는 노인의 영양상태 검토 및 평가
  - 영양부족은 욕창 악화의 위험요소이므로 초기 발견과 관리가 매우 중요하다. 욕창 발생 위험이 있는 환자는 영양부족의 위험이 있을 수 있으므로 영양상태를 반드시 확인한다.[21,25]
  - 영양상태를 사정하기 위한 정책을 세우고 수행하며 평가 결과는 반드시 기록하고 의사소통되어야 한다.[26,27]
- 노인의 영양상태 위험성, 욕창 위험을 고려한 식단 결정
  - 영양사, 간호사, 의사, 언어치료사, 작업치료사 치과의사 등이 포함된 다학제적 영양관리팀을 조성해야 한다.[28]
  - 고위험 영양상태 및 고위험 욕창 노인들은 다음과 같은 영양에 대한 평가 및 지원을 받아야 한다.
- 영양 평가
  - 영양 요구도 예측
  - 필요한 영양 요구도와 더불어 영양섭취 비교
  - 적절한 음식섭취 방법에 기초한 영양적 중재 개입
  - 고위험 노인의 영양상태 재평가와 결과의 감독 및 사정
- 영양에 문제가 있는 욕창 발생 위험 노인은 근거에 기초하여 경구적 영양섭취와 수분섭취에 대한 지침을 따라야 한다.[29,30]
- 영양결핍과 욕창 발생 위험이 있는 노인에게 최소 30~35kcal/kg/day의 열량, 1.25~1.5g/kg/day의 단백질, 1ml/kcal/day의 수분을 공급한다.[31]
- 영양을 중재하는 목적은 경구섭취를 통해 적절한 영양소를 공급하는 것이며

만일 음식과 수분섭취의 제한 및 어려움이 있을 경우 주변환경에 대한 음식의 접근 가능성, 사회기능적인 문제, 균형 있는 식이 등을 고려해야 하며 위장관 영양을 선택할 수 있다.

- 욕창 발생 위험이 있는 노인에게 일반적 식단과 함께 고단백 영양을 공급한다.[32]
- 식사시간 동안 기본 음식과 음료섭취 감소를 피하기 위하여 필요 시 식사 중간에 구강 영양 보충제 또는 위장관 영양을 시행한다.

2. 치료적 중재

(1) 영양

- 욕창 노인의 모든 영양 문제를 사정하기 위해 영양사에게 의뢰한다.
- 체중 변화 또는 의미 있는 체중 감소(30일 안에 5% 이상의 체중 변화 혹은 180일 내에 10% 이상의 체중 변화)를 파악하기 위해 개인별 체중 변화 정도를 사정한다.
- 스스로 음식을 섭취할 수 있는 능력을 사정한다.
- 영양 섭취량(음식, 음료, 경구 보충, 간식, 경관 섭취 등)을 정확히 사정한다.
- 충분한 칼로리를 제공한다.[33,34]
  - 30~35/kcal/kg/day를 제공하며 체중감소/증가, 비만 수준에 따라 결정한다.
  - 음식과 수분 섭취의 제약이 있는 경우 영양사, 임상전문가들에게 의뢰하여 식이요법을 변경한다.
  - 필요 시 구강보충제와 같은 고영양식을 제공한다.
  - 구강섭취 장애 시 위장관 영양 또는 비경구 영양 등을 고려한다.
- 바람직한 질소 균형을 위해 단백질을 제공한다.[35]
- 1.25~1.5g/kg/day의 단백질을 제공한다.[36,37]
- 신장기능을 사정한다.[38]
- 적당한 양의 수분섭취를 제공하고 격려한다.[39]
  - 탈수 증상 및 징후, 체중변화, 피부 탄력도, 소변량, 증가된 혈청 나트륨,

혹은 혈청 삼투압 등을 관찰한다.
- 탈수, 체온 상승, 구토, 다량의 발한/삼출물, 설사 등이 관찰되면 수분섭취를 증가시킨다.

- 적당한 비타민과 미네랄을 제공한다.[40]
  - 좋은 성분의 비타민과 미네랄이 포함된 음식섭취를 격려한다.
  - 음식섭취로 부족하거나 결핍이 예상될 경우 보충한다.

(2) 욕창치료를 위한 매트리스

- 압력 재분산, 전단력 감소와 미세 기후 조절을 위한 매트리스를 제공한다.
- 기존 매트리스를 압력 재분산 기능이 더 좋은 매트리스로 교체한다.
  - 궤양 부위를 닿지 않게 하기 위한 위치 변경이 어려운 경우
  - 욕창이 2개 이상 여러 군데 있어 체위 변경이 어려운 경우
  - 적절한 관리에도 불구하고 궤양이 악화되는 경우
  - 추가적인 궤양 위험이 높은 경우
  - 현재 사용 중인 매트리스 오버레이 밑에 손을 넣었을 때 뼈 돌출 부위가 만져지는 경우
- 매번 노인의 매트리스의 적당성과 기능을 평가한다.
- 매트리스를 적용하기 전 매트리스 특성이 욕창 노인에게 맞는지 확인하고 매트리스 기능을 점검한다.
- 매트리스의 가능한 부작용을 예상하고 예방해야 한다.
  - 오버레이는 기존 매트리스 위에 올리는 것이므로 표면 높이를 사이드레일 수준으로 한다. 침대 사이드레일은 침대 매트리스보다 22cm 이상 높아야 한다.
  - 피부 경계면에 공기가 흐르는 매트리스인 경우 땀을 증발시켜 탈수를 유발시킬 수 있으므로 수분섭취량을 고려해야 하며 둥둥 뜨는 느낌은 노인으로 하여금 혼돈을 일으킬 수 있다.[41]

(3) 체위 변경

- 욕창에 직접적으로 압력이 가해지지 않는 자세를 제공한다.

- 매트리스 특성을 기초로 하여 체위 변경 횟수를 결정하고 노인의 반응을 참조한다.
- 체위 변경 시 피부의 추가적 손상 유무를 확인하며 손상이 있거나 이전의 압력으로 붉어진 피부 쪽으로 변경하는 것은 피한다. 이러한 노인들은 회복시간이 길어지므로 더 좋은 기능의 압력 재분산 매트리스로 교체한다.
- 금기사항이 아니면 침상에서 머리를 30° 정도로 유지하고 30~40° 옆으로 눕거나 반드시 누워 자도록 고려한다.[42] 압력과 전단력은 침상의 머리가 30° 이하로 올라갈 때 감소한다.[43]
- 마찰력과 전단력을 줄이도록 이동 보조장치를 사용하고 들거나 끌지 말아야 하며 사용 후 이동에 사용된 기구들을 방치하지 말아야 한다. 노인 이동 시 사용되는 보조 장치들이 피부 압박 및 피부 추가 손상을 유발할 수 있다.
- 노인의 조기활동을 격려하고 계획한다.
- 변기 또는 요강 위에 노인을 오랫동안 남겨두지 않는다.
- 도넛 모양의 장치 사용을 피한다. 기구 가장자리는 조직을 손상시키는 압력을 조성하며 혈액순환 저하 및 부종을 초래한다.[44]
- 뜨거운 물병, 발열 패드, 침대 내 온열장치 등을 욕창부위에 직접 적용하는 것은 피한다. 열은 대사율 증가 및 발한으로 압력에 대한 조직의 관용성을 감소시키며 피부 연화성 위험 증가로 치유를 방해한다.[45]
- 천골 또는 엉덩이 부위 욕창이 있는 경우 측면 체위 변경을 피하고 다른 압력 재분산 매트리스를 고려한다.
- 쿠션 커버는 넉넉하고 신축성이 있으며 신체 윤곽선 형태를 잘 유지할 수 있는 것을 선택한다.
  - 꽉 조이고 신축성 없는 커버는 쿠션 기능을 저하시키는 반면, 넉넉하고 신축성 있는 커버는 신체 형태가 잘 유지되도록 쿠션을 변형시킬 수 있다.
  - 열 소실이 잘 이루어지는 쿠션과 커버를 사용하고 둔부 접촉면의 열과 습기를 최소화하기 위해 환기가 잘 되는 것을 선택한다.

(4) 세척

- 드레싱을 교환하는 시간에 욕창 부위를 세척한다.

- 치유되고 있는, 깨끗한 욕창은 생리식염수나 미온수로 세척한다. 만약 일반 식염수나 마실 수 없는 물이 없다면 끓여서 식힌 물을 사용할 수 있다.
- 조직 파편이 있고 확실한 감염, 의심되는 감염, 또는 중증세균 집락화가 의심되는 욕창은 계면활성제 또는 항균제가 포함된 세척용액을 고려한다.
- 욕창 주위 피부를 세척하는 것은 상처 주위의 미생물을 감소시켜 욕창 치유를 돕고 악화를 예방할 수 있다.[46]

● 상처 세척 시 충분한 압력을 가하되 조직 손상 및 세균 침입이 없도록 유의한다.
- 세척의 세기는 조직 파편이 상처 표면의 응집력보다 커야 하므로 4~15PSI (pounds per square inch)의 압력이 상처 바닥에 손상을 유발하지 않고 욕창 표면을 깨끗하게 한다.[47]

● 교차오염을 감소시키기 위해 철저한 세척용액 보관 및 처리가 중요하다.

(5) 괴사조직 제거술

● 노인 상태가 적합하고 욕창관리 목표와 일치할 때 상처 바닥 또는 욕창 가장자리의 죽은 조직을 제거한다.
- 죽은 조직은 노란색, 녹색, 그을린 색 또는 회색이며 검정이나 갈색 괴사딱지가 있는 가죽처럼 되거나 두꺼워진 형태를 말한다.[48]
- 죽은 조직은 감염의 병소이며 염증반응을 연장하고 피부 재상피화를 방해할 뿐 아니라 액체 및 농양 형성을 숨기고 궤양의 깊이를 결정하는 능력을 제한한다.

● 노인에게 가장 적합한 괴사조직 제거술을 선택하며 궤양의 형태, 궤양 주변의 상태, 궤양의 크기, 위치, 관리 환경, 전문가의 능력 및 접근성 등을 고려한다.[48]

● 응급상황이 아니라면 기계적, 자가분해적, 효소적(단백 또는 섬유분해효소) 등의 괴사조직 제거 방법을 사용한다.[48,49]

● 봉와직염, 관절 내 마찰음, 액상 파동, 욕창과 관련된 패혈증 등 발생 시 멸균 도구를 이용한 외과적 괴사조직 제거술을 시행한다.[50]

● 외과적 괴사조직 제거술은 전문가에 의해 이루어져야 하며 면역기능 저하, 혈류 감소, 전신 패혈증 노인은 주의하여 실시한다.[50]

● 괴사조직 제거술 시 발생할 수 있는 통증을 관리한다.[50]

- 하지 욕창의 괴사조직 제거 시 철저한 혈관평가를 한다.[50]
- 허혈성 사지에 있는 안정되고 딱딱한 건조가피는 제거하지 않는다.[50]
  - 홍반, 압통, 부종, 화농, 액상, 마찰음, 악취 등의 징후를 매일 평가하며 증상이 있을 경우 혈관외과 전문의와 상의한다. 필요 시 긴급히 괴사조직을 제거한다.

(6) 드레싱

일반적 지침
1. 드레싱 교체 시 욕창 상태 및 드레싱 방법의 적절성을 평가한다. 2. 드레싱 교체 빈도와 관련하여 제품 생산 제조사의 권고사항을 준수한다. 3. 드레싱 유지 기간을 준수하며 필요 시(드레싱의 오염, 풀려짐 등으로 인해 환자, 보호자의 요구나 의료인의 판단) 드레싱을 교체한다. 4. 상처 바닥의 습도를 유지한다. 5. 상처 바닥에 접촉이 잘되는 드레싱을 선택하고 상처 주변을 건조하고 짓무르는 것을 방지하기 위해 피부보호제를 사용한다.

① 하이드로콜로이드 드레싱

- 감염되지 않고 깨끗한 분류/2단계 욕창에 사용하며 드레싱이 둥글게 말리거나 녹을 수 있는 부위는 피한다.
- 감염되지 않고 얕은 분류/3단계 욕창에도 사용할 수 있다.
- 분비물이 드레싱 아래로 스며들었을 경우 드레싱을 교체한다.
- 상처의 빈 공간이 있는 깊은 궤양은 공간을 채울 수 있는 filler 드레싱을 먼저

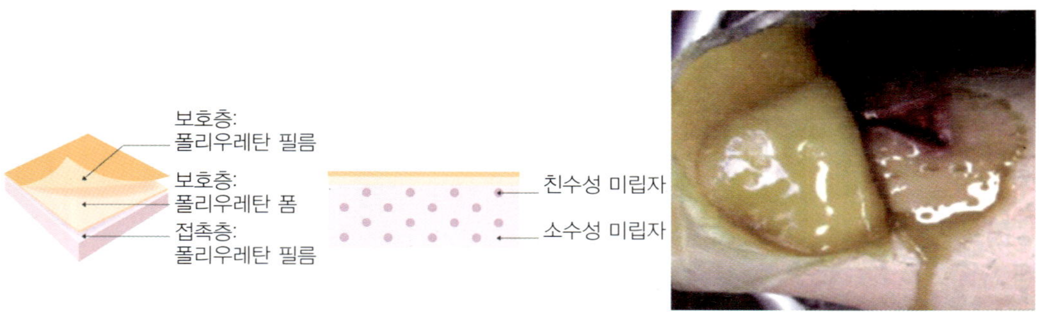

【 그림 4-19 】 하이드로콜로이드

적용 후 하이드로콜로이드 드레싱을 제공한다.

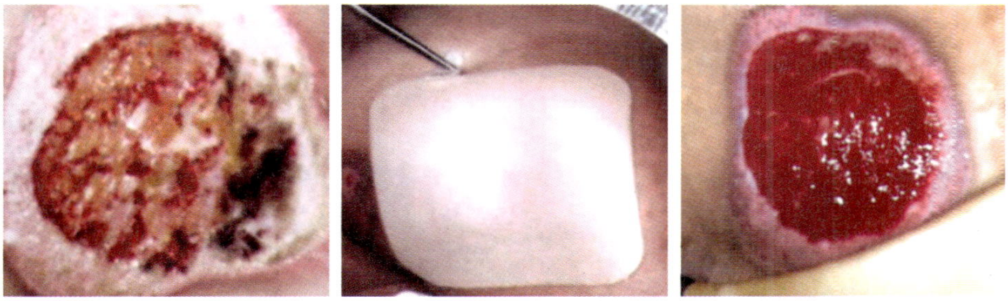

【 그림 4-20 】 **하이드로콜로이드 드레싱**

② 투명한 필름 드레싱

- 마찰 손상 또는 테이프로 인한 피부손상 위험이 있을 때 체표면을 보호하기 위해 사용한다.
- 면역이 억제된 환자가 아닐 때 자가분해 괴사조직 제거 목적으로 사용한다.
- 이차적 드레싱 방법으로 사용할 수 있다.
- 약한 피부는 드레싱 제거 시 손상의 우려가 있으므로 유의한다.
- 많은 양의 삼출물이 있는 궤양 위에 조직 접촉층으로 사용하지 않는다.
- 효소적 괴사조직 제거제, 젤 또는 연고 위에 사용하지 않는다.

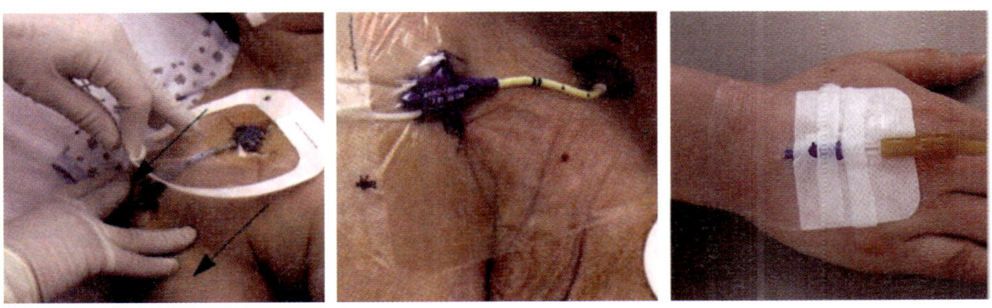

【 그림 4-21 】 **필름 드레싱 적용**

③ 하이드로젤 드레싱

- 얕고 소량의 삼출물이 있는 욕창에 사용할 수 있다.

- 하이드로겔은 수분을 공급하므로 건조한 궤양에 사용한다.
- 통증을 동반한 욕창에도 사용할 수 있다.
- 깊고 윤곽이 뚜렷한 욕창 또는 드레싱 고정이 힘든 경우 사용할 수 있다.
- 감염되지 않고 새살이 돋는 욕창에 사용할 수 있다.[51]

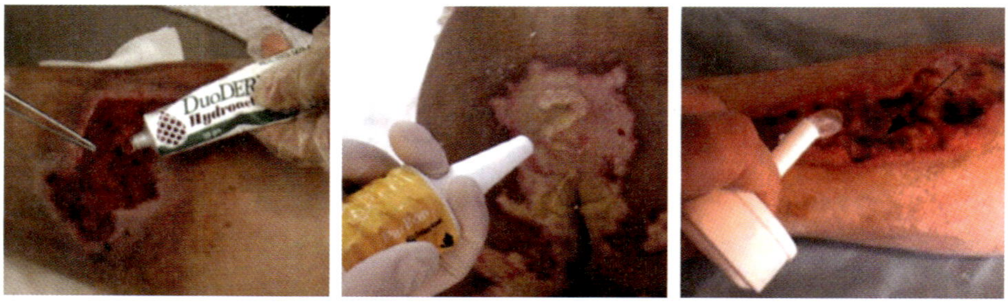

【 그림 4-22 】 **하이드로젤 드레싱 적용**

④ **알지네이트 드레싱**

- 알지네이트는 삼출물을 흡수할 수 있고 궤양 바닥의 수분을 유지할 수 있어 드레싱 빈도를 감소시킬 수 있다.
- 보통 또는 다량의 삼출물이 있는 욕창에 사용할 수 있다.
- 감염된 욕창에 사용할 수 있다.
- 정해진 드레싱 교체 시간임에도 알지네이트 드레싱이 계속 건조하다면 드레싱 교체 시간 간격을 연장하거나 다른 드레싱으로 바꾸는 것을 고려한다.

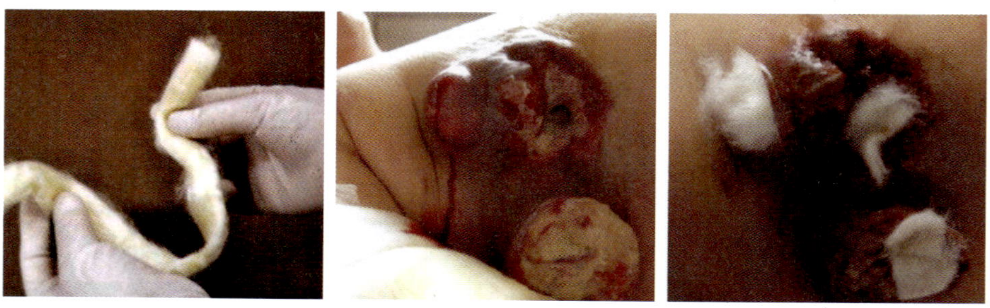

【 그림 4-23 】 **알지네이트 드레싱 적용**

⑤ **폼 드레싱**

- 삼출물이 있는 분류/2단계, 얕은 분류/3단계 욕창에 사용할 수 있다.
- 통증이 있는 욕창에 사용할 수 있다.
- 전단 손상의 위험이 있는 신체부위와 욕창에 사용할 수 있다.

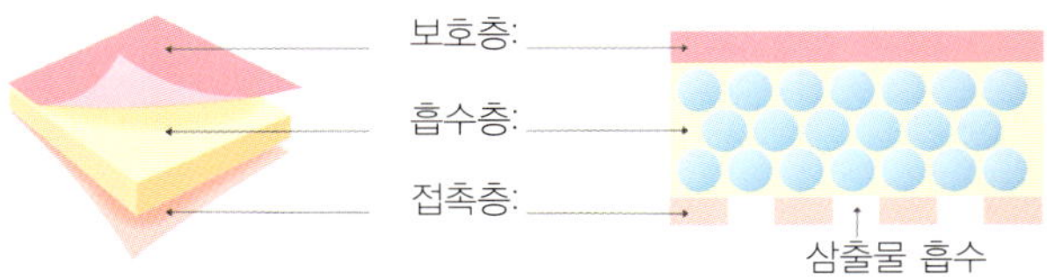

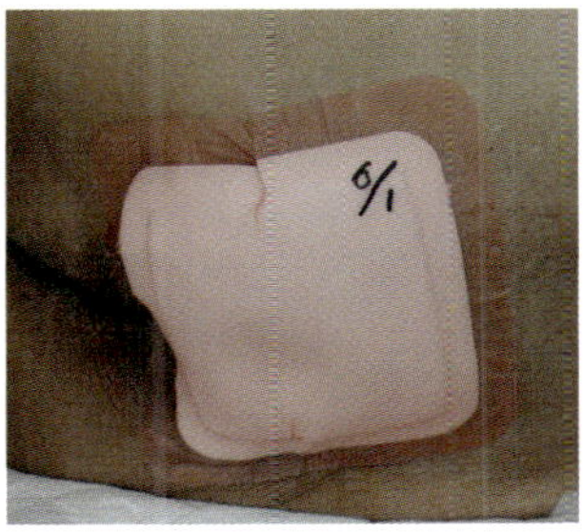

【 그림 4-24 】 **폼 드레싱 적용**

⑥ **은함유 드레싱**

- 감염/감염위험 또는 심하게 균이 증식한 욕창에 사용할 수 있다.
- 장기간 사용할 경우 은 저항성 균 존재 가능성 및 각질세포 및 섬유아세포에 독성을 유발시킬 수 있으므로 2~4주 내로 제한적 사용을 권한다.[2]

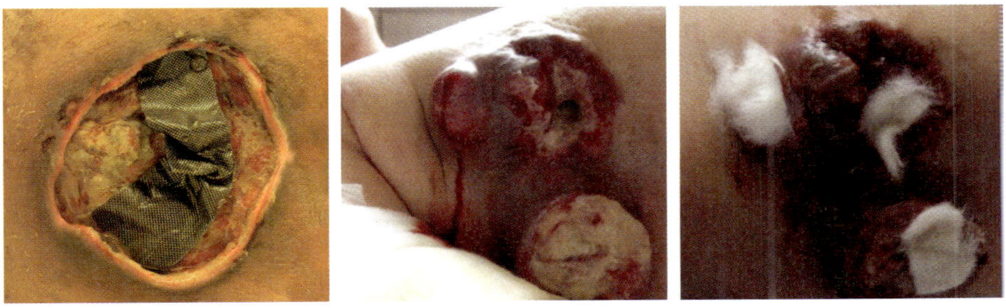

【 그림 4-25 】 **은함유 드레싱 적용**

⑦ **꿀함유 드레싱**

- 분류/2단계, 3단계 욕창 치료에 사용할 수 있다.[52]

⑧ **거즈 드레싱**

- 드레싱 교체를 자주 해야 하고 시간이 오래 걸리므로 비용 면에서 효과적이지 못하며 건조한 거즈는 통증 및 출혈을 유발시키고 정상조직의 건조를 유도하므로 깨끗하거나 개방형 욕창에는 사용하지 않는다.
- 습윤 보유 드레싱이 불가능할 때는 수분 거즈가 마른 거즈보다 효과적이다.
- 조직 접촉면에 수분이 있을 시 수분 증발을 줄이기 위해 커버 드레싱으로 사용할 수 있다.
- 다량의 삼출물이 있는 욕창은 느슨하게 짜인 거즈를 이용하고 소량의 삼출물이 있는 욕창은 촘촘하게 짜인 거즈 드레싱을 사용한다.
- 습윤 보유 드레싱이 불가능할 때, 크고 깊은 궤양, 공동 등이 있는 경우 상처 기저에 압력을 가하지 않도록 식염수로 적신 거즈를 채워 적용한다.
- 삼출물 흡수를 촉진하기 위해 패킹된 거즈를 자주 교체한다.
- 잔류된 거즈는 감염의 원인이 되므로 공동, 터널 등을 채우기 위해서는 끊어지지 않는 끈 타입 혹은 롤 타입을 사용한다.
- 축축한 거즈 드레싱으로부터 수분 증발을 막기 위해서 바셀린을 입힌 형태의 거즈를 사용할 수 있다.

⑨ **실리콘 드레싱**

- 드레싱 교환 시 외상을 피하기 위해 고려할 수 있다.
- 궤양 또는 상처 주위 조직이 약하거나 무를 때 조직 손상을 예방하기 위해 사용할 수 있다.

⑩ **콜라겐 매트릭스 드레싱**

- 치유되지 않는 분류/3단계, 4단계 욕창에 사용할 수 있다.

평가

1. 욕창 발생 위험 도구 평가

욕창 발생 위험 정도를 평가하기 위해 Braden 척도를 사용한다(브록 A 참조). 이 척도는 감각인지, 습한 정도, 활동 정도, 기동력, 영양 상태, 마찰력과 전단력 등 6개 항목으로 구성되어 있으며 최저 6점에서 23점으로 구분된다. 저위험군: 15~16점, 중등도 위험군: 13~14점, 고위험군: 12점 이하 등으로 평가한다.

2. 욕창 발생 위험 시기와 집단

(1) 욕창 발생 위험 시기

- 병원: 보통 입원 후 1~2주 이내
- 장기요양시설: 보통 입원 후 4주 이내

(2) 욕창 발생 위험 집단

- 65세 이상 노인
- 척추 손상 환자, 혈액순환 장애 환자(당뇨, 심혈관계 질환 등), 대퇴골 골절 환자 등
- 영양결핍 환자, 스테로이드나 면역 억제제 복용자

3. 욕창 발생 및 욕창 악화 요인 평가

- 피부와 뼈 돌출 부위를 매일 사정
- 정신상태, 감각, 부동, 마찰력, 전단력, 실금 등의 사정
- Albumin, Transferrin, Lymphocyte count 등의 검사수치 사정으로 영양상태 평가
- 욕창 과거력, 현재 욕창, 이전 치료 또는 수술 등 욕창 위험 증가 요인의 사정

4. 욕창의 상태 관찰 및 주기적 평가

- 드레싱 교환 시와 매주 욕창의 위치, 욕창의 단계와 조직형태, 크기, 동로나 잠식의 형성, 상처 기저부의 색깔, 삼출물의 양상, 감염의 유무, 상처 가장자리의 개방성 유무, 상처 주위 피부, 통증 정도 등의 사정
- 상처 치유를 방해하는 모든 상황 사정
- 환자 또는 상처 상태가 악화될 경우 악화 증거 기록 및 치료방향 재설정
- 누공, 농양, 골수염, 균혈증, 봉와직염, 암 등의 잠재적 합병증 및 질환의 사정

욕창 치료의 알고리듬

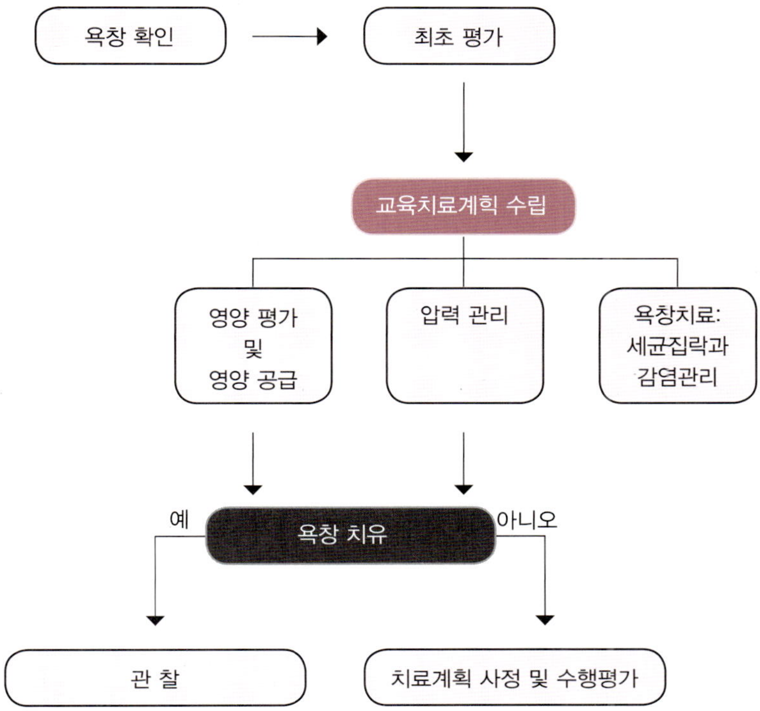

출처: 박경희(2010). 그림으로 보는 상처관리. 서울: 군자출판사.

국소적 욕창 치료 알고리듬

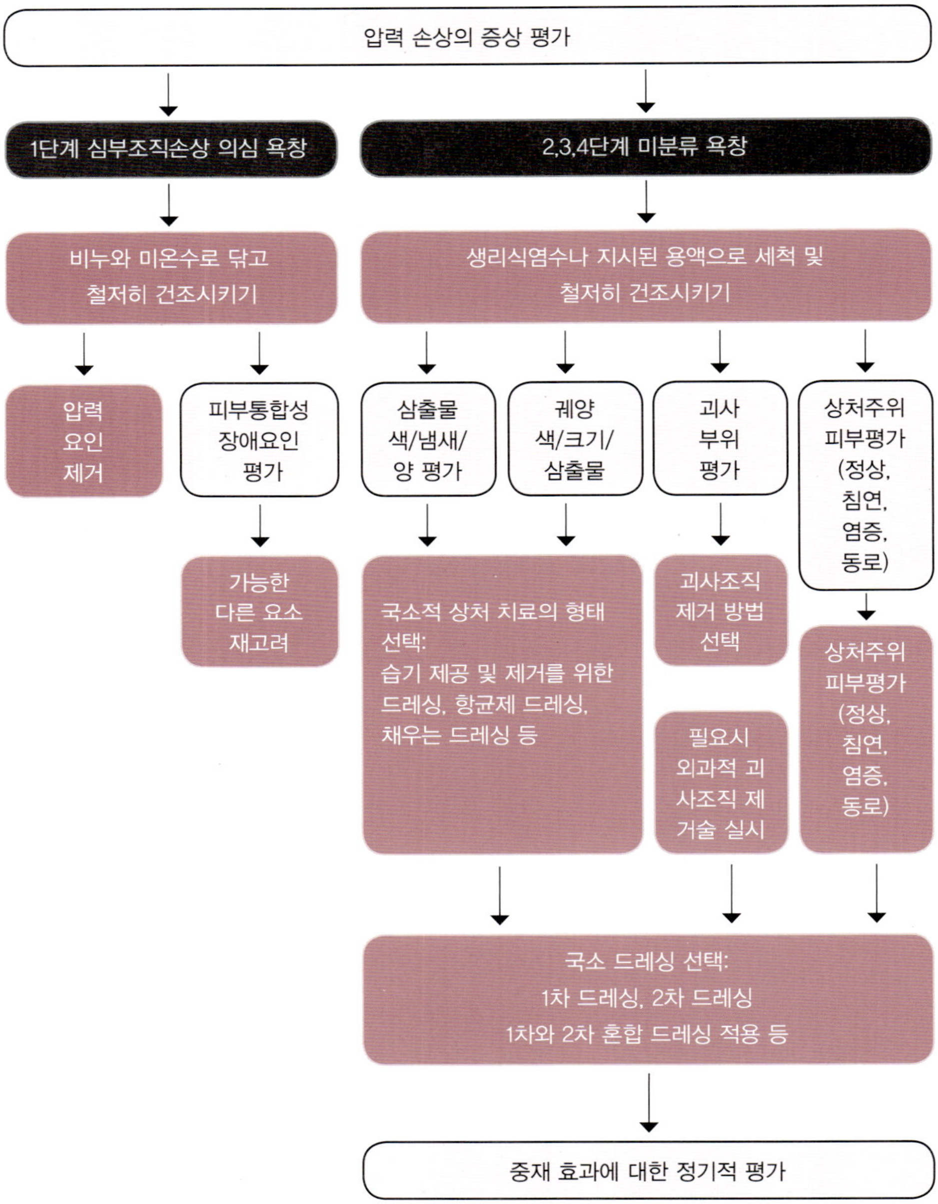

출처: 박경희(2010). 그림으로 보는 상처관리. 서울: 군자출판사.

욕창 예방 알고리듬

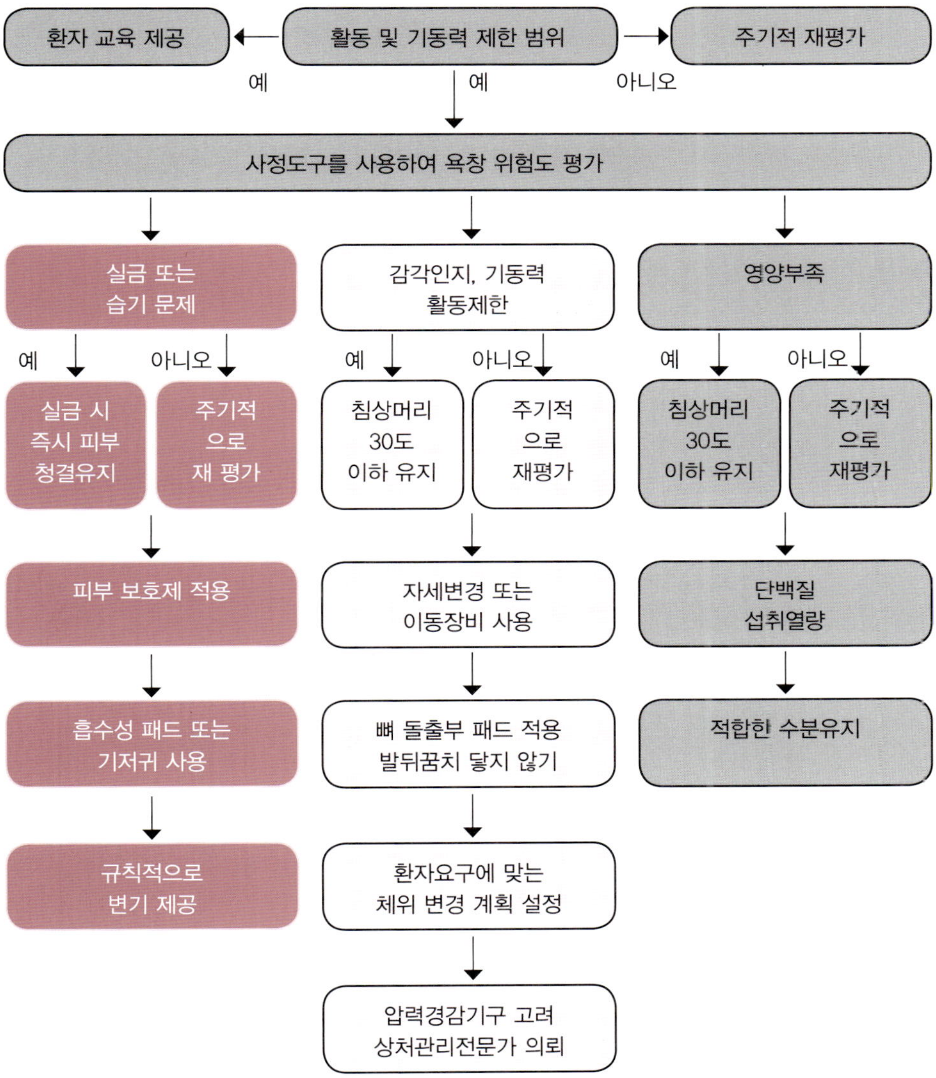

출처: 박경희(2010). 그림으로 보는 상처관리. 서울: 군자출판사.

영양 평가와 공급 알고리듬

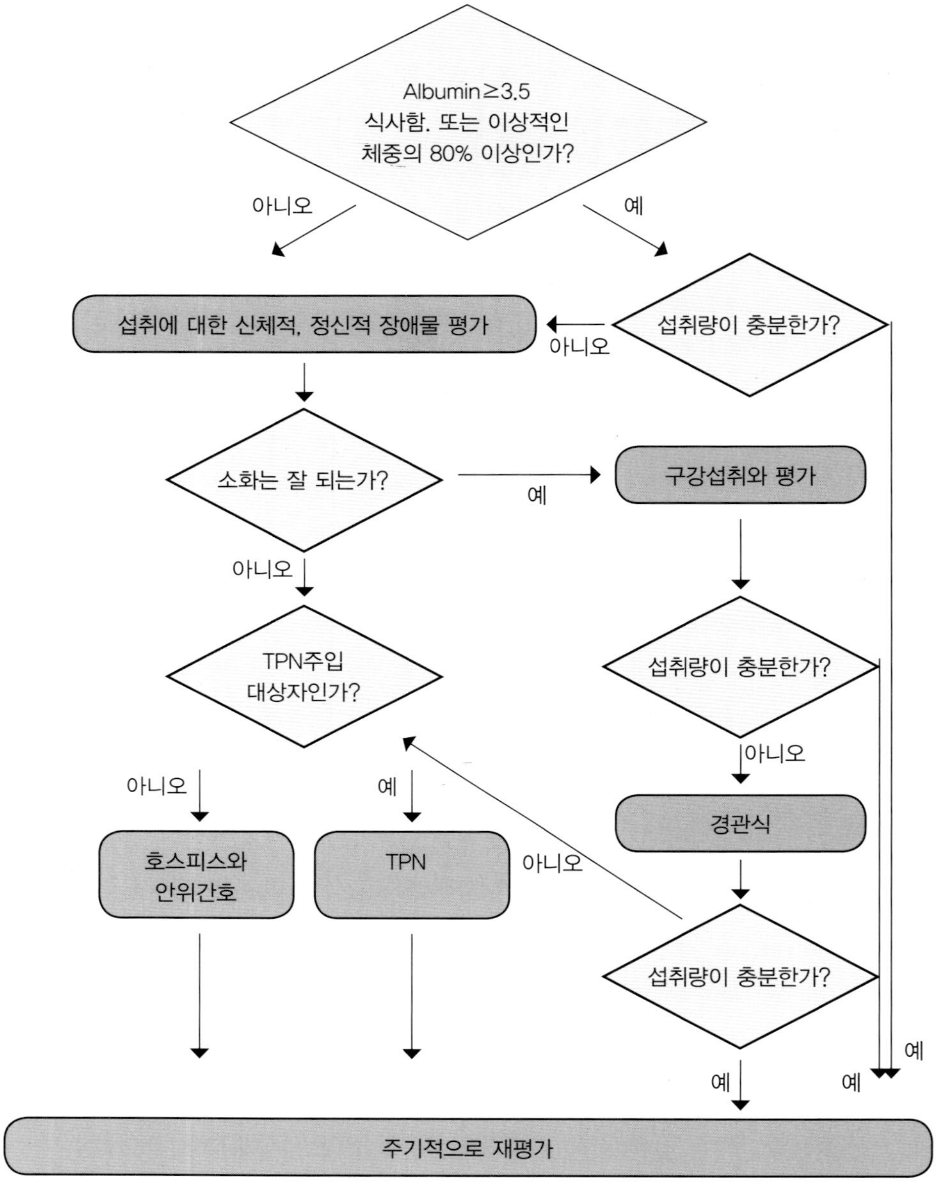

출처: 박경희(2010). 그림으로 보는 상처관리. 서울: 군자출판사.

부록 A

욕창 발생 위험 사정 도구(Braden Scale)

병동: 진료과 : 나이/성별: ___/___ 등록번호 : 이름:

작성자 서명 :

날짜 (월/일)			/	/
감각 인지 정도	1점: 완전히 제한	의식수준이 떨어지거나 진정/안정제 투여 등으로 통증 자극에 반응이 없음(통증자극에 신음하거나 주먹을 쥔다거나 할 수 없음). 신체 대부분에서 통증을 느끼지 못함		
	2점: 매우 제한	통증 자극에만 반응(신음하거나 불안정한 양상으로 통증이 있음을 나타냄) 또는 신체의 1/2 이상에서 통증이나 불편감을 느끼지 못함		
	3점: 약간 제한	말로 지시하면 반응하지만, 체위 변경을 해달라고 하거나 불편하다고 항상 말할 수 있는 것은 아님. 또는 사지에 통증이나 불편감을 느끼지 못함		
	4점: 제한 없음	말로 지시하면 반응을 보이며 통증이나 불편감을 느끼고 말로 표현할 수 있음		
습기 여부	1점: 항상 젖어 있음	피부가 땀, 소변으로 항상 축축함		
	2점: 자주 젖어 있음	늘 축축한 것은 아니지만 자주 축축해져 8시간에 한 번은 린넨을 갈아주어야 함		
	3점: 가끔 젖어 있음	가끔 축축함. 하루에 한 번 정도 린넨 교환이 필요함		
	4점: 거의 젖지 않음	피부는 보통 건조하며 린넨은 평상시대로만 교환해 주면 됨		
활동 상태	1점: 항상 침대에만 누워 있음	도움 없이는 몸은 물론 손, 발을 조금도 움직이지 못함		
	2점: 의자에 앉아 있을 수 있음	걸을 수 없거나 걷는 능력이 상당히 제한되어 있음. 체중부하를 할 수 없어 의자나 휠체어로 이동 시 도움을 필요로 함		
	3점: 가끔 걸을 수 있음	낮 동안에 도움을 받거나 도움 없이 매우 짧은 거리를 걸을 수 있음. 그러나 대부분의 시간은 침상이나 의자에서 보냄		
	4점: 자주 걸을 수 있음	적어도 하루에 두 번 밖에서 걷고, 방안에서는 2시간마다 걸음		
움직임	1점: 완전히 움직이지 못함	도움 없이는 신체나 사지를 전혀 움직이지 못함		
	2점: 매우 제한됨	신체나 사지의 체위를 가끔 조금 변경시킬 수 있지만 자주하거나 많이 변경시키지 못함.		
	3점: 약간 제한됨	혼자서 신체나 사지의 체위를 조금이기는 하지만 자주 변경함		
	4점: 제한 없음	도움 없이도 체위를 자주 변경함		

영양 상태	1점 : 매우 나쁨	제공된 음식의 1/3 이하를 섭취함. 단백질(고기나 우유)을 하루에 2회 권장 섭취량 이하로 섭취. 수분을 잘 섭취하지 않음. 유동성 영양보충액도 섭취하지 않음. 5일 이상 금식상태이거나 유동식으로 유지		
	2점 : 부족함	제공된 음식의 1/2을 먹음. 단백질은 하루에 약 3회 권장 섭취량만큼 섭취. 가끔 영양보충식이를 섭취함. 또는 유동식이나 위관영양을 적정량 미만으로 투여 받음		
	3점 : 적당함	식사의 1/2 이상을 먹음. 단백질을 하루에 4회 권장 섭취량만큼 섭취. 가끔 식사를 거부하지만 보통 영양보충식이는 섭취함. 위관영양이나 TPN으로 대부분의 영양요구량이 충족됨		
	4점 : 양호함	대부분의 식사를 섭취하며 절대 거절하는 일이 없음. 단백질을 하루에 4회 권장 섭취량 이상을 섭취. 영양보충식이는 필요하지 않음		
마찰력과 응전력	1점 : 문제 있음	움직이는 데 중정도 이상의 많은 도움이 필요함. 린넨으로 끌어당기지 않고 완전히 들어 올리는 것은 불가능. 자주 침대나 의자에서 미끄러져 내려가 다시 제 위치로 옮기는 데 많은 도움 필요. 관절 구축이나 강직, 움직임 등으로 항상 마찰 생김		
	2점 : 잠정적으로 문제 있음	자유로이 움직이나 약간의 도움을 필요로 함. 움직이는 동안 의자억제대나 린넨 또는 다른 장비에 의해 마찰이 생길 수 있음. 의자나 침대에서 대부분 좋은 체위를 유지하고 있지만 가끔 미끄러져 내려옴		
	3점 : 문제 없음	침대나 의자에서 자유로이 움직일 때 스스로 자신을 들어 올릴 수 있을 정도로 충분한 근력 있음. 침대나 의자에 누워 있을 때 항상 좋은 체위를 유지함		
합 계			점	점
※ 점수 낮을수록 발생 위험성 증가(분포: 6~23점) ● 저위험군 : 16점 이하(15~16점) ● 중등도 위험군 : 14점 이하(13~14점) ● 고위험군 : 12점 이하				
※ 욕창 예방 및 관리 활동 : 16점 이하 시 욕창 예방 및 관리 프로그램 적용 체위 변경, 공기침대 제공, 혈액순환 증진(등간호 등), 침구나 환의의 건조상태 유지, 영양간호(고단백 식이, 수분섭취), 주기적 피부상태 사정				

부록 B

욕창관리기록지

성 명				성별/나이			
날 짜							
부 위 1)							
정 도 2)							
크기(㎝)							
배 액 3)							
냄 새 4)							
처 치 5)							
간호사 (서 명)							

※ 해당번호를 기입하되 해당사항이 없는 경우 간단히 기술

1) 부위(붉은 펜으로 부위 표시)

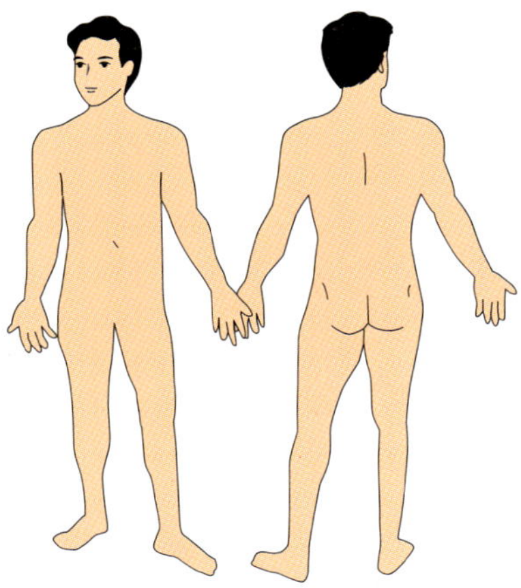

2) 정도 ① 피부색 변화, ② 물집, 표피파괴
③ 피하조직 노출 ④ 근조직과 뼈 노출

3) 배액 ① 장액혈액상 ② 화농성 ③ 이물질

4) 냄새 ① O 없음 ② M 보통(mild) ③F 심함(foul)

5) 처치 D: Debridement, C: Curettage,
S/D: Soaking dressing, G/D: Gauze Dressing,
M: Massage, I: Irrigation, P: Packing

부록 C

욕창 발생 고위험군 관리 기록지

욕창 발생 가능 부위의 욕창 발생 여부를 1일 1회 이상 평가 및 확인 기록한다.
(Braden 12점 이하)

이름					Braden 점수				
날 짜	팔꿈치	측두부	어 깨	후두부	발뒤꿈치	복숭아뼈	엉치뼈 부근	궁둥뼈 결절	기 타

부록 D

등록번호: 성명: 성별/나이: 병실:

입원시욕창 발생 여부	유 □ 무 □
입원시 초기 피부 사정	1. 색깔: □ normal □ pale □ anemic □ icteric □ black □ cyanosis 2. 습도: □ 연화 □ 건조증 3. 긴장도: □ 높음 □ 보통 □ 낮음 4. 온도: □ 전신적 열감 □ 국소적 열감 □ 차가움 5. 병변: □ 반상출혈 □ 발진 □ 두드러기 □ 습진 □ 수포 □ 농포 □ 찰과상 □ 궤양
욕창 평가	□ 단계: □ 크기: □ 부위: □ 상태:
치료계획 및 간호활동 내용	① 체위 변경 ② 피부간호 ③ 관절범위운동 ④ 영양간호 ⑤ 마사지 ⑥ 보조기구 사용 ⑦ 제품 사용 ⑧ 무균 드레싱 ⑨ 기타:

년월일	간호활동 내용	기타 기록	서 명

부록 E

욕창 발생 보고서

등록번호: 환자명: 성별/나이: 병실:

<table>
<tr><td colspan="3">□ 입 원 일:
□ 진 단 명:
□ 발 생 일:
□ 입원 시 유무:</td></tr>
<tr><td colspan="3">□ 환자 및 욕창 상태
1. 욕창 위험도 사정 평가 결과: 점
2. 욕창 크기:
3. 욕창 부위:
4. 욕창 단계:</td></tr>
<tr><td rowspan="2">보고
상태</td><td colspan="2">□ 주치의:</td></tr>
<tr><td>□ 간호단위 부서장:</td><td>□ 타과 의뢰 여부:</td></tr>
<tr><td>욕창
유발
요인</td><td colspan="2">□ 부동 □ 피부탄력저하
□ 장기간 피부 압력 □ 배설장애
□ 감각장애 □ 영양장애
□ 순환장애 □ 기타:</td></tr>
<tr><td>중재
요인</td><td colspan="2">□ 체위 변경 □ 피부간호 □ 관절범위운동
□ 영양간호 □ 마사지 □ 보조기구운동
□ 제품사용 □ 무균드레싱 □ 기타:</td></tr>
<tr><td>첨부
자료</td><td colspan="2"></td></tr>
</table>

보고일자: 20 년 월 일 보고자: (서명)

✚ 참고문헌

1. 대한창상학회(2010). 욕창의 예방과 치료: 임상실무지침서. 서울: 포널스출판사.
2. 박경희(2010). 그림으로 보는 상처관리. 서울: 군자출판사.
3. Defloor, T. (1999). The risk of pressure sores: A conceptual scheme. *Journal of Clinical Nursing, 8*(2), 206–216.
4. Baumgarten, M., Margolis, D., van D. C., Gruber–Baldini, A. L., Hebel, J. R., Zimmerman, S. et al. (2004). Black/White differences in pressure ulcer incidence in nursing home residents. *Journal of American Geriatric Society, 52*(8), 1293–1298.
5. Nixon, J., Cranny, G., & Bond, S. (2007). Skin alterations of intact skin and risk factors associated with pressure ulcer development in surgical patients: A cohort study. International *Journal of Nursing Studies, 44*(5), 655–663.
6. Bennett, M. A. (1995). Report of the task force on the implications for darkly pigmented intact skin in the prediction and prevention of pressure ulcers. *Advances in Wound Care : the journal for prevention and healing, 8*(6), 34–35.
7. Chendrasekhar, A., Moorman, D. W., & Timberlake, G. A. (1998). An evaluation of the effects of semirigid cervical collars in patients with severs closed head injury. *The American Surgeon, 64*(7), 604–606.
8. Holey, E. A., & Cook, E. M. (1997). *Evidence–based therapeutic massage: A practical guide for therapist* (2nd ed). Edingburgh: Churchill Livingstone.
9. Dyson, R. (1978). Bed sores–the injuries hospital staff inflict on patients. *Nursing Mirror, 146*(24), 30–32.
10. Allman, R. .M., Goode, P. S., Patrick, M. M., Burst, N., & Bartolucci, A. A. (1995). Pressure ulcer risk factors among hospitalized patients with activity limitation. *The Journal of the American Medical Association, 273*(11), 865–870.
11. Gardner, T. N., & Briggs, G. A. (2001). Biomechanical measurements in microscopically thin stratum comeum using acoustics. *Skin research and technology, 7*(4), 254–261.
12. Black, J. M, & Hawks, J. H. (2009). *Medical–Surgical nursing: Clinical management for positive outcomes* (8th ed). Saunders.
13. Defloor, T., De Bacquer, D., & Grypdonck, M. H. (2005). The effect of varicus combinations of turning and pressure reducing devices on the incidence of pressure ulcers. *International Journal of Nursing Studies, 42*(1), 37–46.
14. Vanderwee, K., Grypdonck, M. H., De Bacquer, D., & Defloor, T. (2007). Effectiveness of turning with unequal time intervals on the incidence of pressure ulcer lesions. *Journal of advanced nursing, 57*(1), 59–68.
15. Defloor, T., & Grypdonck, M. H. (1999). Sitting posture and prevention of pressure ulcers. *Applied Nursing Research, 12*(3), 136–142.
16. Russell, L. J., Reynolds, T. M., Park, C., Rithalia, S., Gonsalkorale, M., Birch, J., et al. (2003). Randomized clinical trial comparing 2 support surfaces: results of the Prevention of Pressure Ulcers Study. *Advances in Skin & Wound Care, 16*(6), 317–327.
17. Berthe, J. V., Bustillo, A., Mélot, C., & de Fontaine, S. (2007). Does a foamy–block mattress system prevent pressure sores ? A prospective randomised clinical trial in 1729 patients. *Acta Chirurgica Belgica, 107*(2), 155–161.

18. Vanderwee, K., Grypdonck, M. H., & Defloor, T. (2005). Effectiveness of an alternating pressure air mattress for the prevention of pressure ulcers. *Age and Ageing, 34*(3), 261–267.
19. Huber, D. E., & Huber, J. P. (2009). Popliteal vein compression under general anaesthesia. *European Journal of Vascular and Endovascular Surgery, 37*(4), 464–469.
20. Cadue, J. F., Karolewicz, S., Tardy, C., Barrault, C., Robert, R., & Pourrat, O. (2008). [Prevention of heel pressure sores with a foam body-support device. A randomized controlled trial in a medical intensive care unit]. *Presse Medicale, 37*(1 Pt 1), 30–36.
21. Ek, A. C., Unosson, M., Larsson, J., Von Schenck, H., & Bjurulf, P. (1991). The develpment and healing of pressure sores related to the nutritional state. *Clinical Nutrition, 10*(5), 245–250.
22. Green, C. J. (1999). Existence, causes and consequences of disease-related malnutrition in the hospital and the community, and clinical and financial benefits of nutritional intervention. *Clinical Nutrition, 18*(suppl. 2), 3–28.
23. Guenter, P., Malyszek, R., Bliss, D. Z., Steffe, T., O'Hara, D., LaVan, F., et al. (2000). Survey of nutritional status in newly hospitalized patients with stage III or stage IV pressure ulcers. *Advances in Skin & Wound Care, 13*(4 Pt 1), 164–168.
24. van Staveren, W. A., & de Groot, C. P. (1998). Disturbance of the energy balance of elderly people: frequent cause of an insufficient diet, leading to frailty. *Ned Tijdschr Geneeskd, 142*, 2400–2404.
25. Mathus-Vliegen, E. M. H. (2001). Clinical Observations: Nutritional status, nutrition, and pressure ulcers. *Nutrition in Clinical Practice, 16*(5), 286–291.
26. Elia, M., Zellipour, L., & Stratton, R. J. (2005). To screen or not to screen for adult malnutrition? *Clinical Nutrition, 24*(6), 867–884.
27. Kondrup, J., Allison, S. P., Elia, M., Vellas, B., & Plauth, M. (2003). ESPEN guidelines for nutrition screening 2002. *Clinical Nutrition, 22*(4), 415–421.
28. Posthauer, M. E. (2006). The role of nutrition in wound care. *Advances in Skin & Wound Care, 19*(1), 43–52.
29. Bossingham, M. J., Carnell, N. S., & Campbell, W. W. (2005). Water balance, hydration status, and fat-free mass hydration in younger and older adults. *The American Journal of Clinical Nutrition, 81*(6), 1342–1350.
30. Schols, J. M., De Groot, C. P., van der Cammen, T. J., & Olde Rikkert, M. G. (2009). Preventing and treating dehydration in the elderly during periods of illness and warm weather. *The Journal of Health, Nutrition and Aging*
31. Wolfe, R. R., Miller, S. L., & Miller, K. B. (2008). Optimal protein intake in the elderly. *Clinical Nutrition, 27*(5), 675–684.
32. Bourdel-Marchasson, I., Barateau, M., Rondeau, V., Dequae-Merchadou, L., Salles-Montaudon, N., Emeriau, J. P., et al. (2000). A multi-center trial of the effects of oral nutritional supplementation in critically ill older inpatients. GAGE Group. *Groupe Aquitain Geriatrique d'Evaluation. Nutrition, 16*(1), 1–5.
33. Frankenfield, D., Roth-Yousey, L., & Compher, C. (2005). Comparison of predictive equations for resting metabolic rate in healthy nonobese and obese adults: a systematic review. *Journal of the American Dietetic Association, 105*(5), 775–789.
34. Wilson, M. M., Purushothaman, R., & Morley, J. E. (2002). Effect of liquid dietary supplements on energy intake in the elderly. *The American Journal of Clinical Nutrition, 75*(5), 944–947.

35. Wolfe, R. R., & Miller, S. L. (2008). The recommended dietary allowance of protein: a misunderstood concept. *The Journal of the American Medical Association 299*(24), 2891-2893.
36. Hartgrink, H. H., Wille, J., König, P., Hermans, J., & Breslau, P. J. (1998). Pressure sores and tube feeding in patients with a fracture of the hip: a randomized clinical trial. *Clinical Nutrition, 17*(6), 287-292.
37. Lee, S. K., Posthauer, M. E., Dorner, B., Redovian, V., & Maloney, M. J. (2006). Pressure ulcer healing with a concentrated, fortified, collagen protein hydrolysate supplement: a randomized controlled trial. *Advances in skin and wound care, 19*(2), 92-96.
38. Kopple, J. D. (2001). National kidney foundation K/DOQI clinical practice guidelines for nutrition in chronic renal failure. *American Journal of Kidney Diseases, 37*(1 Suppl 2), S66-70.
39. Thomas, D. R., Cote, T. R., Lawhorne, L., Levenson, S. A., Rubenstein, L. Z., Smith, D. A., et al. (2008). Understanding clinical dehydration and its treatment. *The Journal of the American Medical Directors Association, 9*(5), 292-301.
40. ter Riet, G., Kessels, A. G., & Knipschild, P. G. (1995). Randomized clinical trial of ascorbic Acid in the treatment of pressure ulcers, *Journal of Clinical Epidemiology, 48*(12), 1453-1460.
41. McNabb, L. J., & Hyatt, J. (1985). Effect of an air-fluidized bed on insensible water loss. *Critical Care Medicine, 15*(2), 161-162.
42. Defloor, T. (2000). The effect of position and mattress on interface pressure. *Applied Nursing Research, 13*(1), 2-11.
43. Peterson, M., Schwab, W., McCutcheon, K., van Oostrom, J. H., Gravenstein, N., & Caruso, L. (2008). Effects of elevating the head of bed on interface pressure in volunteers. *Critical Care Medicine, 36*(11), 3038-3042.
44. Crewe, R. A. (1987). Problems of rubber ring nursing cushions and a clinical survey of alternative cushions for ill patients, *Care Science Practice, 5*(2), 9-11.
45. Reger, S. I., Ranganathan, V. K., & Sahgal, V. (2007). Support surface interface pressure, microenvironment, and the prevalence of pressure ulcers: an analysis of the literature. *Ostomy/Wound Management, 53*(10), 50-58.
46. Konya, C., Sanada, H., Sugama, J., Kitayama, Y., Ishikawa, S., Togashi, H., et al. (2005). Skin debris and micro-organisms on the periwound skin of pressure ulcers and the influence of periwound cleansing on microbial flora. *Ostomy/Wound Management, 51*(1), 50-59.
47. Fernandez, R., Griffiths, R., & Ussia, C. (2004). Effectiveness of solutions, techniques and pressure in wound cleansing, *JBI Reports, 2*(7), 231-270.
48. Schultz, G. S., Sibbald, R. G., Falanga, V., Ayello, E. A., Dowsett, C., Harding, K., et al. (2003). Wound bed preparation: a systematic approach to wound management. *Wound Repair and Regeneration, 11*(1), 1-28.
49. Sherman, R. A. (2002). Maggot versus conservative debridement therapy for the treatment of pressure ulcers. *Wound Repair and Regeneration, 10*(4), 208-214.
50. Keast, D. H., Parslow, N., Houghton, P. E., Norton, L., & Fraser, C. (2007). Best practice recommendations for the prevention and treatment of pressure ulcers: update 2006. *Advances in skin and wound care, 20*(8), 447-460.
51. Matzen, S., Peschardt, A., & Alsbjorn, B. (1999). A new amorphous hydrocolloid for the treatment of pressure sores: a randomised controlled study. *Scandinavian Journal of Plastic and Reconstructive Surgery and Hand Surgery, 33*(1), 13-15.
52. Yapucu Güneş, U, Eşer, I. (2007). Effectiveness of a honey dressing for healing pressure

ulcers. *Journal of Wound, Ostomy and Continence Nursing, 34*(2), 184–190.

제 5 장

응급상황 대응

●●● 장성옥 교수(고려대학교 간호대학)

본 장은 노인요양시설에서 발생하는 주요 응급상황에 대한 적절한 대처 방법의 기술을 통해 직원이 적절히 관리할 수 있도록 하는 데 목적이 있으며, 구체적인 목표는 다음과 같다.

1. 응급처치의 일반적 원칙에 대해 이해한다.
2. 응급환자 사정 및 응급처치 중재에 대해 이해한다.
3. 질식의 종류, 사정 및 응급처치 중재에 대해 이해한다.
4. 경련의 종류, 사정 및 응급처치 중재에 대해 이해한다.
5. 골절의 종류, 사정 및 응급처치 중재에 대해 이해한다.
6. 화상의 종류, 사정 및 응급처치 중재에 대해 이해한다.

고령화에 따른 노인인구와 만성질환 등의 증가로 응급의료상황 발생 건수가 증가하고 있다. 특히 노인요양시설에서의 노인관리는 고령자 중 신체 의존도가 높고, 건강상태가 좋지 않은 노인이 주요 대상자층을 이루고 있어[1], 언제든지 응급상황이 발생할 수 있다.

이러한 응급상황에서 빠른 시간 안에 신속하고 적절한 처치를 받지 못하는 경우, 신체적, 질환적 특성에 의해 환자가 사망할 확률이 매우 높고 영구적인 손상을 초래하는 경우가 많다. 따라서 현장에서 즉각적으로 응급처치를 시행함으로써 환자를 소생시킬 확률이 커지고 장애나 불구의 가능성을 감소시킬 수 있으므로 현장 응급처치 시간이 빠를수록 소생률은 증가한다[2]. 특히 급성 심장사 형태의 심정지는 예측이 불가능하며 주로 의료기관 이외의 장소에서 발생한다. 심정지가 발생한 후에는 뇌 등 신체조직에 급격한 허혈성 손상이 발생하기 때문에 신속한 소생술이 시행되어야 한다. 따라서 심정지 환자의 생존 가능성을 높이려면, 목격자의 심폐소생술, 신속한 응급의료체계 반응, 의료기관의 전문치료가 시간 지연을 최소화하면서 집중적, 통합적으로 진행되어야 한다.

이에 본 장에서는 아래 제시한 것처럼 노인요양시설에서 발생하는 주요 응급상황에 대한 간호사의 적절한 대처방법에 대해 알아보고자 한다.

- 응급처치의 일반적 원칙
- 응급환자 사정
- 응급환자 중재: 심폐소생술
- 질식: 하임리히법
- 경련
- 골절
- 화상

응급처치의 일반적 원칙

A(airway: 기도), B(breathing: 호흡), C(circulation: 순환), D(disability: 장애) 확인, 신경상태 확인, 골절 및 상처간호, 과거력 확인

(1) 기도의 개방을 유지하고 경추를 보호: 기도폐쇄를 유발하는 흉부 손상을 확인하고 필요 시 인공호흡 실시

(2) 심박출량 상태의 파악과 회복을 위한 처치: 효과적인 혈액순환의 유지로 쇼크 예방

(3) 출혈에 대한 처치

(4) 신속하고 지속적인 신체검진

(5) 환자가 지시에 따라 움직일 수 있는지의 여부 확인: 동공상태의 사정, 활력징후 확인, 신경학적 상태 확인

(6) 골절이 의심되는 경우 부목을 대주기: 멸균 드레싱으로 상처의 감염 보호

(7) 환자를 편안히 눕히고 보온, 환자를 안심시키고 불안을 완화시키는 심리적 지지 시행

(8) 알레르기나 기저 질환과 같은 과거력 확인

(9) 환자의 상태에 따라 즉시 응급의료센터로 이송

응급환자 사정

1. 1차 사정

(1) 생명을 직접적으로 위협하는 문제점을 찾아내는 단계로, 치명적인 손상을 빨리 발견하고 응급처치를 시행한다.

(2) 순환평가(C) – 기도유지(A) – 호흡평가(B) – 의식장애 평가(D) 순서로 시행

하며 우선적으로 평가되고 처치해야 하는 것으로 통상 ABC's라고 한다. 1차 사정은 즉시 심폐소생술을 시행해야 하는 상황이 아니라면 1분 이내에 시행하여야 한다.

2. 2차 사정

준비물: 혈압계, 체온계, 펜라이트, 청진기

(1) 일반적인 신체검사

환자가 주로 호소하는 통증부위를 검사하는 방법으로 손상부위를 시진하여 변형 여부와 부종, 개방된 상처가 있는지 확인하고 조심스럽게 촉진 및 타진하여 압통 여부와 염발음 등을 확인한다.

(2) 활력징후 평가

활력징후(vital sign)는 인체 내 · 외의 환경 변화에 대하여 우리 신체를 일정하게 유지하려고 하는 항상성 기전에 의해 정상범위 내에서 조절된다. 정상을 벗어난 활력징후는 생명에 위협을 주는 어떤 변화가 나타나고 있음을 의미하며 환자의 상태를 사정하는 중요한 지표이다.

● 노인의 활력징후 정상수치

① 혈압: 120/80mmHg
② 체온: 36.6~37℃
③ 맥박: 60~90회/분
④ 호흡: 12~20회/분

(3) 동공검사

동공은 뇌의 상태를 나타내는 거울이자 환자 사정의 중요한 지표가 된다. 동공을 관찰하고 그 반응을 살핌으로써 중요한 신경학적 정보를 얻을 수 있다. 동공의 양쪽 크기와 대칭성, 동시에 빛을 비추었을 때 두 동공이 적절히 반응(수축)하는가를 평가한다.

(4) 세부적인 신체검사

머리와 얼굴의 시진과 촉진부터 시작하여 목, 가슴, 복부, 골반, 팔과 다리, 등(몸통 뒤) 순서로 세부적인 신체검사를 시행한다.

응급환자 중재: 심폐소생술

1. 개요[4]

(1) 정의

심정지란 심장이 수축하지 않아 혈액 공급이 완전히 멎은 상태로 즉각적인 심폐소생술을 통해 환자의 생존율을 높일 수 있다.

심폐소생술이란 심박동과 호흡이 없는 환자에게 인위적으로 혈액을 순환시키고 폐에 공기를 환기시키는 행위로 크게 기본 생명소생술(BLS: Basic Life Support)과 전문 생명소생술(ALS: Advanced Life Support), 소생 후 치료(PLS: Prolonged Life Support)의 3단계로 구분한다.

기본 생명소생술은 주위의 도움을 요청하고, 인공호흡과 가슴압박을 시행하는 방법이다. 전문 생명소생술은 심박동을 회복시키기 위하여 심전도 감시, 심전도에 바탕을 둔 전기적 제세동, 약물투여 및 각종 장비 등을 사용하는 단계이다. 마지막 단계는 소생 후 치료로서, 심박동이 회복된 후에 재발을 방지하고, 뇌손상을 줄이기 위한 치료를 시행하는 단계이다.

본 장에서는 노인요양시설에서 시행할 수 있는 기본 생명소생술에 대해 알아보고자 한다. 기본 생명소생술이란 용어가 일반인들에게 생소하고 의료인들에게조차 심폐소생술이란 용어가 더 일반화되어 있기 때문에 통상적으로 심폐소생술이란 용어를 사용한다.

2. 성인(노인) 심정지 환자의 심폐소생술[3~5]

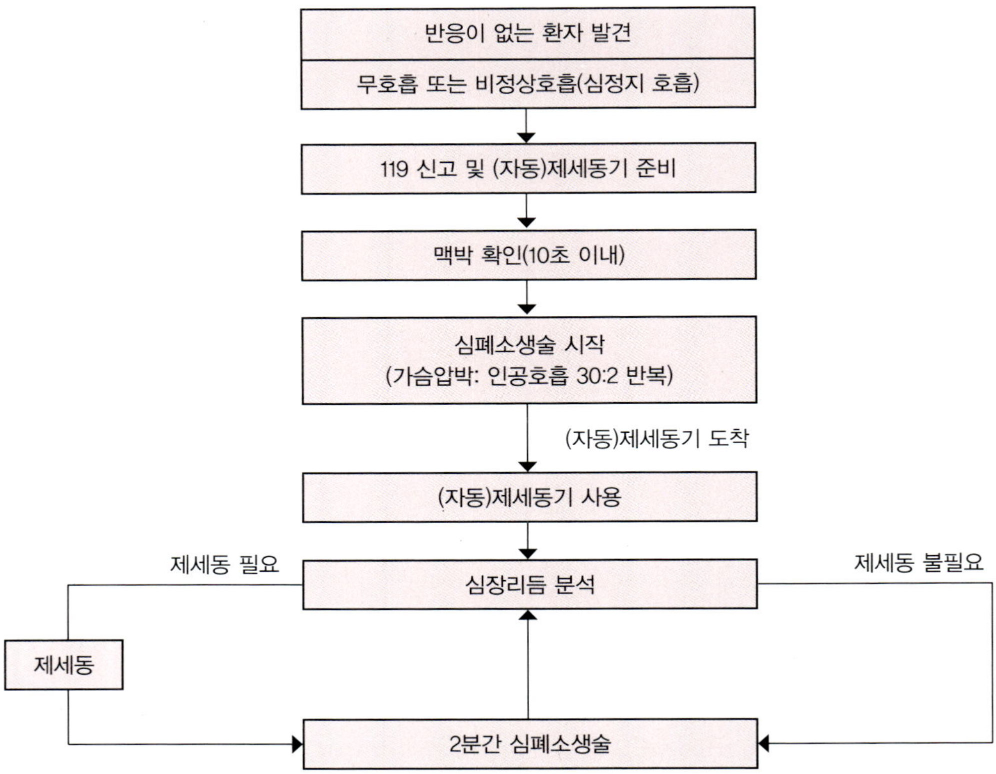

【 그림 5-1 】 응급의료 종사자에 의한 심폐소생술

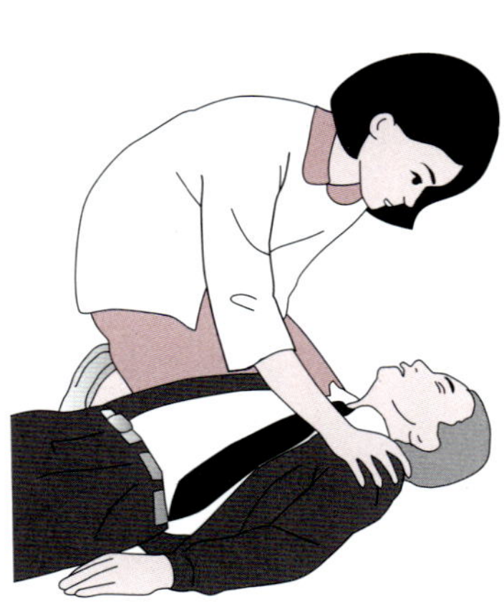

【 그림 5-2 】 의식 확인

(1) 의식(반응)을 확인한다. 어깨를 가볍게 두드리면서 "괜찮으세요?"라고 물어 반응을 확인한다. 의식(반응)을 확인할 때 호흡의 유무 및 비정상 여부를 함께 확인해야 한다([그림 5-2] 참조).

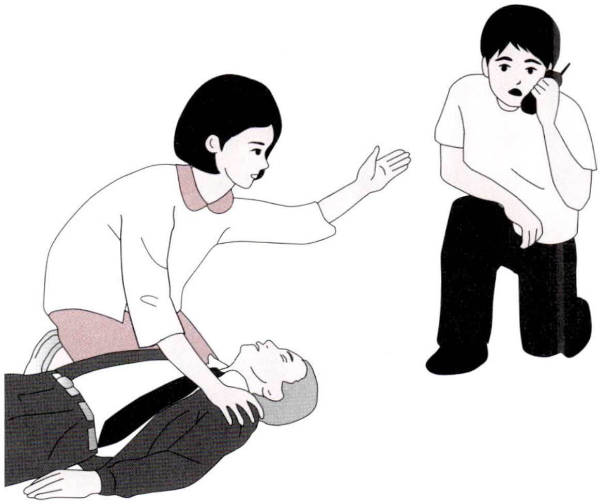

【 그림 5-3 】 신고

(2) 의식(반응)이 없고, 호흡이 없거나 심정지 호흡처럼 비정상적인 호흡을 보인다면 즉시 119에 신고하도록 한다([그림 5-3] 참조).

(3) 심폐소생술을 할 수 있는 자세로 옮긴다. 경추손상 가능성이 있으므로 머리와 목을 지지한 채 딱딱한 곳으로 옮기거나 환자 등에 단단한 판을 깔아준다(소요시간 : 4~10초).

(4) 맥박 확인(10초 이내)을 시행한다.

(5) 맥박이 없으면 즉시 가슴압박을 실시한다. 구조자는 환자의 가슴 옆에 무릎을 꿇은 자세를 취한다. 구조자는 한 쪽 손바닥을 환자 가슴의 중앙에 놓고 그 위에 다른 한 손을 평행하게 겹쳐 갈비뼈가 눌리지 않도록 하며 두 손으로 압박한다. 손가락은 펴거나 깍지를 끼며, 가슴에 닿지 않도록 한다. 팔꿈치를 펴고 팔이 바닥에 수직을 이룬 상태에서 체중을 이용하여 압박한다. 압박위치는 가슴의 가운데(흉골아래 1/2)로 분당 최소 100회, 최고 120회의 속도로, 최소 5cm, 최대 6cm 깊이로 강하고 빠르게 시행한다([그림 5-4] 참조).

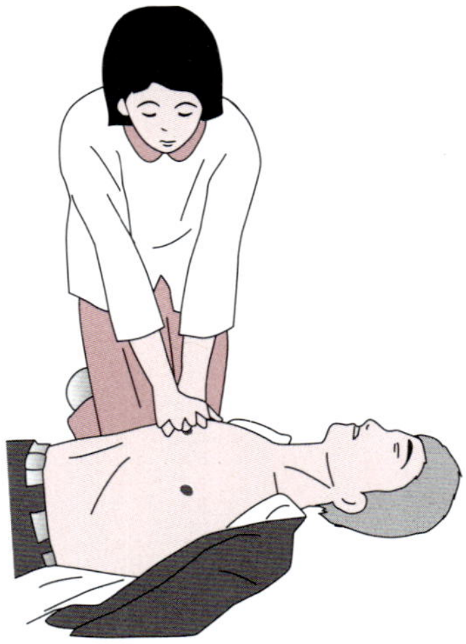

【 그림 5-4 】 가슴압박

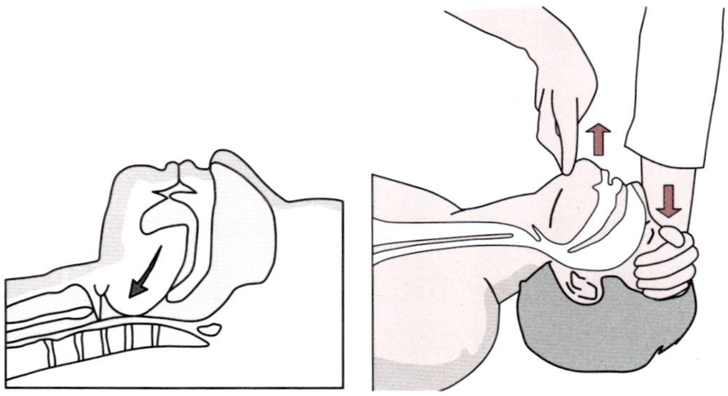

【 그림 5-5 】 머리 젖히고 턱 들기

(6) 기도유지를 위해 머리 젖히고 턱 들기(head tilt-chin lift) 방법을 사용한다. 경추 손상이 의심될 때는 턱 밀어올리기(jaw thrust)방법을 이용한다([그림 5-5] 참조).

(7) 기도가 열리면 인공호흡을 2회 실시한다. 한 손은 턱을 들어 올리고 다른 한 손의 엄지와 검지로 환자의 코를 막은 채 입을 크게 벌리고 공기가 새지 않도록 2회 호흡을 불어 넣는다([그림 5-6] 참조). 호흡 시는 환자의 가슴이 올라오는 것을 보며 1회 호흡 후 코를 잡은 손을 떼어준다. 심폐소생술 중에는 정상적인 일회 호흡량이나 호흡수보다 더 적은 환기를 하여도 효과적인 산호화

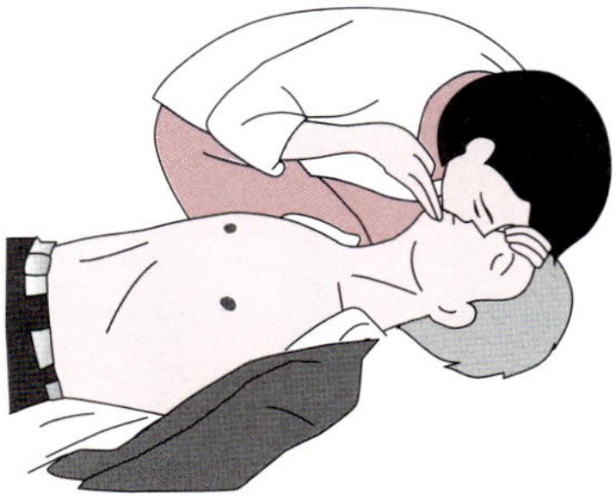

【 그림 5-6 】 인공호흡

와 이산화탄소의 교환을 유지할 수 있으므로 500~600ml(6~7ml/kg)의 일회 호흡량을 유지한다. 호흡이 되지 않으면 기도폐색으로 판단하여 기도폐색 시 시행하는 소생술을 실시한다.

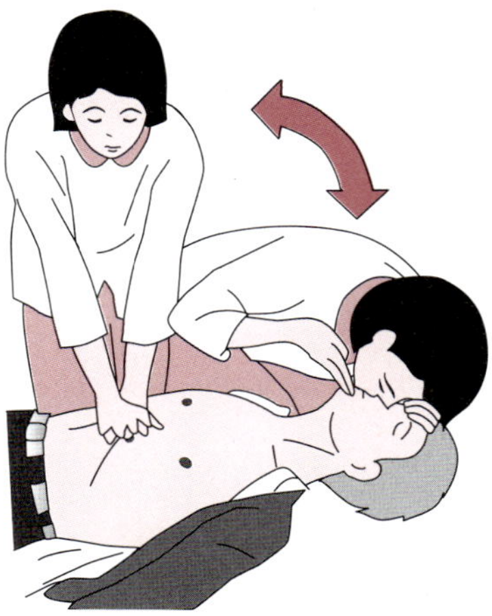

【 그림 5-7 】 가슴압박과 인공호흡(30:2)

(8) 자동제세동기나 구급대원이 도착하거나 환자가 깨어날 때까지 가슴압박과 인공호흡(30 : 2)을 반복한다([그림 5-7] 참조).

3. 심폐소생술과 관련된 윤리[3~5]

(1) 요양시설 심정지 환자에게 심폐소생술을 시작하지 않거나 중단하는 상황

일반적으로 심정지 환자에게는 즉시 심폐소생술을 시행해야 하지만, 심폐소생술을 보류해야 하는 다음의 몇 가지 예외사항이 있다.

- 심폐소생술을 하는 구조자가 심각한 손상을 입을 위험에 놓여 있는 상황
- 사망의 확실한 임상적인 징후(예: 사후경직, 시반, 참수, 신체절단, 부패)
- 심폐소생술을 원하지 않는다는 의학적 지시 또는 심폐소생술 포기(DNAR: Do Not Attempt Resuscitation) 표식이 있는 경우

(2) 요양시설 심정지의 심폐소생술 포기

요양시설 심정지의 심폐소생술 포기 지시는 환자나 가족 및 관련된 의료인들이 명확하게 알 수 있도록 기술되어야 하며, 해당 표식을 휴대할 수 있어야 한다. 가망 없는 환자에 대한 형식적인 심폐소생술이나 명목상 또는 지연된 심폐소생술을 하는 것은 부적절하다. 이런 행위는 의료인의 도덕성을 손상시키고, 환자와의 관계를 훼손한다.

(3) 요양시설 심정지의 사전의사결정

119가 출동한 요양시설 심정지 환자의 상당수는 말기 질환을 앓고 있으며, 대부분 사전의사결정서를 가지고 있다. 사전의사결정서는 119가 현장에 도착하자마자 보여주어야 한다.

일반적으로 심폐소생술 포기의 타당성이 의심되거나, 환자의 심적 변화가 있을 가능성이 있는 경우 응급의료 종사자는 심폐소생술과 전문소생술을 시작해야 한다.

✚ 참고문헌

1. 임세현, 장성옥, 서경희, 이수정(2010). 노인 요양시설에서 거주노인의 이상징후 확인과 관리에 대한 간호사의 인식. 노인간호학회지, 12(1), 81-94.
2. 서길준, 이희택, 오수길, 이원태(2011). 2011 사진으로 배우는 응급처치와 심폐소생술. 메디칼 크로스.
3. American Heart Association(2010). 2010 American Heart Association Guidelines for cardiopulmonary resuscitation and emergency cardiovascular care. Circulation, 122, S640-S946.
4. 대한심폐소생협회(2011). 2011 한국 심폐소생술 지침.
5. 황성오(2011). 공용 심폐소생술 가이드라인의 개발 및 배포. 보건복지부.

질 식

1. 개요[1, 5, 6]

질식이란 폐에 산소가 들어오지 않아 조직에 손상이 일어나는 것이다. 주로 코와 입이 이물질에 의해 막히는 경우, 기도가 막히는 경우, 가슴이 눌리는 경우 질식이 발생한다.

이물질에 의한 기도폐색은 노인의 연하곤란으로 흔히 발생하는 응급상황이며, 생명을 위협하기 때문에 발견 즉시 응급처치가 매우 중요하다. 시설 노인들 중 대략 50% 정도에서 연하곤란 증상이 있는 것으로 확인되고 있다. 연하곤란은 특히, 신경계 문제를 가진 노인들에게 흔하며 병원에 입원한 뇌졸중이 있는 노인 가운데 높은 비율(37~78%)이 흡인의 위험성을 지니고 있다.

연하곤란은 고형식이나 유동식을 삼키는 과정에서 어려움을 겪는 것으로, ① 신경계의 문제(뇌졸중, 파킨슨병 등), ② 해부학적 기형(협착, 종양 등), ③ 노화의 과정(치아 소실, 구토반사 감소, 연하근의 근력 저하 등), ④ 식사습관(음식의 종류, 자세, 불충분한 수분섭취 등), 그리고 ⑤ 약물(항정신병약, 항우울제, 항불안제, 항파킨슨병약, 이뇨제, NSAIDS 등)에 의해 발생할 수 있다.

식도 내 이물질은 기도의 완전폐쇄를 일으킬 수 있는데, 큰 음식물 덩어리가 막혀 기도폐색이 발생하는 것이 가장 흔한 원인이다. 또한 노인의 기도폐색은 해부학적 이상 및 기형과도 연관성이 높다.

이물질 흡인 시 노인들은 호흡곤란, 흉통, 역류, 구토, 체중감소 등을 호소한다. 만약 완전폐쇄가 발생하면 음료나 침도 삼킬 수 없게 되어 침을 흘리고 구토 등의 증상이 발생하게 된다.

2. 사정[1, 3, 5]

노인에게 이전의 증상과 징후를 기초로 연하장애가 있다는 것을 파악한 후, 이물질에 의한 기도폐색의 가능성에 대해 노인이 음식을 먹고 마시는 과정과 휴식 시에 주의 깊은 관찰이 필요하다. 노인에게 연하곤란 증상이 발생한 상태라면 6개월마다 주기적으로 연하상태를 평가하여 이물질 흡인에 대한 응급상황을 예방하는 것이 필요하다.

(1) 의식상태 확인

이물질에 의해 기도폐색이 발생했을 경우 호흡곤란으로 인해 산소공급이 원활하지 않아 의식소실이 일어날 수 있다.

(2) 의식수준

사람, 장소, 시간에 대한 지남력을 확인하기 위해 주소, 현재 날짜, 장소, 질병에 대한 대상자의 진술능력을 바탕으로 의식수준을 평가한다. 의식수준은 이름을 부르거나 통증을 유발해 반응을 확인한다.

대상자의 의식수준은 작은 변화에도 대단히 중요하기 때문에 정확하게 검사하고 기록한다. 의식정도에 따라 명료(alert), 기면(drowsy), 혼미(stupor), 반혼수(semi-coma), 혼수(coma)로 나누어진다. 의식상태의 중증도를 평가하는 유용한 도구로 Glasgow coma scale(GCS)가 이용되는데 이 평가는 눈뜨기 반응, 운동반응, 언어 반응을 정도에 따라 4~6단계로 나누고, 관찰 점수의 합계로 대상자를 평가한다.

[표 5-1] 의식수준

정상(Alertness)	자신, 타인, 시간, 장소에 대해 지남력이 있고 깨어 있는 상태
기면(Drowsy)	말이나 다른 자극에 대해 반응할 수 있으나 자극을 받지 않으면 잠자는 상태
혼돈(Confuse)	사고능력이 저하되고 판단과 의사결정을 할 수 없는 상태
지남력 상실(Disorientation)	장소와 사람에 대해 혼돈을 일으키고 시간에 대한 인식이 없으며 자신이 누구인지 모르는 상태
혼미(Stupor)	통증이나 강한 자극에만 반응하는 상태
혼수(Coma)	어떤 강한 자극에도 반응이 없는 상태

(3) 활력징후 및 산소 포화도 확인

- 노인의 활력징후 정상범위
  체온: 36.6~37℃, 맥박: 60~90회/분,
  호흡: 12~20회/분, 혈압: 120/80 mmHg
- 산소포화도 정상 범위: 92~100%

(4) 연하능력 저하 원인확인

연하능력은 안면, 구강, 경부, 후두, 식도 근육의 수축으로 삼킨 물질을 위까지 전달하는 과정으로, 해부학적 변화(이완 불능증, 위 식도 역류질환), 근육의 변화(근육퇴행위축, 쇠약), 신경학적 장애(뇌경색, 파킨슨질환)로 인해 요양시설 거주 노인의 약 50%에서 연하곤란을 호소한다.

(5) 연하능력 확인

① 연하곤란 사정 시 질문

- 음식을 먹거나 마시는 동안 질식 경험이 있습니까? 만일 있다면 최근에 얼마나 그랬습니까? 질식이 자주 일어납니까?
- 입이 마른다고 느끼신 적이 있습니까? 음식을 쉽게 씹을 수 있도록 충분히 침이 나옵니까?
- 침을 삼키거나 조절하는 데 문제가 있습니까?
- 입안에 음식을 계속 집어 넣어 목이 막히거나 음식이 입에서 떨어진 적이 있습니까?
- 식후에 음식을 토한 적이 있습니까?
- 자주 이물질이 끼지 않게 목구멍을 깨끗하게 해야 한다고 느끼신 적이 있습니까?
- 식사 동안 똑바로 앉아 있는 데 문제가 있습니까?

② **연하장애의 스크리닝 검사(야마다 리츠코 외, 2010)**

검사	판정방법
RSST (반복타액연하테스트)	30초 동안 3회 이상의 공연하(타액 연하)를 할 수 있으면 정상, 2회 이하는 연하장애 의심
MWST (개정음수테스트)	물 3ml를 2회 계속해서 연하할 수 있으면 정상, 연하의 유무 호흡, 기도로 넘어가는 상태도 동시에 평가
경부청진법	연하 전후의 호흡음 변화와 연하음을 통한 판정
맥박산소 측정기	섭식중, 후에 SpO2 90% 이하인가, 1분간의 평균으로 3% 이상 저하된다면 연하장애 의심

(6) 이물질 확인

입안에 이물질이 남아 있을 경우 이차적인 기도폐색을 일으킬 수 있으므로 입안의 음식물이나 의치 등의 이물질을 반드시 확인하여야 한다.

3. 중재[1~4]

(1) 치료적 중재

이물질에 의한 기도폐색의 중재에서 가장 중요한 것은 기도를 유지하는 것이다. 기도를 막고 있는 이물질 제거를 위해 하임리히법 또는 기계적 흡인을 통하여 이물질을 제거 후 두부후굴하악거상법과 하악견인(전굴법), air way와 같은 구강 또는 비강 기도 유지기의 삽입을 통해 기도를 확보, 유지한 후 산소공급을 통하여 환자의 안위를 돕는다.

① **기도확보**

가. 하임리히법

하임리히법은 기도가 이물질로 인해 폐쇄되었을 때, 복부를 강하게 압박하여 이물질을 배출하도록 하는 응급처치법이다([그림 5-8] 참조).

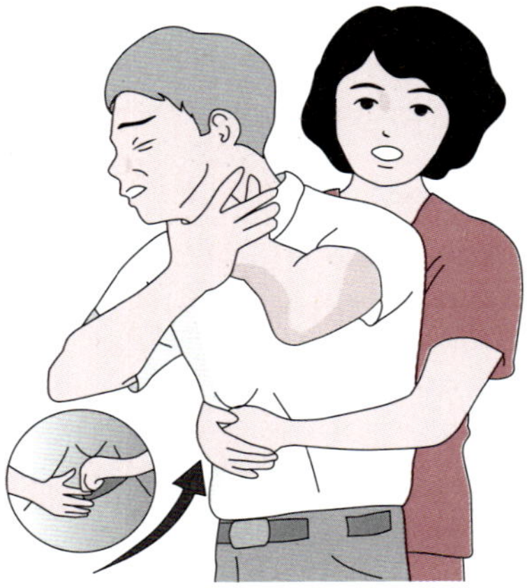

【 그림 5-8 】 하임리히법(의식 있는 경우)

의식이 있는 경우	환자를 앉히거나 세운 자세에서 환자 뒤에서 서서 환자의 상복부 중앙, 즉 검상돌기 하부에 주먹쥔 손의 엄지손가락이 오게 한 후 빠른 속도로 6~10회의 압박을 가한다.
의식이 없는 경우	환자를 바닥에 눕히고 환자의 옆에서 하거나 환자의 다리쪽에서 실시 한다

(김영숙 외, 2001)

나. 두부후굴하악거상법

1. 두부를 고도로 신전시킨다.
2. 환자의 이마에 손을 얹고 뒤로 젖힌다.
3. 동시에 턱을 잡고 앞으로 잡아당긴다.

(김영숙 외, 2001)

다. 하악견인(전굴)법

1. 두손으로 시행한다.
2. 양 엄지 손가락을 턱쪽으로 양측면, 협부에 댄다.
3. 다른 손가락들을 하악골 밑에 넣고 턱을 앞으로 잡아당긴다.

(김영숙 외, 2001)

라. 이물질 흡인

기계적 흡인을 통하여 구인두 부위에 이물질을 제거하여 기도유지를 돕고 2차 흡인을 예방한다.

② **산소공급**

기도폐색으로 인해 호흡곤란과 산소포화도 저하 시 세포에 부족한 산소를 공급하여 조직의 괴사를 방지한다.

③ **심정지 또는 무호흡 시 환자 심폐소생술(CPR) 시행(응급의료 종사자에 의한 심폐소생술)**

이물질에 의한 기도폐색 발생 시 대처방법은 아래의 체크리스트를 따른다.

번호	중재 내용	확인
1	의식, 활력징후, 산소포화도를 확인한다.	
2	구인두 부위의 이물질을 확인한다.	
3	구인두 부위의 이물질을 제거한다. 단, 날카로운 물건의 흡인 시 제거하지 않는다.	
4	하임리히법으로 이물질을 제거한다.	
5	기계적 흡인으로 이물질을 제거한다.	
6	기도유지를 돕는다. – 두부후굴하악거상법, 하악견인(전굴법), air way 삽입	
7	산소를 공급한다.	

(2) 예방적 중재

연하곤란이 있는 노인의 경우 음식을 삼키기 쉽게 개인의 능력에 따라 식사의 점도를 조절하여 흡인의 위험을 방지해야 한다. 액체로 된 음식보다 농도가 진한 음식을 제공하며, 소량씩 자주 공급하고, 식사 전후에는 15~30분간 앉아 있도록 한다. 만약 한쪽에 편마비가 있는 경우 숟가락을 사용하여 마비가 없는 쪽으로 음식을 넣어주며, 천천히 먹도록 하고, 식사하는 동안 말을 하지 않도록 교육한다.[4]

흡인의 위험이 큰 노인의 경우 연하훈련을 통하여 음식물 섭취 시 이물질로 인한 기도폐색을 예방해야 한다. 연하훈련 시 증상에 맞춘 연하방법, 음식물 등을 대상자에 맞게 배려해야 하며 연하훈련 시 항상 흡인이나 질식 등의 문제가 발생할 수 있음을 염두에 두어야 한다.

연하훈련의 방법

기본적(간접) 훈련
음식물을 사용하지 않고, 섭식 · 연하기관에 대한 자극 및 운동을 하게 함으로써 섭식 · 연하기능을 개선시키는 훈련
① 두경부 스트레칭 운동 두경부를 전후좌우로 천천히 구부리는 운동 ② 구강기관운동 혀, 입술, 뺨, 하악의 근력을 유지하는 운동 ③ 구음훈련 단어나 문장의 발음훈련을 통해 연하에 필요한 기관을 단련시키는 훈련 ④ 호흡훈련 객담배출이나 흡인방지를 위한 해소반사를 단련시키는 훈련 ⑤ 연하패턴훈련 기침을 통해 음식물을 배출시키는 훈련 ⑥ 인두얼음마사지 훈련 한랭 자극을 통한 연하유발운동 ⑦ 멘텔존 훈련 음식물 낙하와 연하 타이밍을 맞추게 하는 훈련
섭식(직접) 훈련
실제로 음식물을 사용해서 반복 훈련함으로써 연하기능을 개선시키는 훈련
① 복수연하법 한 입에 든 음식물을 여러 번 나누어 삼키게 하여 흡인을 막는 방법 ② 고개 끄덕이기 연하법 후두개곡의 잔류 음식물을 밀어내 재차 연하시키는 경부 전후굴운동 ③ 탈감작요법 구강내 감작과민을 없애기 위해 단계적으로 자극을 주는 요법

(김계화 외, 2009)

이물질에 의한 기도폐색 발생 시 예방법은 아래의 체크리스트를 따른다.

번호	예방내용	확인
1	조용하고 편안한 식사 환경을 제공한다.	
2	식사 시 적절한 자세를 유지한다. : 좌위 또는 침대 머리를 90도 올린 자세로 식사를 한다.	
3	식사 전후 최소 15~30분 이상 앉은 자세를 유지한다.	
4	식전과 식후에 구강 위생을 제공한다.	
5	식사 보조 시 노인의 식사 속도에 맞춘다.	
6	노인에게 식사 및 음식을 강요하지 않는다.	
7	비위관 사용 시 식사 후 1시간 동안 침대 머리는 최소 30도 이상 올린 자세를 유지한다.	
8	식사의 형태를 제한한다. : 맑은 유동식, 덩어리가 큰 음식은 제외	

4. 평가[1, 3]

- 하임리히법 또는 기계적 흡인을 통하여 이물질을 제거한 후 두부후굴하악거상법과 하악견인(전굴법), air way와 같은 구강 또는 비강 기드 유지기의 삽입을 통해 기도를 확보, 유지한 후 산소공급 후 환자 상태를 재평가한다.
- 의식상태, 활력징후와 산소포화도, 연하상태 등 전반적인 환자 상태에 대해 확인하여야 한다. 중재 후에도 환자가 호전되지 않는다면 응급실로 후송하여야 한다.
- 연하곤란 증상이 발생했던 노인에게는 6개월마다 주기적으로 연하상태를 재평가하고 노인이 식사하는 동안 지속적인 관찰이 필요하다.[1]

질식노인 관리 알고리듬

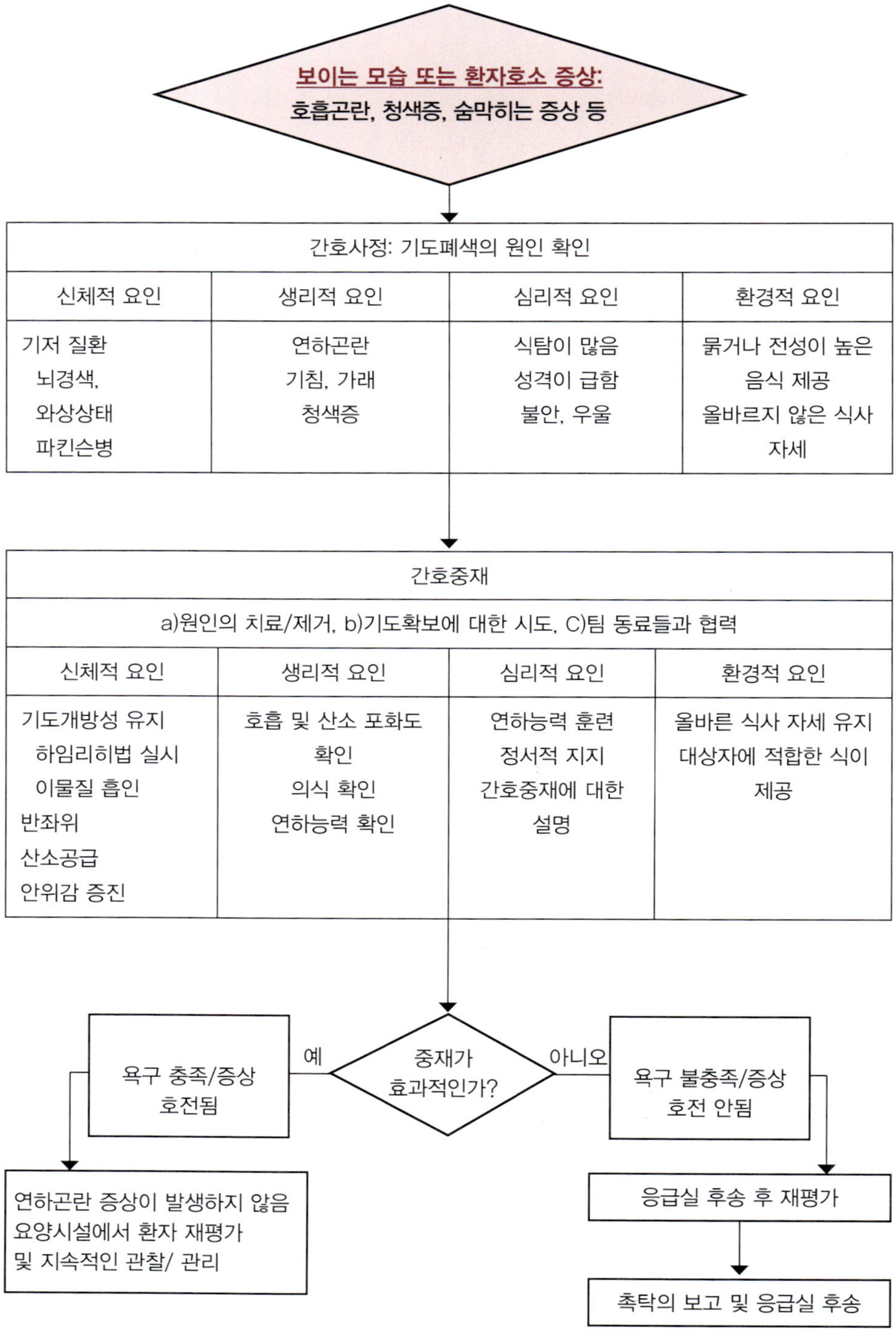
보이는 모습 또는 환자호소 증상:
호흡곤란, 청색증, 숨막히는 증상 등
간호사정: 기도폐색의 원인 확인
신체적 요인
기저 질환
뇌경색,
와상상태
파킨슨병
생리적 요인
연하곤란
기침, 가래
청색증
심리적 요인
식탐이 많음
성격이 급함
불안, 우울
환경적 요인
묽거나 전성이 높은
음식 제공
올바르지 않은 식사
자세
간호중재
a)원인의 치료/제거, b)기도확보에 대한 시도, C)팀 동료들과 협력
신체적 요인
기도개방성 유지
하임리히법 실시
이물질 흡인
반좌위
산소공급
안위감 증진
생리적 요인
호흡 및 산소 포화도
확인
의식 확인
연하능력 확인
심리적 요인
연하능력 훈련
정서적 지지
간호중재에 대한
설명
환경적 요인
올바른 식사 자세 유지
대상자에 적합한 식이
제공
중재가
효과적인가?
예
욕구 충족/증상
호전됨
연하곤란 증상이 발생하지 않음
요양시설에서 환자 재평가
및 지속적인 관찰/ 관리
아니오
욕구 불충족/증상
호전 안됨
응급실 후송 후 재평가
촉탁의 보고 및 응급실 후송

사례

※ 사례 소개

69세 여성인 김○○씨는 뇌졸중으로 인한 오른쪽 편마비가 있으나 평소 급한 성격으로 인해 음식을 급하게 먹으려고 하였다. 오후 3시경 김씨의 가족이 면회를 위해 방문하였고, 면회 시 김씨는 가족이 준비한 떡을 섭취하던 중 떡이 목에 걸리는 질식사고가 발생하였다.

〈간호과정의 적용〉

사정
보이는 모습: 숨막히는 듯 "켁켁"거리는 소리를 내고 있으며, 청색증 관찰됨
기저 질환 확인: 뇌졸중으로 인한 편마비
의식상태 확인: 의식저하 보임(Drowsy)
활력징후 확인: 110/60-99-36.9-12
산소포화도 확인: 77%
이물질 확인: 유관으로 확인 안 됨

중재
하임리히법 실시
산소 공급
체위 변경: 반좌위
절대 안정
☞ 김씨의 경우 하임리히법을 통하여 이물질을 제거한 후 산소포화도를 측정하였으나 79%로 정상수치(90% 이상) 보다 낮은 상태로 산소를 공급하기 시작하였다. 산소 공급 후 김씨의 의식이 명료해지기 시작하였고, 산소포화도가 92%로 정상수치로 회복되었다. 호흡곤란과 2차 흡인을 예방하기 위하여 반좌를 취하게 하며 김씨와 가족에게 절대 안정을 취하도록 설명하였다.

평가
중재 후 호전을 보인 경우: 환자상태 재평가(의식명료, 호흡곤란 완화, 산소포화도 정상)
중재 후 호전을 보이지 않은 경우: 응급실 전실

✚ 참고문헌

1. 고자경 외(2010). 노인간호학. 서울: 한미의학.
2. 김계하 외(2009). 간호사 · 학생간호사를 위한 왜, 무엇을 & 어떻게. 서울: 의학서원.
3. 김영숙 외(2001). 병원 전 및 병원 응급관리. 서울: 수문사.
4. 박명화 외(2010). 노인간호학. 서울: 정담미디어.
5. 야마다 리츠코 외(2010). 현장에서 바로 통하는 노인 간호 기술. 서울: 한언.
6. 충남대학교 의과대학 응급의학과(2008). 노인응급의학. 서울: 메디컬코리아.

경 련

1. 개요[1,2]

경련이란 전신 또는 국소의 근육이 자신의 의사와는 관계없이 급격히 수축하는 현상이다.

뇌의 신경원 내에 전기에너지가 과도하게 비정상으로 방전되어 극소적 또는 전신적으로 뇌세포에서 비정상적이고 조절 불가능한 전기적 충격을 내보낸다. 이로 인해 운동, 감각, 자율신경기능, 정신적 기능의 변화가 초래되고 비정상적인 뇌파의 변화를 일어난다. 즉 경련이란 뇌에서 발생하는 비정상적인 뉴런신호의 임상양상으로, 증상은 전가적 방해가 발생하는 위치에 따라 다양하며, 먼저 예고 없이 의식을 잃는다.

긴장–간대성 발작	전형적 실신발작	비전형적 실신발작	기타 전신발작
– 의식소실 후 전신이 뻣뻣해지고(강직성 단계) 다시 30~40초 동안 사지의 경련(간대성 단계)이 일어남 – 청색증, 타액분비, 혀나 뺨을 깨물거나 실금 동반 – 발작 후 근육소진, 심한 피로 호소	– 주로 아동기에 발생하여 다른 종류의 발작으로 진행하기도 함 – 짧게 개시 발작이 수초간 지속	– 발작 후 혼란, 발작 동안 기묘한 행동 – 간단한 경고 증상이 초기 발작과 동반	– 근간대성 발작: 전신과 사지의 자연스럽고 과드한 경련 – 무긴장성 발작: 긴장성이거나 근긴장도의 발작성 소실과 환자의 갑작스러운 낙상에 의해 시작됨 – 간대성 발작: 의식소실과 갑작스러운 근육긴장도 소실로 시작되어 사지경련이 일어남

경련의 발병률, 이환율은 노인에게서 높다. 급성 경련의 과반수 이상은 60대 이상에서 발생한다. 급성 경련은 중추신경계 손상에 의해 발생하는데, 이 손상은 여자보다는 남자, 나이가 증가할수록 발생빈도가 더 높다. 미국에서 80대 이상의 경련 발병률은 인구 10만 명당 159명이다. 프랑스에서 80대 이상의 경련 발병률은 매년 인구 10만 명당 139.9명이다. 경련의 형태로 나누어보면 복합성 부분발작의 발병률은 80대 이상의 연령에서 매우 높게 나타난다.

부분발작은 일측성 증상이 나타나며 국소적 뇌병변으로부터 발생한다. 즉, 뇌 피질의 특정 부분에서 시작된다. 단순 부분발작(국소운동, 국소 감각)은 운동징후, 감각기 이상, 자율신경계증상, 심리 증상이 특징이며, 복합 부분발작은 의식의 변화를 수반한다. 부분발작은 속발성 전신발작으로 진행될 수 있다.

노인 경련환자의 대부분은 복합 부분발작(49%)이며, 전신성 긴장 간대성 발작(27%), 단순 부분발작(13%), 기타 부분발작(11%)이 포함된다. 64세 이상의 환자에서 발작의 원인을 모르는 경우가 24%이고 뇌혈관 질환이 43%, 퇴행성 질환이 12%, 외상 3%, 종양이 18%를 차지한다. 두뇌피질과 두뇌 반구 이상을 침범한 출혈성 뇌졸중 후 경련 발생은 흔히 일어난다. 두개내 출혈 이후 발생하는 경련은 환자의 4~25%를 차지한다. 또한 중추신경계의 감염인 뇌수막염, 대사성 이상도 경련을 일으킬 수 있다. 저혈량과 저산소증은 혈류감소에 의한 뇌의 국소적인 경련을 유발할 수 있다.

2. 사정[1, 2]

(1) 주관적 자료

- 과거력: 이전발작, 중추신경계 외상, 종양, 중풍, 신진대사장애, 감염, 종양, 알코올 중독, 고열 등
- 복용약물: 항경련제의 순응도, 바비츄레이트, 코카인 사용, 암페타민, 리도카인, 페니실린, 리튬, 삼환계 항우울제, 벤조다이아제핀 등
- 기능적 건강양상: 가족력, 인지/인식 양상(행동, 심리 변화, 통증 등)

(2) 객관적 자료

① 일반적: 대사성산증/알칼리증, 고칼륨혈증, 저혈당증, 탈수증, 수분 중독

② 피부계: 혀 깨물기, 연조직 손상, 청색증, 발한

③ 호흡계: 비정상적 호흡수, 리듬, 깊이, 무호흡, 기도 폐색 가능

④ 심혈관계: 고혈압, 빈맥 또는 서맥(발작기)

⑤ 소화계: 장불량, 침 과다분비

⑥ 비뇨기계: 실금

⑦ 신경계: 전신(경직성 간대성 발작:의식잃음, 근육긴장 및 경직, 침 과다분비, 실신발작: 5~30초간의 의식 혼동, 안면의 국소적인 운동), 부분(단순: 전조, 의식, 국소적 감각, 운동, 인지 또는 정서적 현상, 편측 'maeching' 운동발작, 복합: 의식의 혼동, 부적절한 행동, 기억상실)

⑧ 근골격계: 약화, 마비, 운동실조(발작 후)

⑨ 검사

- 이학적 검사: 안정화된 후에 완전한 이학적 검사가 수행되어야 한다. 활력징후, 신경학적 검사, 산소포화도 확인, 안저 검사가 포함된다. 이학적 검사에는 외상의 징후에 대한 조사도 포함되어야 한다. 발현 시 징후나 국소적 행등에 주의를 갖고 어떠한 발작적 활동도 주의 깊게 관찰하여야 한다.
- 실험실 검사: 수지혈당검사, 전해질, 칼슘, 크레아티닌, BUN, 간기능 검사가 포함되어야 한다.
- 뇌영상 검사: 뇌영상 검사로 중추신경계의 병변, 두개내 출혈 등 발작의 원인을 일으키는 기질환을 감별할 수 있다.
- 뇌파검사

3. 중재[3]

(1) 발작 시 간호

① 발작 시작 시간 확인

② 보호

안경을 벗기고, 위험하거나 단단한 물건을 제거하며 옆에 있으면서 상처를 입지 않게 보호한다. 일단 발작이 시작되면 멈추는 것은 불가능하므로 억지로 발작을 멈추려고 시도하지 않는다. 대발작 시 깨끗한 천이나 손수건으로 싼 설압자를 치아 사이에 넣어 혀를 깨물지 않도록 하고 강제로 넣거나 억지로 턱을 열어서는 안 된다.

③ **기도유지**

- 구토: 옆으로 눕히기(옆으로 눕히면 배액을 촉진하고 기도가 유지됨)
- 의식수준의 저하, 연하반사 작용 소실, 타액분비 증가, 후두개와 혀가 이완되어 구강인두를 폐쇄
- 무의식 시 구토반사 상실: 토물이나 비강인두 분비물이 기도로 흡인

④ **조이는 옷 느슨하게 하기**

목 주위를 느슨하게 하여 호흡을 도와준다.

⑤ **다음 사항 관찰하고 기록하기**

- 감각: 환각현상(예, 전조)
- 운동현상: 안구운동, 근육수축, 편측성, 복합성 활동 등
- 의식변화, 발작 후 상태, 발작시작 시간과 지속시간

(2) 발작 후 간호

① **호흡유지**

- 호흡을 하지 않으면 인공호흡을 하고 주위에 응급상황을 알려 119 요청
- 머리와 혀 위치 확인, 머리가 지나치게 젖혀진 경우 자세 교정

② **옆으로 눕힘**

- 정신이 완전히 돌아오고 연하반사가 회복될 때까지 음식물이나 액체를 주지 말 것

③ **손상 확인**

- 머리와 몸의 손상과 골절여부 확인, 입안을 확인하여 혀나 입술을 깨물었는지 살펴봄

④ **유발요인 판단**

- 발작이 시작되기 전에 어떤 요인이 나타났는지 확인

(3) 약물요법

경련을 통제하거나 독성이 나타나기 전까지 한 번에 한 가지 약물을 선택하고, 선택한 약물에 효과가 없으면 용량을 증가시키거나 다른 약물을 선택한다. 선택되는 약물은 다음과 같다: Phenytoin(Dilantin), Phenobarbital(Luminal), Felbamate(Felbatol)

(4) 예방적 간호

발작 예방을 위해서는 항경련제의 투여가 중요하며 역치를 높여 발작을 예방한다. 흥분성이 역치 이하로 유지되므로 발작이 발생하지 않는다. 약물치료를 중단하는 경우는 1~2주에 걸쳐 투여량을 점진적으로 줄여야 하며, 약물투여를 갑자기 중단하는 경우 발작 횟수와 심각성이 증가되고 간질 상태가 촉진되므로 이를 예방하여야 한다.

발작 통제의 목적은 저산소증으로 인한 뇌세포의 2차적 손상을 방지하기 위함이다. 발작 동안 대뇌의 대사활동과 대사요구가 크게 증진되므로 대뇌혈류가 공급하는 산소와 영양이 충분하지 못하면 뇌세포가 손상되고 효과적으로 치료하지 않으면 사망을 초래하게 되므로 이에 대비하고 예방하여야 한다.

4. 평가

- 산소요구 충족을 위한 적절한 호흡형태를 유지한다.
- 발작과 관련하여 신체 손상을 입지 않는다.
- 발작장애를 수용한다.
- 발작장애의 효과적인 관리에 필요한 건강 및 생활양식 변화를 결정한다.

경련관리 알고리듬

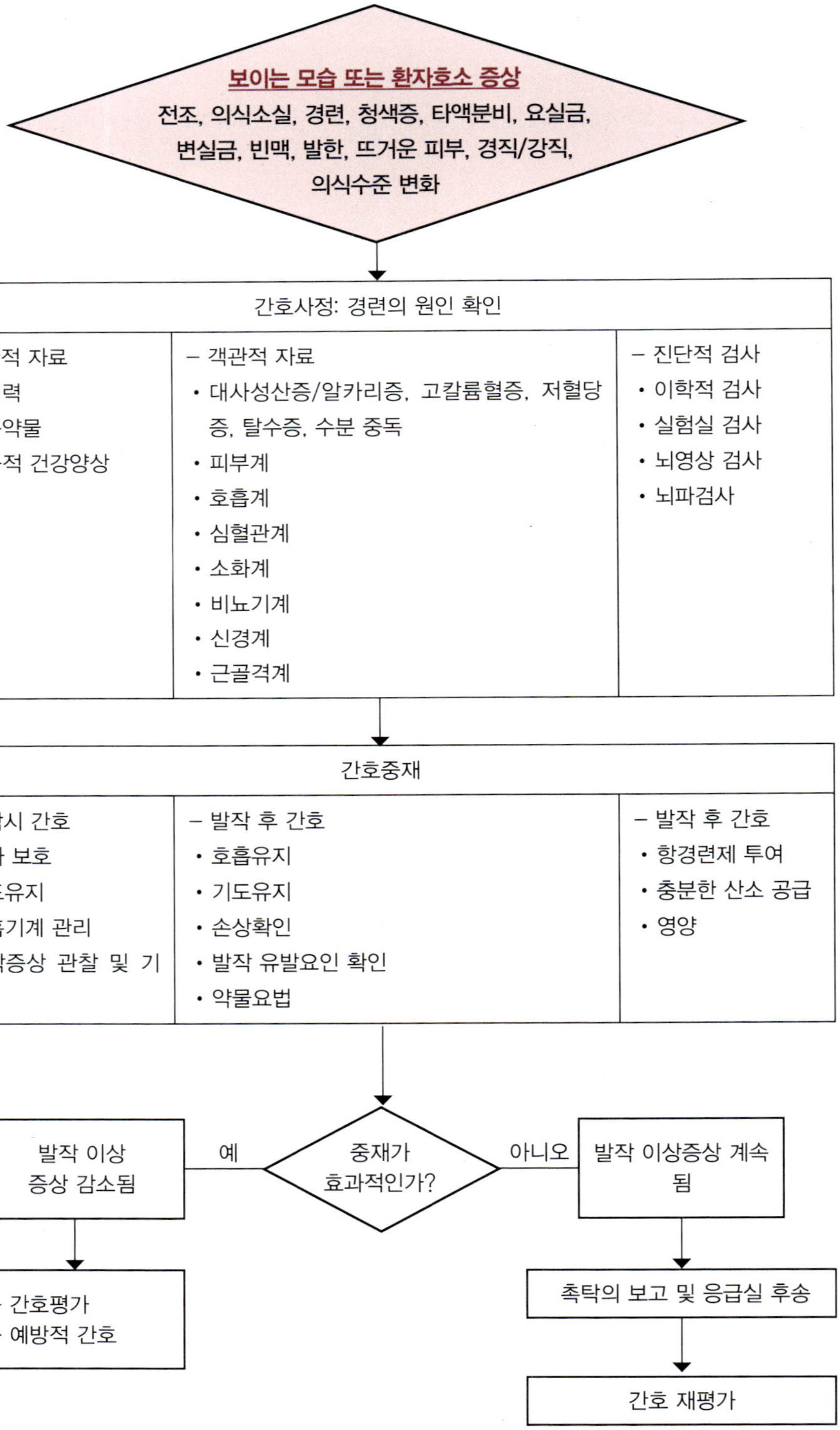
보이는 모습 또는 환자호소 증상
전조, 의식소실, 경련, 청색증, 타액분비, 요실금, 변실금, 빈맥, 발한, 뜨거운 피부, 경직/강직, 의식수준 변화
간호사정: 경련의 원인 확인
– 주관적 자료
• 과거력
• 복용약물
• 기능적 건강양상
– 객관적 자료
• 대사성산증/알카리증, 고칼륨혈증, 저혈당증, 탈수증, 수분 중독
• 피부계
• 호흡계
• 심혈관계
• 소화계
• 비뇨기계
• 신경계
• 근골격계
– 진단적 검사
• 이학적 검사
• 실험실 검사
• 뇌영상 검사
• 뇌파검사
간호중재
– 발작시 간호
• 환자 보호
• 기도유지
• 호흡기계 관리
• 발작증상 관찰 및 기록
– 발작 후 간호
• 호흡유지
• 기도유지
• 손상확인
• 발작 유발요인 확인
• 약물요법
– 발작 후 간호
• 항경련제 투여
• 충분한 산소 공급
• 영양
중재가 효과적인가?
예
발작 이상 증상 감소됨
– 간호평가
– 예방적 간호
아니오
발작 이상증상 계속됨
촉탁의 보고 및 응급실 후송
간호 재평가

사례

※ 사례 소개

오후 4시경 72세의 ㅇㅇㅇ할아버지는 화장실을 간다고 침대에서 내려오던 중 갑자기 침대에서 내려오지 못하고 멍하니 천장을 쳐다보았다. 마침 병실에 활력징후를 측정하러 들어간 간호사가 할아버지 옆에 가서 이름을 불렀다. 부르는 소리에 정확히 말을 못하고 눈동자가 고정되고 오른쪽 팔에 힘을 주면서 오른쪽 팔부터 흔들면서 경련을 시작하였다. 간호사는 스테이션의 응급구조를 요청하는 벨을 누르고 몇 호실 ㅇㅇㅇ할아버지가 경련을 한다고 알리며 설압자와 응급카트를 준비해서 오라고 요청하였다. 할아버지의 안색이 평소와 다름을 느끼자 간호사는 산소 5리터를 먼저 투여하였고, 환자의 안전을 위해 옷을 느슨하게 풀고 할아버지가 쓰고 있던 안경을 벗기고 침상 주변의 위험한 물건을 치웠다.
30초만에 동료간호사가 도착하였고, 설압자에 거즈를 감아서 혀를 깨물지 못하게 삽입하면서 혀말림을 방지하기 위해 air way를 삽입하였다. 1분이 경과하도록 몸을 떨면서 전신-강직성 경련을 보이자 협력병원의 할아버지 담당 촉탁의에게 환자의 상태(전신-강직성, 1분 이상 지속되는 경련시간 등)를 보고하였고, 촉탁의로부터 항경련제인 phenytoin 250mg+NS 100cc mix /IV full drop하라는 처방을 받아 시행하였다. 환자는 항경련제가 들어간 후 경련을 멈추었고, 기도폐색의 증상도 없었다. 간호사는 환자의 동공반사를 다시 체크하였으며 빛반사에 대해 3Prompt/3Prompt로 동공의 크기, 빛에 반응하는 속도도 정상임을 확인하였다. 환자의 의식수준을 파악하기 위해 "제가 누구예요?, 여기가 어디예요?"라는 오리엔테이션을 확인하는 질문을 하였고, 할아버지는 이 두 가지 질문에 적절히 대답하였다. 환자에게 경련을 한 것에 대해 기억하는지를 물어보았고 경련 시의 환경 빛, 소음, 경련의 요인이 될 만한 환경적 요인을 파악하였다.

〈문제의 해결과정〉

- 경련 증상을 알아차리기(경련시작부위-오른쪽팔의 부분발작에서 전신발작)
- 응급상황에 대해 도움을 청하고 신속히 주변동료에게 알리기
- 환자의 기도유지(air way삽입)와 손상 방지(거즈를 감은 설압자)를 위한 안전간호 실시(산소공급)
- 촉탁의에게 환자의 경련 양상, 경련지속 시간 등을 보고 후 처방받기
- 약물투여(phenytoin 250mg+NS 100cc mix/IV)후 환자 상태의 호전 여부 확인
- 환자의 손상여부, 안전, 의식상태(지남력 질문)를 살피기
- 경련상태의 기억, 경련의 유발요인 파악하기

✚ 참고문헌

1. 신경림 외(2010). 성인간호학 Ⅲ. 서울: 현문사.
2. 충남의과대학 응급의학교실(2008). 노인응급의학. 서울: 메디컬코리아.
3. 김기영(2010). 전공보건 1. 서울: 북타운.

골 절

1. 개요[1~3]

골절이란 외부의 힘에 의하여 골조직의 연속성이 파괴된 것으로, 골절형태에 따라 완전골절, 불완전골절 압박골절, 분쇄골절, 전위골절, 병리적 골절 등으로 나누어진다. 노인의 골절은 낙상의 2~10%에서 발생하고 골절의 25%가량은 고관절 부위이다. 즉 낙상은 65세 이상 노인의 모든 골절의 87%, 고관절 부위 골절의 95%의 원인이다.

노인에게 골절은 신체기능을 손상시키는 주요 건강문제로 연령이 증가함에 따라 발생빈도가 높고, 만성적 불구나 장애, 기능수행능력의 상실과 긴 치료과정 중에 비용부담의 문제 등이 동반된다. 주요 노인성 골절의 종류는 다음과 같다.

- 고관절 골절: 낙상에 의해 주로 발생하며 환측 하지의 단축과 외전, 골절부위 압통과 통증이 있다.
- 손목골절: 넘어지면서 손바닥으로 바닥을 짚으며 체중이 손목에 부과될 때 발생하며, 골절부 통증과 종창이 있고, 손목기형이 관찰될 수 있다.
- 쇄골골절: 어깨가 바닥에 닿으며 넘어질 때 발생하며 골절부위 통증과 압통, 어깨 기형으로 어깨가 하내측으로 전위되고 쳐진다.

골절의 증상은 원인과 형태, 심각성에 따라 다양하다. 어떤 골절은 자각증상 없이 X-ray 검사에서 발견되기도 하고 여러 개의 증상이 나타나기도 한다. 주요 증상으로는 뼈의 변형으로 모양이나 위치가 변하여 각이 생기거나 회전단축이 있으며 뼈의 윤곽 변화 및 눌림이 있다. 또한 골절부위의 장액성 증가와 주위조직의 손상으로 인한 출혈로 부종이 있고 피하출혈로 점상출혈이 나타난다. 그외 골절부 근육의 무의지성 수축인 근육경직과 압통이 나타난다. 근육경직과 골편의 중복, 연조직이나 근육의 손상은 골절 직후 심한 통증을 유발하며, 신경에 손상이 있는 경우에는 감각의 손상으로 저린감이나 감각이상이 나타난다. 또한 골절편이 서로 맞닿은 경우 마찰음이 있게 되고 심한 출혈을 동반한 연조직 손상이 있을 때는 쇼크에 이를 수도 있다.

노인에서는 신체 능력의 감소로 인해 외상 정도에 비해 손상의 정도가 심하고, 기저 질환에 의해 생리적 보상 능력의 저하가 동반되는 특징이 있다. 따라서 골반 골절 및 동반 손상을 예방하고 손상 유무를 조기진단 하여 적극적인 치료를 하는 것이 매우 중요하다. 또한 노인성 골절의 주된 원인이 낙상이므로 낙상 위험요인에 대한 사정과 낙상 예방교육이 필요하다.

2. 사정[1, 2, 4]

(1) 골절이 있을 때 다른 기관의 손상도 있을 수 있으므로 먼저 기도, 호흡, 순환을 사정한다.

(2) 병력: 외상기전에 대한 조사와 일반건강상태에 대한 자료를 확인한다.

(3) 신체검진: 골절된 사지의 통증과 압통점, 손상부위 이하의 맥박, 창백, 지각 이상, 마비 등을 확인하고 순환과 신경에 손상이 없는지 사정한다.

- 뼈의 염발음 청취
- 압통과 지속적인 통증
- 골절로 인한 뼈모양의 크기, 모양, 길이가 다름
- 손상직후 부종과 뼈의 이탈 발생, 이탈은 피부가 붉어지면서 나타남. 검고 푸르게 멍든 자국은 수시간 내에는 나타나지 않음
- 기능상실로 이한 부동, 움직일 경우 통증 호소
- 원위부위의 맥박상실: 이 경우는 매우 심한 골절로 순환장애가 있음을 의미함
- 뼈와 뼈조각 부위에 신경손상으로 인한 감각상실
- 이탈된 뼈나 뼈조각에 혈관이나 신경의 손상으로 인한 무감각 또는 저림증상
- 골절된 뼈의 끝이나 조각이 피부위로 뚫고 올라온 개방성 골절
- 가성 움직임은 골절된 뼈를 움직일 때 비정상 움직임으로 분리골절이 되었음을 의미하므로 동작을 하지 않도록 함
- 손상된 하지에서의 불수의적 수축으로 인한 근경련
- 골반 고관절 및 대퇴골절이 된 경우에는 다량의 출혈로 쇼크에 빠질 수 있음.

(4) 진단적 평가: X-ray 검사, 컴퓨터 단층 촬영(CT), 자기공명 영상촬영(MRI)

3. 중재[1, 2, 4]

(1) 예방적 중재

- 노인성 골절의 주원인인 낙상 예방 간호를 수행한다.
- 체위가 바뀔 때 생길 수 있는 현기증이나 불안정한 상태를 진정시키기 위해 침대 밖으로 나오기 전 침대 가에 앉아 있도록 한다.
- 침대에서는 침대난간을 사용한다.
- 목욕탕에서는 매트를 깔아 미끄러지지 않게 한다.
- 바닥에 가로지르는 전기 줄이나 선이 없도록 한다.
- 미끄러운 신발이나 슬리퍼는 사용하지 않는다.

(2) 치료적 중재

- 개방성 창상이 있는 경우 골절에 부목을 대기 전에 드레싱을 하고 붕대를 감는다. 뼈의 끝부분이 노출되었으면 잘 보호하고 드레싱과 붕대감기를 시행한다.
- 골절부위를 노출시킨다.
- 부목 적용의 원칙과 절차를 지킨다.
  - 부목을 대는 이유: 연조직, 신경, 혈관의 손상을 방지하고 폐쇄성 골절이 개방성 골절로 악화되는 것을 방지함, 통증을 감소시키고 골절의 합병증을 최대한 예방할 수 있음
  - 부목의 종류: 관절보다 긴 것을 사용하고 부목이 없으면 즉제부목을 사용 예) 지팡이, 우산, 나무판자, 신문, 잡지
  - 부목을 대기 전후에 원위부위의 맥박, 감각, 움직임 및 모세혈관 재충혈 상태를 체크
  - 손상된 하지의 움직임을 최소화함
  - 골절부위를 잡아당기지 않음
  - 절편이나 골편을 제거하지 않음
  - 부목을 대기 전 개방창상에 드레싱과 붕대를 감음
  - 골절된 부위의 상하 관절을 부동화함
  - 골절부위를 견인하면서 손으로 골절부위를 바로 놓음

- 심하게 각이 진 골절상태는 정상적 배열상태가 되도록 함
- 골절부위가 겹쳤을 때 그 각도를 곧게 펴려고 하지 말고 그대로(대상자가 취한 자세)로 지지함
- 체간과 함께 혹은 가까운 관절을 포함하여 부목을 댐
- 부목은 골절부위보다 넓고 긴 것을 사용
- 천으로 부목을 감싸서 피부를 보호

4. 평가

- 대상자는 골절부위 연조직 손상, 부동, 압박과 관련된 말초신경혈관 기능장애가 나타나지 않는다.
- 골절과 관련된 손상, 부종, 근육 경련과 관련된 통증이 감소된다.
- 대상자는 조직손상, 뼈의 손상과 관련된 감염 가능성을 최소화한다.
- 대상자는 통증, 근골격계 손상, 근육강도 감소와 관련된 신체 기동성 장애를 최소화한다.

골절노인관리 알고리듬

보이는 모습 또는 환자호소 증상
뼈의 모양이나 위치변화의 변형, 출혈, 부종, 점상출혈, 근육경직, 압통, 저린감, 쇼크, 감각이상

↓

간호사정: 골절 증상확인		
– 기도, 호흡, 순환 사정	– 병력 • 외상기전 조사 • 일반건강상태 확인: 골다공증 등	– 신체검진, 진단적 평가 • 통증과 압통점, 손상부위 이하의 먹박, 창백, 지각이상, 마비 등을 확인하고 순환과 신경에 손상 여부 확인 • 진단적 평가: X-ray 검사, 컴퓨터 단층촬영(CT), 자기공명 영상촬영(MRI)

↓

간호중재	
– 예방적 중재 • 낙상 유발요인 파악 • 안전한 환경 조성 • 균형 및 근력향상을 위한 운동치료 • 감각이상에 대한 보완적 치료 • 내재된 원인 질환 치료 • 투약 약물 조정 • 관절염, 발 변형 치료 • 보조기, 고관절 보호대 사용	– 치료적 중재– • 드레싱 및 부목 적용

↓

중재가 효과적인가?

- 예 → 골절위험 감소됨 → – 간호평가 / – 이차 예방, 재활
- 아니오 → 골절 → 촉탁의 보고 및 응급실 후송 → 간호 재평가

사례

※ 사례 소개

OOO 어르신(여, 80세)은 평소 공격적인 문제 행동을 보이는 치매 증상이 있는 어르신으로, 물건을 나르고 문을 두드리는 등의 문제 행동으로 반자동문에 손가락을 넣은 채 문을 닫는 사고가 발생하였다. 발견 당시 손가락에 출혈과 부종이 관찰되었으며 통증을 호소하였다.

〈문제의 해결과정〉

사정
보이는 모습: 새끼손가락에 출혈과 부종, 통증 호소
기저 질환 확인: 치매

중재
- 의식상태평가, 활력징후 확인
- 출혈부위 지혈 및 부목 적용
- 환자 안정
- 촉탁의에게 환자의 전반적 상태보고
- 보호자 연락, 협력병원 연락 후 119 연락
- 골절 부위 고정하여 빠른 시간 내 병원 후송

✚ 참고문헌

1 김은주, 김동옥, 이강이, 박영임, 김태임, 전명희 외(2007). 노인임상간호매뉴얼(질병명별). 서울: 정담미디어.
2. 김영숙 외(2001). 응급관리. 서울: 수문사.
3. 가혁, 원장원(2011). 노인요양병원 진료 지침서. 서울: 군자출판사.
4. 김기영(2010). 전공보건 1. 서울: 북타운.

화 상

1. 개요[1, 2, 4~6]

화상이란 높은 온도의 기체, 액체, 고체, 화염 따위에 데었을 때에 일어나는 피부의 손상으로, 원인에 따라 열화상, 전기화상, 화학약물에 의한 화상으로 분류할 수 있으며, 일반적으로 지칭되는 화상은 열화상을 의미한다. 열화상은 다시 화재에 의한 피부손상 혹은 기도화상(flame burn), 끓는 물에 의한 조직 화상(scalding burn), 주전자와 온돌방 등과 같은 뜨거운 물질에 접촉하여 발생하는 화상(contact burn)이 있다. 화상은 피부손상 이외에도, 기도가 부어서 생기는 기도 폐쇄, 기관지염이나 폐부종, 쇼크, 근육 파괴에 의한 신부전증, 부정맥 등을 야기할 수 있다. 인체의 피부는 표피, 진피, 피하조직으로 되어 있으며 세균침입 방지와 체온조절, 수분의 침투와 증발을 방지한다. 따라서 화상으로 인한 피부 손상 시에 감염과 체액손실, 온도 조절장애 등으로 죽음을 초래할 수 있다. 노인에서 화상 발생률은 젊은 층에 비해 적지만 화상이 발생한 경우 사망률은 젊은이의 7배나 된다. 또한 화상은 노인의 사고 중 4.8%의 발생률을 차지하며, 남성 노인에게서 더 흔하며 60%의 화상이 집안일을 하다가 생긴다. 모든 연령에서 화상이 발생하지만 치명적인 화상은 75세 이상에서 현저히 높고, 노인 환자는 회복이 느리며 재활에도 어려움이 있기 때문에 화상 발생 시 신속하고 적절한 관리가 필요하다.

(1) 화상 깊이에 따른 분류

① 1도 화상: 화상을 입은 부위가 붉게 변하지만 물집은 생기지 않고 붓고 경미한 통증을 동반하며 병원 치료 시 후유증 없이 치유된다.

② 2도 화상: 약간 더 깊이 침범한 화상으로 물집이 생기고 붓고 심한 통증이 발생하여 병원에 입원하여 전문적인 치료를 받아야 한다.

③ 3도 화상: 피부 전층이 화상을 입은 상해를 말하며 피부가 탄 것처럼 보이기도 하고 신경이 죽음으로 통증이 없기도 하다.

(2) 화상 면적 산출 방법(9의 법칙)

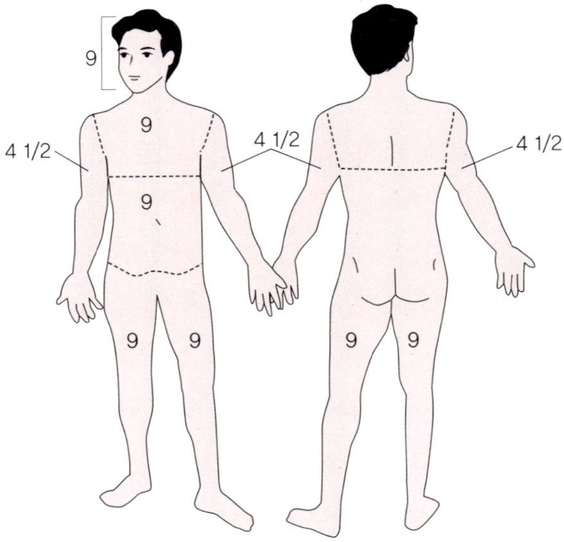

【 그림 5-9 】 9의 법칙

성인 두부 9%, 상지(양측) 9%(총 18%), 몸통 전면 18%, 몸통 후면 18%, 하지 전면(양측) 18%, 하지 후면(양측) 18%, 회음부 1% = 총 100%

(3) 화상환자의 분류 TBSA: Total Body Surface Area[2]

경증 화상	중등도 화상	중증 화상
부분층화상, TBSA 15% 이내	부분층화상, TBSA 15~25%	부분층화상, TBSA 25% 이상
전층화상, TBSA 2% 이내	전층화상, TBSA 2~10%	전층화상, TBSA 10% 이상
60세 미만, 만성 심장, 호흡기, 내분비 장애 없음	60세 미만, 만성 심장, 호흡기, 내분비 장애 없음	60세 이상, 만성 심장, 호흡기, 내분비 장애 있음
눈, 얼굴, 귀, 손, 발, 회음부 화상 없음	눈, 얼굴, 귀, 손, 발, 회음부 화상 없음	눈, 얼굴, 귀, 손, 발 회음부 부위
전기화상, 흡인 화상, 복합된 인 다른 손상 없음	전기화상, 흡인 화상, 복합된 인 다른 손상 없음	전기화상, 흡인 화상, 다른 손상(예: 골절)과 복합된 화상

2. 사정[3]

(1) 1차 사정

① 의식여부 확인

② 기도유지 확인(초기 기도확인 중 열손상이나 흡인손상을 확인)

③ 호흡유무 확인(환기가 적절한지 확인): 호흡곤란일 경우 기도부종이 진행되어 기관 삽관이 어려우므로 즉시 병원으로 이송한다.

④ 순환 상태 사정(맥박의 유무와 규칙성 확인)

(2) 2차 사정

① 반응 평가 및 신체검진: 옷을 벗기고 온몸을 자세히 관찰(화상으로 호흡장애 발생 가능)한다.

② 화상범위 측정: 9의 법칙(rule of 9)

③ 화상의 심도 측정: 통증의 유무로 확인하는데 판단이 어렵다.

④ 신체 주요 부위의 화상 확인: 얼굴(호흡기 화상을 고려), 손, 발, 관절, 생식기, 원통형 화상

⑤ 경증 화상, 중등도 화상, 중증 화상 환자로 분류

(3) 화상 시 즉시 이송해야 할 경우

① 광범위한 부위의 3도 화상

② 연기를 많이 흡입한 환자

③ 얼굴, 관절, 손, 발 화상이 있는 환자

④ 증기, 화염화상 환자

⑤ 기존 질병이 있던 화상 환자

⑥ 외상이 동반된 화상 환자

3. 중재[1, 3]

(1) 예방적 중재

- 화재 예방을 위해 노인요양시설 내 개인 난로나 난방장치(전기장판 등)를 비치하지 않도록 하며, 소화기를 안전관리 지침에 따라 시설 내 곳곳에 비치해 두어야 한다.
- 뜨거운 물에 의한 화상을 예방하기 위해 목욕 시 물의 온도를 43~49℃로 정확히 맞추도록 한다.
- 장기간 햇빛에 노출될 때는 자외선 차단 지수 15 이상의 자외선 차단제를 바르고 자외선으로부터 보호할 수 있는 긴팔과 긴바지를 착용한다.

(2) 치료적 중재

① 열화상 응급처치

- 화상부위를 즉시 찬물로 식힌다. 3도 화상인 경우는 감염위험이 있으므로 찬물에 담그지 않는다.
- 화상 부위의 물집은 터트리지 않는다. 세균감염 위험이 있기 때문에 작은 화상은 습윤 드레싱을 하지만 손바닥의 5배 정도로 크면 소독된 거즈 등으로 화상부위를 덮어 감염을 최소화한다.

② 화학약품화상 응급처치

- 손상된 부위를 흐르는 물로 씻는다. 높은 압력의 물은 화학물질이 피부 깊숙이 침투할 수 있으므로 주의한다.
- 옷은 제거하고 통증이 사라진 후에도 10번 이상 씻어 준다.
- 안전을 위해 장갑을 착용한다. 화학물질이 눈에 들어간 경우 실명을 야기할 수 있으므로 15분 이상 물로 씻고 눈을 만지지 못하게 한다.

③ 전기화상 응급처치

- 감전 사고는 전기 에너지에 의해 부정맥으로 심정지를 발생시킬 수 있다. 근육을 수축하고 뼈가 부러지거나 빠질 수 있으며 조직에 손상을 주기 때문에

매우 위험하다. 이때 현장 구조자가 감전 당할 수 있는지 확인하는 것이 매우 중요하며 안전한 곳에서 기본소생술에 의거하여 환자를 처치한다.

- 실제로 가정용 전기에 노출될 때에도 심장 정지가 올 수 있으며 고압전기 감전은 안전한 곳으로 환자를 일단 구출한 후 소생술을 시행하여야 한다.

4. 평가

- 대상자는 화상이 더 진행되지 않는다.
- 대상자의 화상으로 인한 감염의 위험을 최소화한다.
- 화상과 관련된 손상, 부종, 통증이 감소한다.

화상노인관리 알고리듬

보이는 모습 또는 환자호소 증상

얼굴과 몸 화상, 타버린 코털, 쉰 목소리, 연하곤란, 호흡곤란

↓

간호사정: 화상의 원인 확인

– 1차 사정
- 의식여부 확인
- 기도확보 확인
- 호흡유무 확인
- 순환 상태 사정

– 2차 사정
- 반응 평가 및 신체검진
- 화상범위 측정: 9의 법칙(rule of 9)
- 화상의 심도 측정
- 신체 주요 부위의 화상 확인
- 경증 화상, 중등도 화상, 중증 화상 환자로 분류

↓

간호중재

– 예방적 중재
- 화재 예방을 위해 노인요양시설 내 개인 난로나 난방장치(전기장판 등)를 비치하지 않도록 함.
- 소화기를 안전관리 치침에 따라 시설 내 곳곳에 비치해 둠.
- 뜨거운 물에 의한 화상을 예방하기 위해 목욕 시 물의 온도를 43–49 ℃로 정확히 맞추도록 함.
- 장기간 햇빛에 노출될 때는 15 이상의 자외선 차단크림을 바르고 자외선으로부터 보호할 수 있는 긴팔과 긴바지를 착용함.

– 치료적 중재
- 열화상의 경우 화상부위를 즉시 찬물로 식힌다.
- 화학약품 화상의 경우 먼저 장갑을 착용한 뒤, 손상된 부위를 흐르는 물로 여러 번 씻는다.
- 전기화상의 경우 먼저 환자를 안전한 곳으로 구출한 후 소생술을 시행한다.

↓

중재가 효과적인가?

- 예 → 화상위험 감소됨 → – 간호평가 – 이차 예방, 재활
- 아니오 → 화상 → 촉탁의 보고 및 응급실 후송 → 간호 재평가

사례

※ 사례 소개

뇌졸중으로 요양시설에 입소하신 OOO 어르신(여, 90)은 와상상태로 평소 추위를 많이 타셔서 가족들의 간청으로 자동조절 전기장판기를 사용하고 있었다. 그런데 간밤에 계속 춥다 하시는 어르신을 위해 옆자리 할머니께서 전기장판 온도를 올려주었고 아침까지 누워 계시던 어르신은 천골에 2도 화상의 전기화상을 입었다.

〈문제의 해결과정〉

사정

보이는 모습: 의식은 명료하고 통증 호소는 없으나 천골에 발적과 수포 발생
기저 질환 확인: 뇌졸중으로 인한 와상상태

중재

- 의식상태평가, 활력징후 확인
- 환자 안정 및 체위 변경
- 촉탁의에게 환자의 전반적 상태보고
- 보호자 연락, 협력병원 연락 후 119연락
- 화상 부위 수포가 터지지 않게 유의하여 빠른 시간내 병원 후송

✚ 참고문헌

1. 최경숙, 김남초, 김춘길, 박명숙, 이경자, 이영휘 외(2009). 노인전문간호를 위한 실무지침서. 서울: 군자출판사.
2. 김기영(2010). 전공보건1. 서울: 북타운.
3. 서길준, 이희택, 오수길, 이원태(2011). 2011 사진으로 배우는 응급처치와 심폐소생술. 경기: 메디칼 크로스.
4. Rossignol, A.M., Locke, J.A., Boyle, C.M., & Burke, J.F. (1985). Consumer products and hospitalized burn injuries among elderly Massachusetts residents. *J of American Geriatrics Society, 33,* 768–772.
5. 김소선, 이은숙(1999). 노인들의 안전사고 발생 실태 조사연구. 간호학탐구, 8(2), 202–224.
6. 송미순 외 5인(1999). 가정간호사를 위한 노인간호학. 서울: 현문사.

제 6 장

치매 예방과 관리

●●● **이지아** 교수(경희대학교 간호과학대학)

본 장은 노인요양시설 실무자들이 치매를 앓고 있는 노인을 돌볼 때 혹은 시설노인의 치매 예방을 위해 효율적으로 활용할 수 있는 행동양식을 제공하는 데 그 목적이 있으며, 구체적인 목표는 다음과 같다.

1. 치매의 특성을 파악할 수 있다.
2. 치매노인을 사정할 수 있다.
3. 치매노인을 효과적으로 돌볼 수 있다.
4. 치매를 예방하기 위한 중재를 활용할 수 있다.
5. 치매노인과 관련하여 발생된 문제상황에 효과적으로 대처할 수 있다.

개요

1. 치매의 정의

치매(dementia)란 정상적인 지적 능력을 유지하던 사람이 다양한 후천적인 원인으로 인해 뇌기능이 손상되면서 기억력, 언어 능력, 판단력, 사고력 등의 지적 기능이 지속적이고 전반적으로 저하되어 일상생활에 상당한 지장이 초래되는 상태이다. 좀 더 넓게는 지적 능력 저하뿐만 아니라 뇌기능 손상으로 인한 행동이상, 인격변화, 정서적 기능상실, 사회적 혹은 직업적 기능장애까지 포함한다. 치매가 장기간에 걸쳐 발생하는 인지장애라면, 노인에게 호발하는 일시적인 인지장애로 섬망

[표 6-1] 치매와 섬망의 비교[3~5]

	치 매			섬 망
	초 기	중 기	말 기	
원인	알츠하이머병(70.5%), 혈관성 치매(24.4%), 루이체형치매와 파킨슨병(1.4%), 알코올성 치매(0.8%), 전두엽 치매(0.4%), 헌팅톤병, 크로이츠펠트-야콥병, 픽병, 뇌종양, 두부손상, 대사성 뇌질환, 갑상선 질환, 영양결핍증 등			약물의 부작용, 외상, 감염, 시력 및 청력감소, 심혈관 및 호흡기계질환, 심각한 사회심리적 스트레스 등
증상	– 기억장애(특히, 최근 일이나 대화 내용 망각, 오래된 일은 비교적 잘 기억) – 집중력 저하 및 계산 착오 – 언어장애(경미한 표현 감소) – 일상생활이나 사회활동으로부터의 회피반응 – 성격이나 기분의 변화(우울증, 짜증, 의기소침) – 약간의 주변 도움 필요 (minimally dependent)	– 기억장애의 심화(오래된 기억까지 망각) – 지남력 장애(시간관념이 흐려지고, 길을 잃는 경우 발생) – 언어장애(표현력 저하, 이해력 저하) – 행동 증상(배회, 난폭행동 및 기타 초조행동, 환각, 망상, 야간착란, 수면장애) – 일상 생활에 상당한 정도의 도움 필요(mild to moderately dependent)	– 기억장애 더욱 심화(대부분의 기억 망각) – 지남력 장애 심화(가족을 알아보지 못함) – 언어장애 심화(부적절하고 단편적인 발언 증가 또는 표현 상실) – 행동증상 지속 – 신체증상 출현(대소변 실금, 보행장애, 경직 등이 출현하기 시작하여 결국에는 와상 상태에 이름; 폐렴, 요로 감염, 욕창 빈번) – 거의 전적으로 주변의 도움에 의존하여 생활(totally dependent)	인지기능 및 주의력의 전반적인 장애, 의식수준의 저하, 정신운동성 활동의 비정상적인 증가나 감소, 수면-각성 주기의 장애가 나타남. 증상은 급작스럽게 발생하고 일시적이며, 기복이 심하고 그 기간이 비교적 짧음.

(delirium)이 있으며 간혹 치매로 오인하여 관리를 부적절하게 할 수 있으므로 구분해야 한다([표 6-1] 참조).[1, 2]

2. 치매의 원인 질환

치매의 원인질환은 80여 가지로 많고 우리나라의 경우 알츠하이머병(Alzheimer's disease)이 70.5%를 차지하고 혈관성 치매(vascular dementia)가 24.4%를 차지하고 있다. 그 외에 파킨슨병(Parkinson's disease)과 루이체형치매(diffuse Lewy body dementia)가 1.4%, 알코올성 치매 0.8%, 전두엽 치매가 0.4%를 차지하고 있다.[1] 기타 헌팅톤병(Huntington's disease), 크로이츠펠트-야콥병(Creutzfeldt-Jakob disease), 픽병(Pick's disease), 뇌종양, 두부손상, 대사성 뇌질환, 갑상선 질환, 영양결핍증 등이 있으며 원인에 따라 진단, 치료, 예방 방법이 다르다.[2]

3. 치매의 유병률

우리나라의 경우 치매 유병률은 65세 이상의 전체 노인인구 중 8.4%를 차지하고 중증도로 분류하면 중증이 1.07%, 중등도가 1.47%, 경증도가 3.12%, 최경도가 2.29%였으며 2020년에는 치매 유병률이 9.74%로 상승될 것으로 추정되어 전문적인 돌봄과 예방이 필요하다.[1]

사정

1. 치매노인의 초기사정

(1) 주된 질병을 파악한다.
(2) 현재의 증상과 그 특성(장애의 종류-기억력, 기타 인지기능, 증상의 시작시기와 진행양상)을 파악한다.
(3) 동반된 정서행동장애(우울, 초조행동, 편집증, 환각 등)을 파악한다.
(4) 투약내용(처방약, 비처방약)을 파악한다.
(5) 치매관련 특별한 문제(배회와 길 잃음, 파괴적 행동, 실금 등)가 있는지 파악한다.
(6) 일상생활활동은 어느 정도 가능한지 파악한다.
(7) 가족 등의 사회적 지지는 어떠한지를 파악한다.

이를 종합한 치매노인 초기사정 체크리스트는 [표 6-2]와 같다. 치매노인 사정에서 노인 인지기능 평가도 이루어져야 하며 주로 간이정신상태검사(MMSE: Mini-mental State Exam: MMSE-DS, MMSE-K 혹은 K-MMSE)를 많이 사용한다([표 6-3] 참조). 또한 정기적으로 치매노인 사정체크리스트와 간이정신상태검사를 사용하며 노인의 상태변화를 파악하도록 해야 한다.

간이정신상태검사에서는 총점뿐만 아니라 각 영역별로 점수가 낮은 부분을 파악하여 인지기능향상 프로그램의 유형을 결정할 때 고려한다.[5~12]

2. 치매평가검사의 일반적인 과정

일반적인 치매평가검사의 과정은 아래와 같다. 먼저 기억장애를 호소하는 노인이 있을 때 과거력과 함께 치매선별검사(주로 MMSE)를 실시한다. 치매가 의심되는 경우 기능장애평가, 치매단계평가, 삶의 질평가를 실시하고, 그렇지 않은 경우 정기적인 관찰과 인지기능평가를 수행한다([그림 6-1] 참조).

[표 6-2] **치매노인 사정 체크리스트**

항목	내용
주진단명과 기타질환	주진단명: 기타 질환:
주증상과 기타증상 (증상의 시작시기와 진행양상/ 동반된 정서행동장애)	주증상: 기타 증상:
안전관련 특별문제	배회________ 길 잃음________ 파괴적 행동________ 환각________ 실금________ 기타________
투약내용	처방약: 비처방약:
인지기능	MMSE(도구종류, 총점 및 영역별 점수):
일상생활활동 능력	ADL(도구종류, 총점 및 영역별 점수): IADL(도구종류, 총점 및 영역별 점수):
생활습관	흡연(빈도와 양)________ 음주(빈도와 양)________ 선호음식________ 기타________
사회적 지지자원	가족________ 기타________ 경제적 지원________

[표 6-3] 치매 선별용 한국어판 간이정신상태검사 (MMSE-DS)[13]

MMSE-DS는 치매검진프로그램의 1단계이고, 2단계는 진단검사(신경인지검사, 전문의 진료 등), 3단계는 감별검사(혈액검사, 뇌영상촬영 등)로 이어진다. 관할 보건소 치매상담센터에 조기검진을 신청하면 MMSE-DS를 사용한 선별검사를 받아볼 수 있으며 검사 결과 치매의 가능성이 있다고 판단되면 거점병원에서 치매 진단검사를 받게 된다. 다음은 MMSE-DS의 결과 기준표와 검사 내용이다.

질문항목	오답	정답	검사 시 참조사항
[시간 지남력] 1. 올해는 몇 년도입니까?	0	1	해당년도를 정확하게 4자리 숫자로 대답해야 정답 처리
2. 지금은 무슨 계절입니까?	0	1	3~5월은 봄, 6~8월은 여름, 9~11월은 가을, 12~2월은 겨울로 하되 간절기에는 최대 2주의 간격 범위에서 이전 또는 다음 계절을 대답하여도 정답 처리
3. 오늘은 며칠입니까?	0	1	피검자가 음력을 사용하는 경우, 실제와 맞으면 정답 처리
4. 오늘은 무슨 요일입니까?	0	1	요일에 대한 개념 설명시 특정 요일만 언급하지 말고 월요일부터 일요일까지 세글자 형태로 모두 보기로 제시
5. 지금은 몇 월입니까?	0	1	피검자가 음력을 사용하는 경우 실제와 맞거나 숫자 대신 정월, 동짓달 등으로 대답하여도 정답으로 간주
[장소 지남력] 6. 우리가 있는 이곳은 무슨 도/특별시/광역시입니까?	0	1	검사를 시행하는 행정구역 순서에 따라 높은 행정구역부터 차례로 질문하며, '도'의 개념 설명시 해당 도가 아닌 다른 2개의 도를 예로 들어주며 북도와 남도를 정확하게 구분하여 대답하여야 정답 처리
7. 여기는 무슨 시/군입니까?	0	1	
8. 여기는 무슨 구/동/읍/면입니까?	0	1	
9. 우리는 지금 이 건물의 몇 층에 있습니까?	0	1	정확하게 답해야 정답으로 처리하고 두 개를 답한 경우 하나를 고르도록 지시
10. 이 장소의 이름이 무엇입니까?	0	1	정확한 이름이 아니더라도 통상적으로 허용되는 부분적인 이름은 정답 처리
[기억력-기억등록] 11. 제가 세 가지 물건의 이름을 말씀드리겠습니다. 끝까지 다 들으신 다음에 세가지 물건의 이름을 모두 말씀해 보십시오. 그리고 몇 분 후에는 그 세 가지 물건의 이름들을 다시 물어볼 것이니 들으신 물건의 이름을 잘 기억하고 계십시오. 나무 자동차 모자 - 이제 000님께서 방금 들으신 3가지 물건 이름을 모두 말씀해 보세요. 나무	0	1	1) "끝까지 듣고"를 강조하여 반드시 세 단어를 한꺼번에 불러주고 따라하도록 해야 한다. 2) 첫 응답으로만 정답을 평가한다. 성공적으로 따라 말한 단어수로 채점한다.(3점 만점) 3) 첫 응답에서 모든 물건이름을 말하지 못한 경우 문항, 13의 기억회상 평가를 위해 다시 세 단어를 불러주고 기억하도록 반복한다. 이 과정은 총 3회까지 시행한다. 4) 반복 시도에서 첫 응답보다 많은 단어수를 말했더라도 점수에 반영하지 않는다.
자동차	0	1	
모자	0	1	
[주의집중력] 12. 100에서 7을 빼면 얼마가 됩니까?	0	1	답이 틀려도 틀렸다는 표현은 하지 않고 계속하며 맞는 부분에 대하여만 독립적으로 채점(즉, 이전의 답이 틀렸더라도 그것을 기준으로 계산결과가 맞는 경우에는 정답으로 처리)

[표 6-3] 치매 선별용 한국어판 간이정신상태검사 (MMSE-DS)[13](계속)

질문항목	오답	정답	검사시 참조사항
거기에서 7을 빼면 얼마가 됩니까?	0	1	
거기에서 7을 빼면 얼마가 됩니까?	0	1	
거기에서 7을 빼면 얼마가 됩니까?	0	1	
거기에서 7을 빼면 얼마가 됩니까?	0	1	
[기억력-기억회상] 13. 조금 전에 제가 기억하라고 말씀드렸던 세 가지 물건의 이름이 무엇인지 말씀하여 주십시오. 나무	0	1	문제 11번에서 불러준 세 단어를 회상하는 것이며, 성공적으로 회상한 단어 수로 채점
자동차	0	1	
모자	0	1	
14. (실제 시계를 보여주며) 이것을 무엇이라고 합니까?	0	1	동일 의미의 사투리로 표현해도 정답 처리
(실제 연필을 보여주며) 이것을 무엇이라고 합니까?	0	1	
15. 제가 하는 말을 끝까지 듣고 따라해 보십시오. 한 번만 말씀드릴 것이니 잘 듣고 따라 하십시오. - 간장공장공장장	0	1	한 번만 말해주고 반복하지 않으며, 정확히 따라한 경우에 정답 처리
[실행능력] 16. 지금부터 제가 말씀드리는 대로 해 보십시오. 한 번만 말씀드릴 것이니 잘 들으시고 그대로 해 보십시오. (지시를 끝낸 후에 종이를 건네준다. 지시를 반복하거나 옆에서 도와주면 안 된다.) 제가 종이를 한 장 드릴 것입니다. 그러면 그 종이를 오른손으로 받아, 반으로 접은 다음, 무릎 위에 올려놓으십시오. 오른손으로 받는다.	0	1	1) 지시할 때 "오른손", "반", "무릎 위"를 강조하여 말한다. 2) 지시를 반복하지 않으며, 옆에서 도와주면 안 된다. 3) 피검자의 오른손을 보지 않고 지시를 하며, 지시를 끝낸 후에 종이를 건네준다. 4) 오른손을 쓰지 못하는 피검자에게는 문항을 "왼손"으로 변경하여 사용할 수 있다. 5) A4지와 같이 직사각형 종이를 사용한다. 6) 종이를 건네줄 때에는 책상 위에 올려놓지 말고, 한 손으로 들어 건네준다. 7) 피검자가 양손으로 받으면 틀린 것으로 채점한다. 8) 직사각형 종이를 반으로 접은 경우 정답으로 하며, 대각선으로 접거나 모퉁이만 접으면 틀린 것으로 채점한다. 9) 무릎 위에 놓지 않고 배 앞에 엉거주춤 들고 있으면 틀린 것으로 채점한다.
반으로 접는다.	0	1	
무릎 위에 놓는다.	0	1	
[시공간구성 능력 - 도형 모사] 17. (겹친 오각형 그림을 가리키며) 여기에 오각형이 겹쳐져 있는 그림이 있습니다. 이 그림을 아래 빈 곳에 그대로 그려 보십시오. 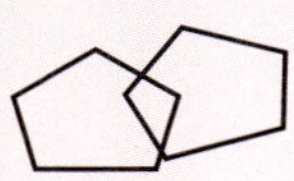	0	1	1) 다섯 개의 변을 가진 2개의 도형이 사각형을 이루며 겹쳐져 있으면 정답으로 한다. 2) 정확한 각이 이루어지지 않더라도 변이 5개가 있으면 정답으로 하며, 각 변 사이 간격은 최대 0.3cm까지 가능하나 그 이상 벌어지는 경우에는 오답으로 한다.
[판단 및 추상적 사고력] 18. 옷은 왜 빨아서 입습니까?	0	1	"더러우니까", "깨끗하게 입으려고" 등의 위생과 청결에 대한 내용이면 정답 처리
19. "티끌 모아 태산"은 무슨 뜻입니까?	0	1	"아무리 작은 것이라도 모이고 모이면 큰 것이 된다. 조그만 것을 모아 크게 된다. 아껴야 한다." 등의 내용이면 정답 처리

[표 6-3] **치매 선별용 한국어판 간이정신상태검사 (MMSE-DS)[13](계속)**

〈치매 선별용 한국어판 간이정신상태검사 (MMSE-DS) 결과판정 기준표〉								
학력	**0~3년**		**4~6년**		**7~12년**		**13년 이상**	
연령	**여**	**남**	**여**	**남**	**여**	**남**	**여**	**남**
60~69세	19	20	23	24	25	25	26	26
70~74세	18	21	21	23	25	25	26	26
75~79세	17	20	21	22	24	25	26	25
80세 이상	16	18	20	22	24	24	27	25
각 학력/연령/성별 기준에 따라 위 표에 제시된 점수 이하일 경우 진단검사로 의뢰함								

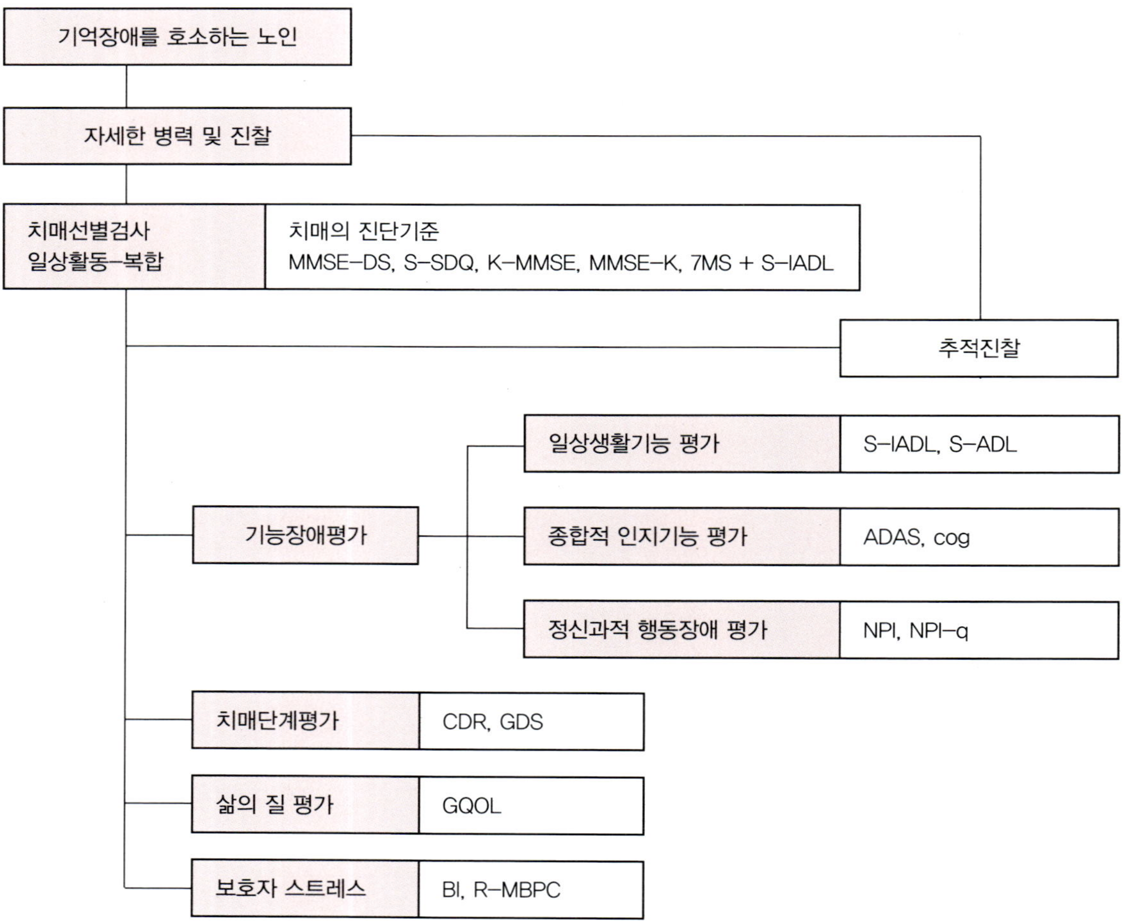

【 그림 6-1 】 **치매 평가 검사의 일반적인 과정**

위의 그림에 언급된 치매노인과 그 가족을 대상으로 사용가능한 평가도구들의 예와 각각의 사용에 대한 설명은 이 장의 부록에 제시되어 있다.[3, 4]

중재

1. 치매노인을 위한 중재

(1) 의사소통

- 항상 노인을 존경하는 마음으로 대하며 서두르지 말고 인내심을 갖고 대화한다.
- 휠체어에 앉은 노인과 대화할 때는 한쪽 무릎을 꿇고 눈높이를 맞추어 노인이 대화 시 힘이 들지 않도록 배려한다.
- 언어는 가능한 일관성 있게 같은 단어를 사용한다.
- 천천히 친절하게 말하되 고음보다는 중저음으로 말하는 것이 잘 들린다.
- 때로는 body language를 사용하거나 이해를 도울 수 있는 그림이나 글을 사용하는 것이 도움이 된다.
- 경도의 인지장애의 경우 잘못 이해한 부분은 즉시 재확인을 하는 것이 좋다.
- 중증의 인지장애의 경우 잘못 이해하며 이야기할 때 재확인하기 보다는 감정을 자극하지 않도록 인정하거나 주제를 일상적인 이야기로 돌린다.
- 중증 치매노인의 경우 때로는 전혀 대화가 되지 않거나 직원을 모욕하는 상황이 생길 수도 있다. 이때는 침착하게 행동하고 노인의 감정을 자극하지 않도록 해야 한다.[9-11]

(2) 안전관리

- 치매노인의 안전관리에서 가장 중요한 것은 평상 시 행동관찰을 통해 어떠한 상황이 노인을 흥분시키는가를 파악하고 주의를 기울여 그러한 상황이 발생하지 않도록 하는 것이다. 때로는 가족의 방문 시 대화내용이 노인을 자극시킬 수도 있다.
- 노인이 위험행동을 보이면 천천히 접근하여 안심시키고 노인의 관심을 다른 곳으

로 돌리고 주위의 위험한 물건은 없애고 가능하면 다른 노인의 접근을 차단하는 것이 좋다. 이때 노인을 설득하거나 문제를 파악하기 위해서 지속적으로 추궁한다면 노인이 더욱더 흥분할 수 있기 때문에 설득하기 보다는 있는 그대로를 인정하며 주의를 다른 곳으로 돌리는 것이 중요하다.

- 위험사고가 발생하면 처방된 약물을 투여하거나 격리하는 등 신속히 처리하고 다른 노인들을 자극하지 않도록 가능한 빨리 일상생활로 복귀한다.
- 평소에 노인의 성향에 따라 음악, 운동, 놀이 등의 활동 프로그램을 적절히 활용하여 스트레스를 해소하도록 한다.[5,9–12]

(3) 일상생활관리[14]

① 구강위생

- 완전도움이 필요한 경우
  - 양치질 하는 데 노인이 도움을 필요로 하는 범위를 규명한다.
  - 노인에게 케어를 제공하기 전 단계별로 내용을 설명한다.
  - 침상위: 양치도구를 순서대로 배열하여 케어를 제공한다. 부드러운 칫솔을 사용한다.
  - 세면대: 휠체어 등으로 이동의자에 노인을 옮겨 양치할 수 있도록 케어를 제공한다. 거울을 보며 하도록 한 동작씩 보여준다.
  - 양치를 끝마친 후 불편한 정도를 확인한다.
  - 주의사항: 양치를 거부하는 경우 물치약을 가제에 묻혀 닦아준다. 치매약물은 구강건조를 유발시키므로 필요시 무가당 사탕을 물도록 한다.

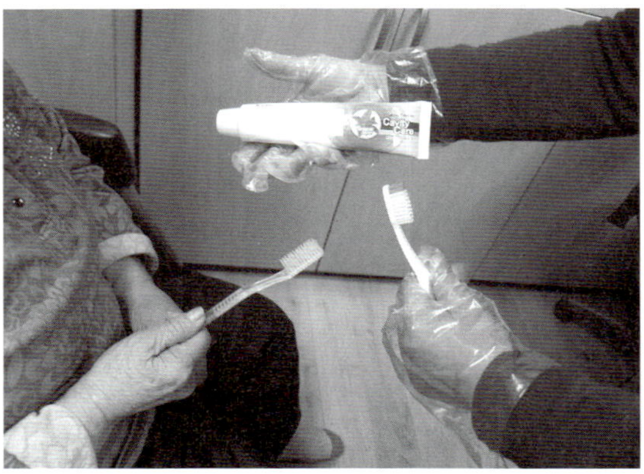
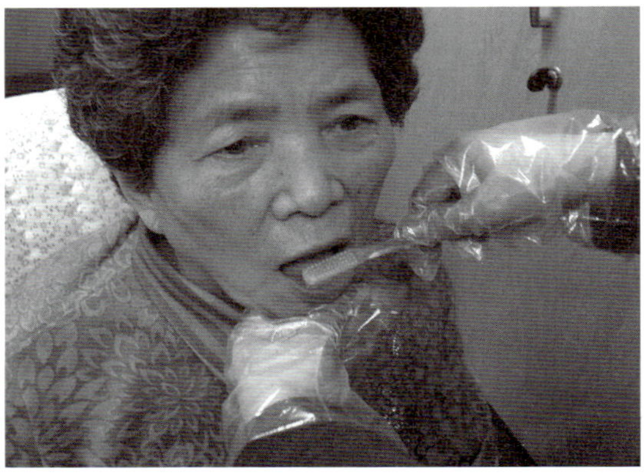

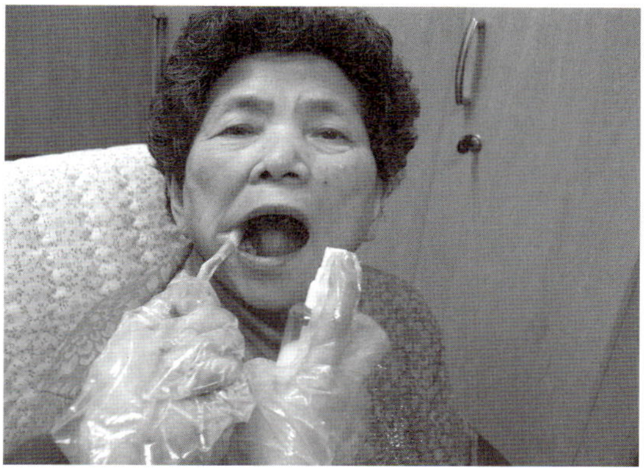

- 불완전도움이 필요한 경우
  - 양치질 하는 데 노인이 도움을 필요로 하는 범위를 규명한다.
  - 노인에게 케어를 제공하기 전 단계별로 내용을 설명한다.
  - 침상위: 양치도구를 준비하여 케어를 제공한다.
  - 세면대: 세면대로 노인이 오시면 스스로 할 수 있도록 격려한다.
  - 양치를 끝마친 후 불편한 정도를 확인한다.

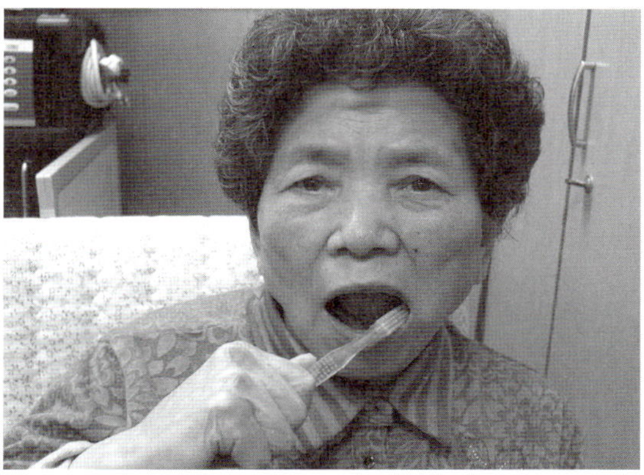

② 식사

- 완전도움이 필요한 경우
  - 식사하는 데 노인이 도움을 필요로 하는 범위를 규명한다.
  - 노인에게 케어를 제공하기 전 단계별로 내용을 설명한다.
  - 음식은 노인의 연하기능에 따라 섭취하기 좋은 형태로 준비하고 먹기 좋은 온도를 유지한다. 매일 일정한 시간에 식사하도록 한다.

- 숟가락, 젓가락 등 음식 먹는 도구사용에 어려움이 있으므로 가까이 앉아서 인내심을 가지고 칭찬하며 격려의 말을 아끼지 않는다.
- 식사를 도우며 연하기능 및 흡인의 가능성을 파악한다. 구강건조를 막기 위해 식사전이나 식사 도중에 물을 조금씩 마시도록 한다.
- 사래로 인한 흡인성 폐렴을 예방하기 위해 필요시 점성분말(Thickening powder)를 사용하거나 점성이 있는 음료를 사용한다.
- 손이 떨리는 경우 혹은 필요시 음료컵에 빨대를 사용하도록 한다.
- 와상노인일 경우 상반신을 높게 하고 방석, 쿠션 등을 등에 대서 편안하게 해준다.
- 식사시간을 충분히 준다.
- 식사하는 데 불편한 점 등을 확인한다.
- 매 식사 후 섭취량을 기록한다.

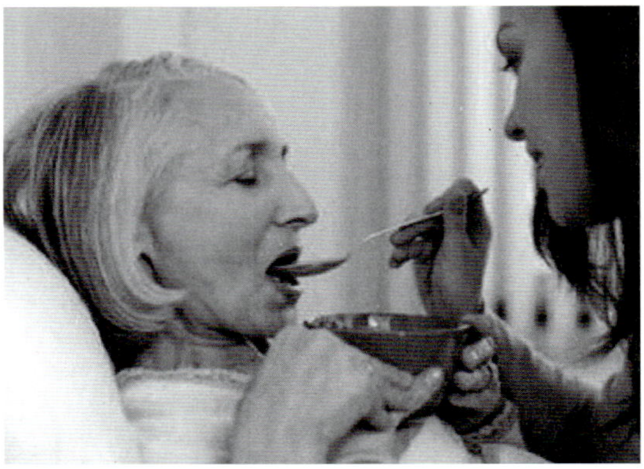

- 불완전도움이 필요한 경우
  - 식사하는 데 노인이 도움을 필요로 하는 범위를 규명한다.
  - 노인에게 케어를 제공하기 전 단계별로 내용을 설명한다.
  - 음식을 입으로 가져갈 수 있도록 지지한다.
  - 스스로 할 수 있는 것들은 스스로 할 수 있도록 격려한다.
  - 젓가락을 사용하지 못하는 노인에게는 숟가락이나 포크를 제공한다.
  - 매 식사 시마다 저작기능과 연하기능을 확인한다.

- 사래로 인한 흡인성 폐렴을 예방하기 위해 필요시 점성분말(Thickening powder)를 사용한다.
- 손이 떨리는 경우 혹은 필요시 음료컵에 빨대를 사용하도록 한다.
- 갑자기 새로운 음식을 내 놓지 않도록 한다.
- 식사 후에는 식사시간, 식사 양 및 만족도를 파악한다.
- 매 식사 후 섭취량을 기록한다.

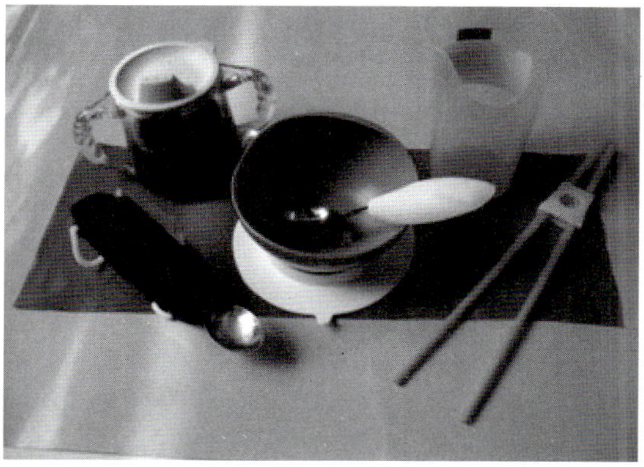

③ **세면**

- 완전도움이 필요한 경우
  - 세수하는 데 노인이 도움을 필요로 하는 범위를 규명한다.
  - 노인에게 케어를 제공하기 전 단계별로 내용을 설명한다.
  - 침상위: 세면도구, 미지근한 물, 수건 등을 준비하여 케어를 제공한다.
  - 세면대: 휠체어 등으로 이동의자에 노인을 옮겨 세수할 수 있도록 케어를 제공한다.
  - 세수를 끝마친 후 불편한 정도를 확인한다.

- 불완전도움이 필요한 경우
  - 세수하는 데 노인이 도움을 필요로 하는 범위를 규명한다.
  - 노인에게 케어를 제공하기 전 단계별로 내용을 설명한다.
  - 침상위: 세면도구, 미지근한 물, 수건 등을 준비하여 케어를 제공한다.

- 세면대: 세면대로 노인이 오시면 스스로 할 수 있도록 격려한다.
- 세수를 끝마친 후 불편한 정도를 확인한다.

④ **목욕**

● 완전도움이 필요한 경우
- 목욕하는 데 노인이 도움을 필요로 하는 범위를 규명한다.
- 목욕을 거절하거나 싫어하는 경우 평소 관계가 좋은 직원이 시도한다.
- 목욕은 최소 2인 이상의 동성 직원이 시행한다.
- 노인에게 케어를 제공하기 전 단계별로 내용을 설명한다.
- 침상: 더운 목욕물을 준비하고 목욕장소의 실온이 목욕하기에 적절한 온도가 되도록 한다.
- 목욕실: 휠체어 등으로 이동의자에 노인을 옮겨 목욕할 수 있도록 케어를 제공한다. 목욕실 온도는 26℃이상을 유지한다.
- 목욕 중 피부 상태를 사정한다.
- 목욕이 끝마친 후 불편한 정도 등을 확인하고 보습제를 사용하여 피부건조를 예방한다.
- 체온이 손실되지 않도록 보온을 유지한다.

● 불완전도움이 필요한 경우
- 목욕하는 데 노인이 도움을 필요로 하는 범위를 규명한다.
- 노인에게 케어를 제공하기 전 단계별로 내용을 설명한다.
- 목욕실: 휠체어 등으로 이동의자에 노인을 옮겨 목욕할 수 있도록 케어를 제공한다.
- 노인이 가능한 한 편한 자세에서 손잡이를 잡게 하거나 의자에 앉도록 하는 등 안정된 자세에서 목욕하도록 한다.
- 가능한 한 노인 스스로 할 수 있는 것은 하도록 인내심을 가지고 돕는다.
- 비누칠한 수건을 주어 스스로 자신의 몸을 닦도록 한다.
- 목욕을 끝마친 후 불편한 정도 등을 확인하고 보습제를 사용하여 피부건조를 예방한다.

- 체온이 손실되지 않도록 보온을 유지한다.

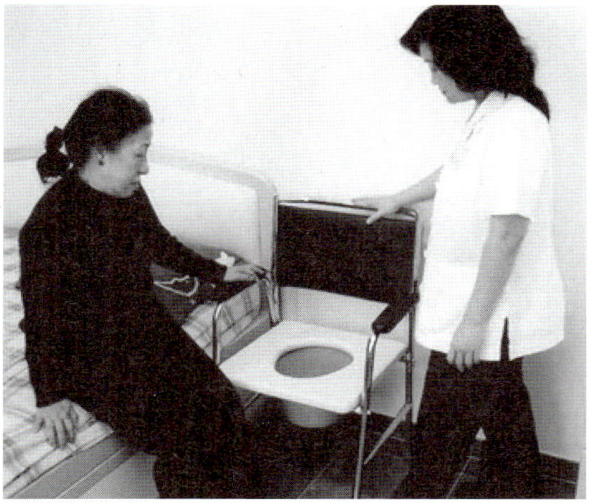

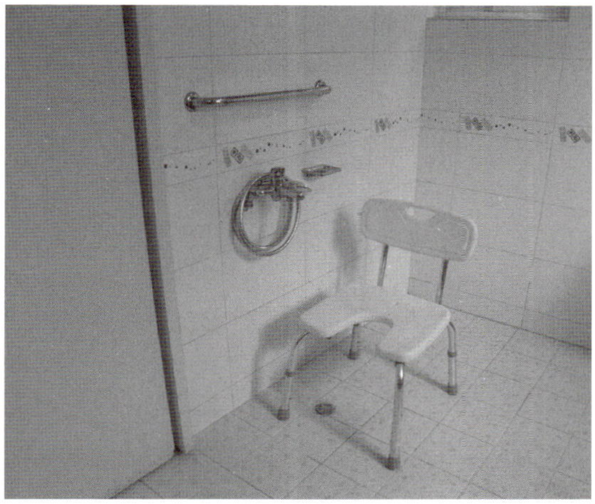

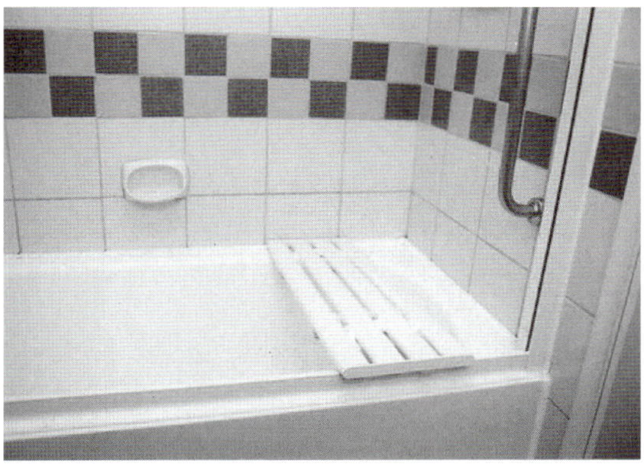

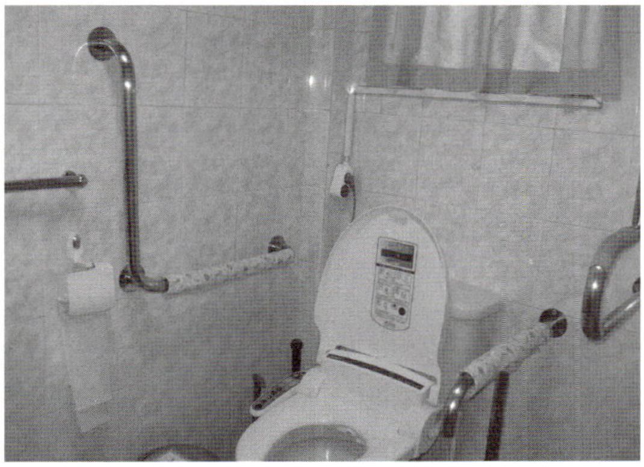

⑤ **옷 입고 벗기**

- 완전도움이 필요한 경우
  - 옷을 입고 벗는 데 노인이 도움을 필요로 하는 범위를 규명한다.
  - 노인에게 옷을 입고 벗는 단계별로 케어를 제공하기 전 내용을 설명한다.
  - 평상시 좋아하는 색상과 디자인을 고려한다.
  - 손상된 사지부터 옷을 입힌다.
  - 서두리지 말고 충분한 시간을 준다.
  - 옷 벗고 입는 데 불편한 점을 확인한다.
  - 재활이 필요할 경우 의뢰한다.

- 불완전도움이 필요한 경우
  - 옷을 입고 벗는 데 있어서 노인이 도움을 필요로 하는 범위를 규명한다.
  - 노인에게 옷을 입고 벗는 단계별로 케어를 제공하기 전 내용을 설명한다.
  - 노인의 협조를 받아 불편한 사지부터 옷을 입히고 벗을 때는 건강한 사지부터 옷을 벗도록 케어를 제공한다.
  - 단추 잠그기, 바지 올리기와 같이 스스로 가능한 것은 스스로 하게 한다.
  - 옷 벗고 입는 데 불편한 점을 확인한다.
  - 재활이 필요할 경우 의뢰한다.

⑥ **체위 변경**

- 완전도움이 필요한 경우
  - 체위를 변경하는 데 노인이 도움을 필요로 하는 범위를 규명한다.
  - 노인에게 케어를 제공하기 전 단계별로 내용을 설명한다.
  - 특별한 계획에 따라 적어도 2시간마다 체위 변경을 실시한다.
  - 체위 변경 후 피부상태나 불편한 곳이 있는지를 확인한다.

- 불완전도움이 필요한 경우
  - 체위를 변경하는 데 노인이 도움을 필요로 하는 범위를 규명한다.
  - 노인에게 케어를 제공하기 전 단계별로 내용을 설명한다.
  - 병변이 있는 몸의 일부분을 적절하게 고정시키거나 움직임을 지지한다.
  - 의자의 등받침을 댄다.
  - 체위 변경 후 피부상태나 불편한 곳이 있는지를 확인한다.

⑦ **배설**

가. 대변 조절하기

- 완전도움이 필요한 경우
  - 노인이 언제 지지적인 도움으로 일상적인 배변을 자유롭게 할 수 있는지를 사정한다.
  - 일상적인 배변간호 양상을 설정한다.

- 노인에게 케어를 제공하기 전 단계별로 내용을 설명한다.
- 적절한 암시를 제공한다.
- 환의 아래 보호패드를 사용하고, 필요하면 교환하도록 대상자를 격려한다.
- 대변조절에 있어 불편한 점을 확인한다.

● 불완전도움이 필요한 경우
- 대변 조절하는 노인이 도움을 필요로 하는 범위를 규명한다.
- 옷은 조이지 않고 벨트나 단추대신 고무줄을 넣은 바지를 권장한다.
- 노인에게 케어를 제공하기 전 단계별로 내용을 설명한다.
- 변의를 느끼면 표현하도록 교육한다.
- 성공적으로 수행하면 칭찬한다.
- 노인에게 화장실 환경, 시간, 장소를 인지시킨다.
- 대변 조절에 있어 불편한 점을 확인한다.

나. 소변 조절하기

● 완전도움이 필요한 경우
- 소변을 조절하는 데 있어 도움을 필요로 하는 범위를 규명한다.
- 노인에게 케어를 제공하기 전 단계별로 내용을 설명한다.
- 노인에게 요의를 느끼면 표현하도록 교육한다.
- 가능한 한 피부를 깨끗하고 건조하게 유지한다.
- 소변 조절에 있어 불편한 점을 확인한다.

● 불완전도움이 필요한 경우
- 소변을 조절하는 데 있어 도움을 필요로 하는 범위를 규명한다.
- 옷은 조이지 않고 벨트나 단추대신 고무줄을 넣은 바지를 권장한다.
- 요실금의 경우 저녁 8시 이후로는 수분섭취를 제한한다.
- 노인에게 케어를 제공하기 전 단계별로 내용을 설명한다.
- 보호패드와 보호장구는 소변 조절하는 절차를 실패했을 때단 사용하고 적어도 4~6주 동안 시도한다.

- 성공적으로 소변을 조절하면 칭찬을 한다.
- 소변 조절에 있어 불편한 점을 확인한다.

(4) 문제행동(행동심리증상: BPSD) 관리[3, 5, 10~12]

① 우울과 위축

- 노인이 무가치하다고 느끼는 상황을 관찰한다.
- 특정 사람에 의해 우울이 촉진되는 경우 편안한 사람과 시간을 보내도록 한다.
- 과거 취미 등 활동 프로그램을 활용한다.
- 환경은 자극적이거나 우울을 강화하지 않도록 조성한다.

② 의심

- 설득하거나 반박하기보다 잃어버려서 안 됐다고 수긍하고 찾아보거나 다른 일을 하도록 기분전환을 유도한다.
- 물건을 찾은 경우 노인을 비난하지 않는다.
- 돌보는 사람이 바뀔 때 지나치게 가깝게 접근하지 않는다.
- 건강에 위험할 정도로 심하게 의심할 때 의사와 상의한다.

③ 망상

- 옆에서 도와줄 것임을 확신시킨다.
- 망상은 하나의 증상이므로 돌보는 사람이 이해하여 고통받지 않도록 한다.

④ 환각

- 증세가 심하지 않고 위험하지 않으면 인정하고 기다린다.
- 돌보는 사람이 도와주겠다고 안심시킨다.
- 건강을 위협할 정도라면 항정신성 제제를 고려하여 의사와 상의한다.

⑤ 배회와 방황

- 배회를 초래할 수 있는 배고픔이나 불편감, 요의 등의 물리적인 요인을 파

악한다.

- 나가고 싶어하는 상황을 파악한다(외투를 보거나, 저녁 시간일 때).
- 출입문에 경보장치를 하거나 안전장치를 설치한다.
- 감금이나 억제대 사용은 흥분과 신체손상을 유발시키므로 옆에서 같이 이야기하며 걷다가 자연스럽게 돌아오도록 한다.
- 배회가 심한 경우 이름과 연락처가 적힌 목걸이, 팔찌 등을 이용한다.
- 시설 내에서 돌아다니는 길은 안전하게 정리한다.
- 오랫동안 배회하여 피로하므로 쉴 수 있도록 배려한다.

⑥ 물건을 뒤지거나 훔치고 쌓아둠

- 물건을 억지로 빼앗거나 강제로 노인의 행동을 억제하지 않는다.
- 노인의 관심이 멀어졌을 때 알지 못하게 제자리에 돌려 놓는다.
- 주로 가져오는 물건을 파악하여 개인 서랍에 마련해준다.
- 돌보는 사람들에게 사전에 알려 노인을 당황시키지 않도록 한다.

⑦ 파괴적 행동반응

- 노인의 행동 양상을 관찰하여 유발하는 사건을 사전에 예방한다.
- 규칙적인 일상생활을 통해 자신의 활동을 예측할 수 있게 한다.
- 수준에 맞게 의사결정권을 준다(숟가락을 쥐어 줌).
- 한 번에 한 가지씩 제시한다.
- 이상행동 시 자극을 주지 말고 쉬도록 한다.
- 노인을 이해함을 표현한다.
- 여유를 두고 관심을 돌린다.
- 의도적인 행동이 아니므로 돌보는 사람은 부정적인 감정을 가지고 대하지 않도록 한다.

⑧ 석양증후군

- 석양증후군이란 일몰증후군이라고도 하며 해가 지면 감각자극이 감소하여 자극들을 분명하게 구분하기 어려워지고 일일 리듬에 교란이 와서 착란이

심해지고 불안정해지는 증상이다.
- 저녁에 피로가 몰리지 않도록 오전에 주로 활동하도록 한다.
- 저녁 시간에 가능한 많은 시간을 함께하여 보호받는 느낌을 주도록 한다.
- 발마사지와 손마사지, 음악요법, 아로마요법 등 이완요법을 사용한다.
- 배회 시 강제로 눕히지 말고 피로해서 잠이 들 수 있도록 안전한 곳에서 서성이도록 허용하고 불을 켜준다.

(5) 치매관련 약물의 특성

치매노인이 주로 복용하는 약물과 효능을 알고 부작용을 잘 살펴서 그로 인한 합병증을 예방하여야 한다([표 6-4] 참조).

2. 노인요양시설 거주노인의 치매 예방

(1) 치매 예방법

- 치매를 유발하는 뇌혈관 질환을 예방한다.
- 위험징후를 직원에게 교육한다.
- 두부외상을 예방한다.
- 흡연과 음주를 관리한다.
- 독성물질에 노출되지 않도록 한다.
- 두뇌활동을 지속하도록 프로그램을 계획한다.
- 긍정적 생활태도로 스트레스를 적절히 관리하도록 한다.
- 면역기능을 유지하도록 한다. [2,3]

(2) 치매 예방 중재요법

- 손과 발의 운동을 통한 뇌의 활동 자극(걷기운동, 뜨개질, 공작물 만들기, 그림 그리기)
- TV 시청처럼 보고 즐기는 단순 활동보다는 신문 사설 읽기나 퀴즈 등 두뇌를 사용하는 활동 수행
- 사람들과 어울리는 사교활동 유지

[표 6-4] **치매관련 약물**

약물명	사진	용법/용량	효능	부작용
Donepezil (Aricept®) Cholinesterase inhibitors	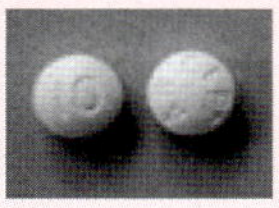	1일 1회/ 초기용량 5mg을 4~6주간 투여 후 10mg으로 증량	경도-중증의 알츠하이머병의 원인인 acetylcholine파괴를 예방	일시적인 오심, 구토, 설사, 두통
Memantine (Namenda®) NMDA 수용체 차단제	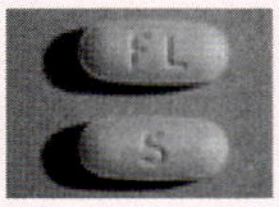	1일 2회/ 첫주 5mg -아침 5mg(1/2정), 둘째 주 10mg - 아침 저녁 5mg(1/2정)씩, 셋째 주 15mg - 10mg(1정), 저녁 아침 5mg(1/2정), 넷째 주 유지용량 20mg - 아침 저녁 1정씩	중증도-중증의 알츠하이머병에서 glutamate 활성 조절	**초조증상이 나타날 수 있고 심하면 환각도 나타날 수 있지만 용량 조절로 완화 가능**
Levodopa (Sinemet® or Atamet®) 도파민전구체	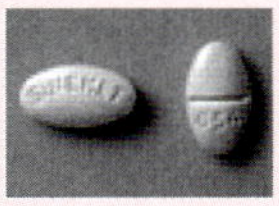	1회 100~125mg 1일 100~300mg에서 시작하여 매일 또는 격일로 레보도파로서 100-125mg씩 증량하되, 최적 투여량을 정하여 유지	파킨슨병에서 slowness, stiffness, tremor 감소	오심, 구토, 식욕부진, 기립성 저혈압, 행동장애
Amantadine (Symmetrel®)	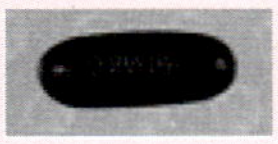	1일 100mg 2회	파킨슨병에서 fatigue, tremor, bradykinesia 감소	현운, 불면증, 과민성, 혼돈, 환각, 구강건조, 변비, 오심, 구토, 발목부종, 신독성 등
Anticholinergic (Akineton®) 항콜린제	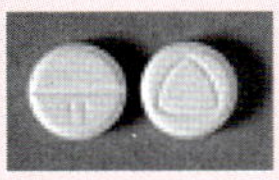	2mg 1일 3~4회	파킨슨병에서 tremor, rigidity 감소	구강건조, 변비, 몽롱한 시야, 뇨저류, 기억력 감소
Selegiline (Eldepryl®) MAO-B저해제	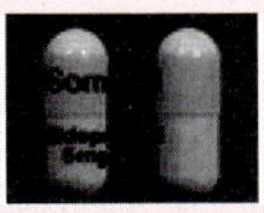	5mg 1일 2회	파킨슨병에서 enzyme MAO-B 억제	환각, 구토, 구강건조, 기립성 저혈압
Nortriptyline (Sensival®) 항우울제	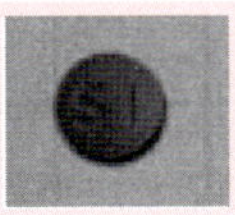	1회 10~25mg 1일 3회 경구투여	우울증 또는 우울 상태 개선	**졸음, 주의력-집중력-반사운동능력 저하, 자살기도위험, 환각, 불면, 이명 등**
Fluoxetine (Prozac®) 항우울제	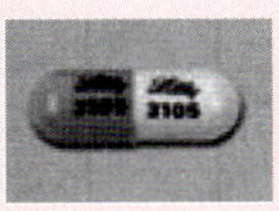	1일 1회 20mg 오전에 경구투여	우울증 개선	불안, 신경과민, 불면, 식욕부진, 오심, 설사, 어지러움, 발진 등
Risperidone (Risperdal®) 항정신제제	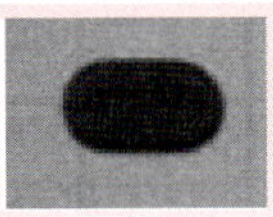	초기용량은 0.25mg씩 1일 2회 투여, 최적용량은 0.5mg 1일 2회	치매환자의 행동장애 및 정신분열병 개선	정먹혈전증, 파킨슨증, 요실금, 노인사망률증가 등

- 균형있는 식이(항산화 식이, 염분과 지방 감소)
- 스트레스 관리
- 환경온도 적절히 유지
- 집단운동
- 정상체중 유지
- 종교활동, 이완요법, 명상요법 등 마음의 안정을 도모하는 훈련([표 6-5] 참조).[3,5,15]

[표 6-5] **치매 예방 생활수칙 (PASCAL 건강수칙 = 진인사대천명)**[16]

P	Physical activity	진	진땀나게 운동하고
A	Anti-smoking	인	인정사정없이 담배 끊고
S	Social activity	사	사회활동
C	Cognitive activity	대	대뇌활동
A	Alcohol – in moderation	천	천박하게 술 마시지 말고
L	Lean body mass and healthy diet	명	명을 연장하는 식사를 할 것

① P: **규칙적으로 운동을 한다.**

- 걷기와 같은 적은 운동량도 규칙적으로 한다.
- 일반 노인의 경우 약간 숨이 차고 땀나는 운동을 1주일에 3회 정도 한다.
- 휠체어를 사용하는 경우 음악에 따른 휠체어 체조를 활용한다.

② A: **금연한다.**

- 흡연은 혈관을 축소시켜 알츠하이머병에 걸릴 위험이 높다.
- 금연 후 6년이 지나면 인지장애 확률이 40% 감소한다.
- 시설 내에서는 반드시 금연하며 외출 시에도 금연할 것을 가족에게 교육시킨다.

③ S: **사회활동을 한다.**

- 사람들을 만나 친목을 도모한다.
- 여가활동을 즐긴다(영화 감상, 친목 단체활동, 화초 가꾸기, 뜨개질 등 2가지 이상 하면 치매 위험이 60%, 3가지 이상 하면 80%가 감소한다).

④ C: **두뇌활동을 한다.**

- 머리를 쓰는 활동을 한다(퀴즈게임, 오락, 글쓰기, 미술요법 등)
- 컴퓨터, 악기, 외국어 등을 배운다.
- 특히 피아노와 같이 두뇌와 청각, 촉각, 시각 등 오감각을 동시에 사용하는 활동은 인지기능 향상에 매우 좋다.

⑤ A: **금주한다.**

- 알코올성 치매처럼 음주는 인지장애 확률을 1.7배 높인다.
- 금주하지 못하는 경우 일주일에 3회 이하로 한 번에 1~2잔으로 줄인다.
- 시설에서는 금주를 원칙으로 하되 처방에 따라 제한적으로 허용하기도 한다.
- 항우울제 등 항정신성 약물의 경우 알코올과 함께 복용하면 호흡곤란 등 약물의 부작용을 악화시키므로 금기이다.

⑥ L: **뇌 건강 식사를 한다.**

- 지방이 많은 육류보다는 생선을 섭취한다.
- 채소와 과일을 매일 섭취한다.
- 우유를 섭취한다.

위의 내용을 종합하여 치매노인을 돌볼 때 [표 6-6]의 체크리스트를 따른다.

[표 6-6] **노인요양시설에서 사용하는 치매노인 관리 체크리스트**

		내용	합리적인 근거
1		치매의 원인질환 파악([표 6-1] 참조)	원인에 따라 질병양상과 치료방법이 다름
2		인지기능정도 파악(MMSE-DS)	치매진행과정을 정규적으로 파악하여 적절한 관리를 제공해야 하기 때문
3		일상생활능력 파악(ADL)	인지기능 장애로 인한 일상생활능력을 파악하여 의존도에 따른 케어인력배치를 위함
4		문제행동(BPSD) 파악	노인과 직원의 안전을 위해 정규적인 확인이 필요
5		복용하는 약물 및 부작용 파악([표 6-4] 참조)	약물투여의 정확성과 약물부작용으로 인한 안전사고를 조기에 예방하기 위함
6		평상 시 노인의 생활패턴을 관찰하여 증상악화 혹은 완화요인을 지속적으로 기록	증상악화 혹은 완화요인을 파악하여 문제행동을 예방하기 위함
7		의사소통 양식 준수	치매노인의 상태를 이해하고 개선하기 위함
8		안전관리 양식 준수	안전사고를 예방하기 위함
9		일상생활관리 양식 준수	안전한 케어를 제공하기 위함
10		문제행동관리 양식 준수	문제행동을 개선하기 위함
11		치매 예방 양식 준수	시설노인의 치매 발생을 예방하기 위함
12		치매노인을 돌보는 직원교육	안전하고 질 높은 케어를 제공하기 위함

사례

※ 사례 소개

오후 7시경 저녁식사를 마치고 양치와 세안을 위해 거실에 모여 있는 노인들을 각자의 방으로 옮기고 있던 중 치매에 걸린 75세 남성이 옆에 있던 86세 여성과 갑자기 말다툼을 벌이다 여성을 들어올려 바닥에 던지고 테이블을 발로 차고 있다. 여성은 바닥에 이마를 부딪치고 쓰러져 있다. 대상별 적절한 대처는 무엇인가?

1) 75세 치매남성:
2) 86세 여성:
3) 거실의 노인들:
4) 직원들:

● 올바른 대처법

1) 75세 치매남성: 안전한 곳으로 옮긴 후 진정될 수 있도록 처방된 진정제(Ativan)를 투여하고 손상이 없는지 사정한다. 1시간 동안 15분 간격으로 행동상태, 의식상태, 활력징후를 관찰하며 안정된 상태로 돌아오면 방으로 안내한다. 담당직원들과 함께 86세 여성과 말다툼을 유발한 사건이 있었는지를 확인하고 지난 일주일간의 기록을 검토하여 처방약물의 추가 및 용량 변화가 있었는지, 부작용, 특별한 변화가 있었는지 확인하고 자세한 기록을 남긴 후 의사와 상의한다. 남성을 고위험 노인으로 분류하여 일주일간 이상행동을 매일 관찰기록한다.

2) 86세 여성: 여성이 누운 상태에서 수건으로 이마를 받쳐주며 외상을 확인한다. 누운 상태에서다른 부위의 골절이나 외상이 없는지 머리부터 발끝까지 신체선열을 따라 사정한다. 의식상태 및 혈압과 맥박 등 활력증후를 측정한다. 만일 이마에 외상의 흔적이 있으면 뇌출혈의 위험이 있으므로 정밀검사를 위해 119를 호출하여 병원으로 보낸다. 만일 외상과 골절의 흔적이 없다면 치료실에 옮겨 처방된 안정제를 투여하고 1시간 이상 의식상태와 활력증후를 15분 간격으로 관찰한 후 안정된 상태로 돌아오면 방으로 옮긴다. 사건보고서를 작성한다. 여성은 일주일간 고위험 노인으로 분류하여 인지기능변화, 골절, 출혈, 피부손상 등을 매일 관찰기록한다.

3) 거실의 노인들: 노인들이 흥분하지 않도록 모든 일을 조용히 신속하게 처리하고, 나머지 직원은 일관되게 활동을 지속한다.

4) 직원들: 치매노인의 문제행동은 예방이 중요함을 교육하고 위의 상황을 가지고 대처방법을 토론하고 추가교육한다.

부록 A 치매 평가도구

간이정신상태검사(MMSE-K)[17]

영역	내용	점수
지남력	1. 오늘은 ____년 __월 __일 __요일 __계절 (각 1점 = 0-5점)	
	2. 당신의 주소는 ___도(시) ___군(시,구) ___면(동) ___리 (각 1점 = 0-4점) 리에 해당되는 게 없으면 (여기는 어떤 곳? 예, 학교, 시장, 병원, 가정집 등)	
	3. 여기는 무엇을 하는 곳입니까?(마당, 안방, 화장실, 진찰실 등) (1점)	
기억등록	4. 기억력 검사: 기억력 검사임을 미리 밝히고 이름 세가지(예, 나무, 자동차, 모자)를 1초 간격으로 정확하고 천천히 말한 직 후 따라 하게 함. 노인이 주의집중이 안되어서 반복에 실패했다고 판단될 때는 전혀 다른 항목으로 재시행 (0-3점) 세 단어를 완전히 따라할 때까지 반복제시. 6회 시행 후에도 세 개를 다 따라하지 못하면 기억회상 항목은 시행않음	
주의집중 및 계산	5. 100-7=___ -7=___ -7=___ -7=___ -7=___ (0-5점) 전항과의 차이가 7이면 맞는 것으로 간주 노인이 하지 못하거나 않으려고 할 때 '삼천리강산'을 거꾸로 말하게 하여 올바른 배열에 있는 글자 수로서 채점	
언어기능	6. 물건 이름 맞히기 (연필, 시계) (0-2점)	
	7. 오른손으로 종이를 집어서/ 반으로 접어서/ 무릎 위에 놓기 (0-3점)	
기억회상	8. 앞에서 이야기한 물건 이름 세가지 (0-3점)	
언어기능	9. 오각형 두 개를 겹쳐서 그리도록 한다 (0-1점) 떨림, 위치가 돌아감 등은 무관 10개의 각이 분명하고 두 오각형이 겹쳐져 있으면 점수 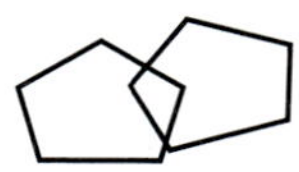	
	10. '간장공장 공장장' 따라하기 (0-1점)	
이해 및 판단	11. 옷은 왜 빨아서 입습니까? (0-1점) 깨끗하라고, 더러워서 등 위생에 대한 답을 할 때, 즉 문항을 이해할 경우	
	12. 길에서 남의 주민등록증을 주웠을 때 어떻게 하면 쉽게 주인에게 돌려줄 수 있겠습니까? (0-1점) 우체국에 관련된 대답에만 1점, 동사무소, 지서, 면장 등은 오답	
총점	30점 만점	

* 점수해석: 20~23점 치매의심, 19점 이하 확정적 치매, 무학인 경우+4점

부록 B 치매 평가도구

간이정신상태검사(K-MMSE)[18]

항목		반응	점수
지남력(시간)	년 (1점)		
	월 (1점)		
	일 (1점)		
	요일 (1점)		
	계절 (1점)		
지남력(장소)	나라 (1점)		
	시,도 (1점)		
	무엇을 하는 곳 (1점)		
	현재 장소명 (1점)		
	몇 층 (1점)		
기억등록	비행기 (1점)		
	연필 (1점)		
	소나무 (1점)		
주의집중 및 계산	100−7 (1점)		
	−7 (1점)		
	−7 (1점)		
	−7 (1점)		
	−7 (1점)		
기억 회상	비행기 (1점)		
	연필 (1점)		
	소나무 (1점)		
언어 및 시공간 구성	이름대기 (2점)		
	명령시행 (3점)		
	따라말하기 (1점)		
	오각형그리기 (1점)		
	읽기 (1점)		
	쓰기 (1점)		
총점	30점		

*이름대기 = 시계, 볼펜
*명령시행 = 종이를 뒤집고 1점, 반으로 접은 다음 1점, 저에게 주세요 1점
*따라말하기 = 백문이 불여일견
*그리기 = 오각형
*읽기 = 눈을 감으세요
*쓰기 = 오늘의 날씨에 대해 써보세요

* 점수해석: 20~23점 치매의심, 19점 이하 확정적 치매, 무학인 경우+4점

부록 C 치매 평가도구

S-SDQ: 단축형 삼성치매선별지[19]

치매가 의심되는 노인의 상태에 대해 가족이 직접 평가해볼 수 있는 검사지이며 최근 6개월간 노인에게 해당하는 사항에 표시한다(총 8점 이상 시 치매 의심).

내용	그렇지않다(0점)	간혹(약간) 그렇다(1점)	자주(많이) 그렇다(2점)
1. 언제 어떤 일이 일어났는지 기억하지 못한다			
2. 며칠 전에 들었던 이야기를 잊는다			
3. 반복되는 일상생활에 변화가 생겼을 때 금방 적응하기 힘들다			
4. 본인에게 중요한 사항을 잊는다(예를 들어 배우자 생일, 결혼기념일, 제삿날 등)			
5. 어떤 일을 해놓고 잊어버려 다시 반복한다			
6. 약속을 해놓고 잊는다			
7. 이야기 도중 방금 자기가 무슨 이야기를 하고 있었는지를 잊는다			
8. 하고 싶은 말이나 표현이 금방 떠오르지 않는다			
9. 물건 이름이 금방 생각나지 않는다			
10. 텔레비전을 보고 그 내용을 이해하기가 힘들다			
11. 전에 가 본 장소를 기억하지 못한다			
12. 길을 잃거나 헤맨 적이 있다			
13. 계산 능력이 떨어졌다			
14. 돈 관리를 하는데 실수가 있다			
15. 과거에 쓰던 기구의 사용이 서툴러졌다			
총 점	( )점		

부록 D 치매 평가도구

7MS: 7분 선별검사[20]

초기단계의 알츠하이머형 치매와 정상적인 노화과정에 의한 인지기능 저하를 구별하는 더 사용한다.

• 지남력 검사

시간지남력 검사	정 답	피검자 대답	점수 계산방법	점 수
년			1년 차이 날 때마다 10점 (최대=60 점)	
월			한 달 차이 날 때마다 5점씩 (최대=30점)	
일			하루 차이 날 때마다 1점씩 (최대=15점)	
요일			요일 하나 차이 날 때마다 1점씩 (최대=3점)	
시간			30분 차이 날 때마다 1점씩 (최대=5점)	
총점 (위 다섯 항목의 합: 최대점수=113)				

• 기억력 검사 – 1부

지시: "지금부터 몇 장의 그림 카드들을 보여드리겠습니다. 각 장마다 4개의 그림들을 볼 수 있을 것입니다."

1. 지시: "보고 있는 그림들 중에 과일이 있습니다. 무엇입니까?"
2. 지시: "보고 있는 그림들 중에 동물이 있습니다. 무엇입니까?"
3. 지시: "보고 있는 그림들 중에 신체의 일부가 있습니다. 무엇입니까?"
4. 지시: "보고 있는 그림들 중에 가구가 있습니다. 무엇입니까?"

• 기억력 검사 – 2부

지시: "몇 분 전에 제가 그림이 4개씩 있는 카드 4장을 보여드렸습니다. 이제부터 아까 보았던 그림들 중에서 기억할 수 있는 것들의 이름을 모두 이야기해 보십시오."

부록 D 치매 평가도구(계속)

* 기억력 검사 채점표

	단 어	무조건회상	조건회상	점 수
1. 과일	포도			
2. 동물	호랑이			
3. 신체의 일부	발			
4. 가구	책상			
5. 연장	드라이버			
6. 신는 것	구두			
7. 악기	기타			
8. 탈 것	오토바이			
9. 장난감	팽이			
10. 야채	배추			
11. 곤충	잠자리			
12. 주방용품	냄비			
13. 배	돛단배			
14. 건물의 일부	문			
15. 새	독수리			
16. 무기	대포			

1 [ ] + 2 [ ] = 점수 [ ]

총 회상 수

점수 계산법: 1. 힌트 없이(무조건) 회상한 단어 수, 2. 힌트 듣고(조건) 회상한 단어 수
무조건회상 단어 수와 조건회상 단어 수를 합한 것이 점수(최대 16점)

- 시계그리기

지시: "시계를 그리십시오. 숫자를 모두 쓰고, 크게 그리십시오."
지시: "이제 시계 바늘을 그려 넣어서 3시 40분을 가리키게 하십시오."
※ 아래의 각 항목에 해당하면 각 1점씩 주어 채점하십시오.(최대 점수=7점)
1. 시계 판에 1부터 12까지의 숫자들이 있습니까? (아라비아 숫자나 로마 숫자)
2. 숫자들이 올바른 순서대로 되어 있습니까?

부록 D 치매 평가도구(계속)

3. 숫자들이 제 위치에 있습니까?
4. 두 개의 시계 바늘이 있습니까?
5. 시침이 제 시간('3'과 '4' 사이 중 '4'에 가까운 곳)을 가리키고 있습니까?
6. 분침이 적절히 표시되었습니까?
7. 시계 바늘들의 길이가 적절한 비율로 표시되었습니까? (시침이 분침보다 짧아야 합니다)

• 언어유창성 검사

지시: "이제 제가 어떤 종류의 이름을 말하겠습니다. 그러면 그 종류에 해당하는 이름들을 가능한 한 빠르게, 많이 말해야 합니다. 예를 들어, 제가 야채라고 하면, 배추, 감자, 시금치, 상추 등을 말해야 합니다. 이 검사에 대해서 궁금한 것이 있으십니까?"(약간의 여유를 두고) 이 검사는 60초의 저한이 있습니다.

지시: "이제 이름을 대야 할 종류를 알려드리겠습니다. 동물입니다. 아는 동물의 이름을 말하십시오."

맞는 동물 이름을 한 개 말할 때마다 아래의 칸에 하나씩 기록하십시오(적합한 동물 이름 하나당 1점).

1.	____	16.	____	31.	____
2.	____	17.	____	32.	____
3.	____	18.	____	33.	____
4.	____	19.	____	34.	____
5.	____	20.	____	35.	____
6.	____	21.	____	36.	____
7.	____	22.	____	37.	____
8.	____	23.	____	38.	____
9.	____	24.	____	39.	____
10.	____	25.	____	40.	____
11.	____	26.	____	41.	____
12.	____	27.	____	42.	____
13.	____	28.	____	43.	____
14.	____	29.	____	44.	____
15.	____	30.	____	45.	____

• 채점 요약

검사항목	점수범위	점수
지남력	113–0*	
기억력	0–16*	
시공간력(시계그리기)	0–7*	
언어유창성(동물들)	0–45*	

피검자의 치매 가능성은 웹 주소 http://medimail.co.kr/7M_CVREEN에서 한국형 로지스틱 회귀모델(logistic regression model)로 산출된 판정결과를 볼 수 있다.

부록 E 치매 평가도구

S-IADL: Seoul Seoul-Instrumental Activities of Daily Living 노인일상활동평가-복합[21]

전화사용, 돈 관리, 대중교통 이용 등 복합적인 인지기능을 요하는 활동 15문항 (7.5점 이상)

※ 최근 한달 간의 상태를 고려하여 "현재실행"과 "잠재능력" 모두 표시해 주십시오.

※"현재실행"은 실제로 지금 하고 있는지의 실행여부를 "잠재능력"은 실제로 지금 하고 있지는 않지만, 만약에 직접 한다면 얼마나 할 수 있는지 능력 여부를 평가하는 것입니다.

일상생활	현재실행	잠재능력
1. 전화사용: 필요한 전화번호를 찾기, 전화걸기, 전화받기등을 혼자 하십니까? ⓪ 모르는 전화번호도 전화번호부를 찾거나 114 안내를 통해서 전화를 건다 ① 아주 잘 아는 전화번호 몇개만 전화를 건다 ② 혼자서 전화를 받을 수는 있지만 걸지는 못한다 ③ 전혀 전화를 받지도 걸지도 못한다		
2. 물건사기, 쇼핑: 상점에 가서 필요한 물건을 고르고, 정확한 액수의 돈을 지불합니까? ⓪ 다른 사람의 도움없이 필요한 물건을 고르고 정확한 액수의 돈을 지불한다 ① 필요한 물건 한두가지 정도만 혼자서 구입하며, 도움을 주면 여러 가지 물건도 구입한다 ② 물건을 고르거나 돈을 지불할 때, 항상 동행하는 사람이 도와주어야 한다 ③ 물건을 전혀 구입하지 않는다		
3. 음식준비, 요리하기: 재료를 준비해서 요리를 하거나 밥상을 차리는데 다른 사람의 도움없이 합니까? ⓪ 다른 사람의 도움없이 직접 요리를 하고 밥상을 차린다 ① 음식을 만들어 밥상을 차리기는 하나 간이 맞지않거나 음식맛이 떨어진다 ② 누군가 음식을 만들어 놓으면, 찾아 먹거나 데워 먹기는 한다 ③ 음식준비를 스스로 하지 않는다		
4. 집안일 하기: 청소, 설거지, 집안수리, 집주변 쓸기, 손빨래 같은 집안일을 예전처럼 잘합니까? ⓪ 별다른 어려움 없이 혼자 한다 ① 설거지, 침구정리 등 몇가지 가벼운 일만 깔끔하게 하는 편이다 ② 가벼운 집안일을 하기는 하지만 깔끔하지 못해 다른 사람이 다시 손봐야 한다 ③ 집안일을 전혀 하지 않으며, 다른 사람의 도움에 전적으로 의지하고 있다		
5. 대중교통 이용: 버스, 전철, 택시 등의 대중교통을 이용하거나 직접 차를 몰고 먼거리를 다녀옵니까? ⓪ 대중교통을 이용해 혼자 다니거나, 직접 운전을 한다 ① 버스나 전철을 이용할 때 다른 사람의 도움이 필요하다 ② 택시나 자가용을 이용할 경우에도 도움이 필요하다 ③ 먼거리 여행을 하지 못한다		
6. 근거리 외출: 교통수단을 이용하지 않고 가까운 상점이나 약수터, 경로당 등 걸어서 다녀올 수 있는 곳의 외출을 도움없이 합니까? ⓪ 누군가의 도움 없이도 가까운 거리는 혼자 외출한다 ① 지리에 익숙한 몇 곳(약수터, 상점, 시장 등)만 혼자 외출한다 ② 외출을 하려면 누군가 동행해야 한다 ③ 외출을 전혀 하지 않고 집에만 있으려 한다		
7. 약 챙겨먹기 : 정해진 시간에 정해진 양의 약을 혼자서 잘 챙겨드십니까? ⓪ 도움 없이도 정확한 시간에 올바른 양의 약을 먹는다 ① 약을 준비해주면, 제시간에 혼자 약을 먹는다 ② 약 먹을 시간을 알려주면, 혼자서 약을 먹는다 ③ 약을 먹을 때마다 항상 다른 사람이 챙겨 주어야 한다		

부록 E 치매 평가도구(계속)

8. 자기 돈 관리: 용돈이나 공과금, 통장관리, 재산관리등 돈관리를 혼자 합니까? ⓪ 도움 없이도 돈관리를 할 수 있으며, 돈의 쓰임새를 알고 있다 ① 집안의 사소한 하루하루 수입지출(반찬거리, 집안용품)은 관리할 수 있으나, 공과금 납부 같은 은행 일이나 중요한 돈 관리는 누군가의 도움을 받아야 한다 ② 자신의 간단한 용돈 관리만 한다 ③ 금전관리를 전혀 하지 않는다		
9. 몸단장 및 치장: 머리빗기, 면도, 화장, 손톱깎기 등 몸단장을 혼자 합니까? ⓪ 다른 사람의 도움 없이 혼자 힘으로 직접 도구(빗, 화장품, 손톱깎기등)를 찾아서 몸단장한다 ① 도구를 찾아주면 혼자서 빗질, 면도/화장, 손톱깎기 등을 한다 ② 도구를 찾아 주어도 이중 한두 가지는 도움을 받아야 한다 ③ 다른 사람의 도움을 받지 않고는 이 모든 것들을 하지 못한다		
10. 가전제품 이용: TV, 세탁기, 청소기, 다리미, 헤어드라이어등 가전제품을 사용합니까? ⓪ 전원을 끄고 켜는 것이 가능하며, 버튼을 조작하여 작동시킬 수 있다 ① 전원을 끄고 켜는 것은 가능하며, 작동시키기 위해서는 약간의 도움이 필요하다 ② 전원을 끄고 켜는 것만 가능하다 ③ 가전제품을 사용하지 않으며, 사용하기 위해서는 전적으로 도움이 필요하다		
11. 소지품 관리하기: 옷, 안경, 지갑, 열쇠, 휴대폰 등과 같은 자신의 소지품들을 혼자 관리합니까? ⓪ 별다른 도움 없이도 자기 물건을 지정된 곳에 놓고 다시 찾을 수 있다 ① 자신의 소지품을 찾지 못하는 경우가 가끔 있다 ② 소지품을 어디에 놓았는지 찾지 못하는 경우가 자주 있다 ③ 소지품을 찾지 못해 항상 옆에서 찾아주어야 한다		
12. 문단속하기: 열쇠나 비밀번호 등을 이용하여 대문을 정확하게 열거나 닫습니까? ⓪ 다른 사람의 도움 없이도 문단속을 잘한다 ① 문단속하도록 이야기하면, 혼자 문을 열고 잠근다 ② 문단속을 하기는 하나 제대로 하지 못해 항상 확인해봐야 한다 ③ 문단속을 하지 않는다		
13. 약속과 모임 지키기: 사전에 계획된 모든 종류의 모임(야유회나 소풍, 생일, 제사) 등, 다른 사람들과의 약속이나 모임을 잘 지켰습니까? ⓪ 달력에 적어 놓거나 기억을 잘해서, 대부분의 약속을 잘 지켰다 ① 대체로 잘기억하는 편이지만, 가끔씩 잊어버리고 약속을 못 지킬 때도 있다 ② 약속이 있는 날이나 그 전날, 옆에서 약속시간을 가르쳐줘야 기억할 수 있다 ③ 약속을 가르쳐주었음에도 불구하고, 약속 자체를 기억하지 못한다		
14. 최근에 있었던 일 이야기하기: 최근 한달동안 있었던 집안 일이나, 국내의 중요한 뉴스 등에 대해 이야기합니까? ⓪ 간접적으로 전해들었거나 TV에서 본 것 등을 기억해서 이야기한다 ① 전해들은 것은 자주 잊어버리지만 직접 봤던 일에 대해서는 이야기한다 ② 직접 봤던 일도 종종 잊어버려 이야기하지 못하는 때가 있다 ③ 최근에 있었던 일을 전혀 이야기하지 못한다		
15. 여가활동, 취미생활: 예전부터 해오던 화투, 장기, 바둑, 뜨개질, 정원 가꾸기 등의 소일거리나 마실, 노인정 가기와 같은 여가, 취미생활을 합니까? ⓪ 주위의 도움 없이 자신이 원하는 취미생활을 항상 하고 있다 ① 가끔씩 취미생활을 하는 편이다 ② 취미생활이 상당히 제한되어 있어서 기껏해야 노인정에서 가서 대화하는 정도다 ③ 여가활동이나 취미생활을 하지 않는다		
총 점 (45점)		

부록 F 치매 평가도구

S-ADL: 일상활동평가-기초[22]

치매노인 가족이 평가하고 중기 이후 치매노인의 임상적인 경과와 변화를 평가하고 비교하는 데 유용하다.

※ 최근 한 달간의 상태를 고려하여 해당 사항에 표시해 주십시오.

1. 대변 가리기 대변조절을 잘 하십니까?	◎ 감독이나 도움 없이 스스로 잘 처리한다. ① 가끔씩 실수하는 편이다. ② 전혀 대변을 가리지 못하거나 관장이 필요하다.
2. 소변 가리기 소변조절을 잘 하십니까?	◎ 감독이나 도움 없이 스스로 잘 처리한다. ① 가끔씩 실수하는 편이다. ② 전혀 소변을 가리지 못하거나 기저귀 또는 요도관을 끼고있다.
3. 세수, 양치, 머리감기 세수나 양치질, 머리감기 등 기본적인 위생관리를 스스로 하십니까?	◎ 모두 스스로 할 수 있다. ① 약간의 도움이 필요하지만 혼자 할 수 있다. ② 혼자서는 불가능하며, 도움을 받아야만 가능하다.
4. 화장실 사용 및 뒤처리 대소변을 보고 난 후, 닦고 옷을 추려 입을 때, 다른 사람의 도움 없이 스스로 하십니까?	◎ 도움 없이 스스로 대소변을 본 후에 닦고 옷을 입을 수 있다. ① 약간의 도움이 필요하지만 혼자 할 수 있다. ② 혼자서는 화장실 사용 및 뒤처리 하는 것이 전혀 불가능하다.
5. 식사하기 음식을 차려주면, 다른 사람의 도움 없이 식사를 하십니까?	◎ 다른 사람의 도움 없이 식사할 수 있다. ① 반찬을 집어 주는 등 누군가가 약간 도와주기만 한다면, 혼자 식사가 가능하다. ② 대부분 누군가가 먹여 줘야 하며, 혼자 식사하는 것이 힘들다.
6. 옮겨가기 의자에서 바닥으로 옮겨 앉거나 또는 바닥에 앉아 있다가 의자로 옮겨 앉을 때에 도움이 필요합니까?	◎ 감독이나 도움 없이 혼자 옮겨 앉는 것이 가능하다. ① 약간의 도움(부축)이 필요하지만 혼자 할 수 있다. ② 전적으로 도움이 필요하며, 도움 없이는 앉지 못한다.
7. 실내거동, 보행 방에서 거실로 나온다거나 부엌이나 다른 방으로 이동 하는 경우에 다른 사람의 도움이 필요합니까?	◎ 지팡이를 사용하지 않고, 혼자 움직이는 것이 가능하다. ① 휠체어를 타거나 약간의 부축을 받아야 움직일 수 있다. ② 혼자의 힘으로 움직이는 것이 불가능하다.
8. 옷입기 내복, 외투 등을 포함하여 계절에 맞는 옷을 옷장에서 꺼내 입을 수 있고, 단추나 지퍼 등을 스스로 채울 수 있습니까?	◎ 혼자 계절에 맞는 옷을 골라, 누군가의 도움 없이 입을 수 있다. ① 계절에 맞지 않는 옷을 고를 경우가 있다. 단추, 지퍼 등을 채울 때 약간의 도움이 필요하다. ② 전적으로 다른 사람의 도움을 받아야만 옷을 입을 수 있다.
9. 계단 오르내리기 계단을 올라가고 내려올 때, 다른 사람의 도움이 필요합니까?	◎ 혼자 힘으로도 계단을 오르내리는 것이 가능하다. ① 약간의 도움(부축 등)을 받아야 오르내릴 수 있다. ② 계단을 오르내리는 것이 불가능하다.

부록 F 치매 평가도구(계속)

10. 목욕하기 목욕물의 온도조절, 욕조에서의 목욕, 샤워, 그리고 목욕 후 머리 말리기 등의 과정에서 다른 사람의 도움이 필요합니까?	◎ 별다른 어려움 없이 스스로 목욕할 수 있다. ① 약간의 도움(준비, 때 밀기)을 받아야 목욕이 가능하다. ② 혼자 목욕하는 것이 불가능하여 다른 사람에게 거의 의존하는 편이다.
11. 홀로남기 환자가 집에 1시간 이상 혼자 남겨진 경우가 있었습니까?	◎ 1시간 이상도 아무런 문제 없이 혼자 있을 수 있다. ① 혼자 있을 수는 있지만 자주 확인해 봐야 한다. ② 혼자 있는 것이 불가능하여 항상 옆에서 지켜봐야 한다.
12. 신발, 구두 신기 신발 끈 매기, 신발의 좌우를 올바르게 찾아 신기, 제 짝을 찾아 신기 등 신발이나 구두를 신을 때, 다른 사람의 도움이 필요합니까?	◎ 아무런 도움 없이 혼자 신을 수 있다. ① 신발을 신을 때, 약간의 도움이 필요하다. ② 혼자 신발을 신는 것이 불가능하여 항상 옆에서 도와주어야 한다.

점 수	(　　　　　) / 24

부록 G 치매 평가도구

NPI-Q: 신경정신행동검사-간편형[23]

기억장애나 치매가 생긴 노인의 행동 변화 평가

다음과 같은 증상이 현재 있다고 하더라도 기억장애나 치매가 있기 전부터 있었던 증상이라면 없다고 답해야 합니다. 다음과 같은 증상들이 지난 달(시기)에 있었으면 "예"라고 답해 주시고, 그렇지 않으면 "아니오"로 답해 주십시오. 그리고 각 문항마다 증상의 심한 정도와 그로 인해서 가족들이 겪는 고통의 정도를 아래를 참고하여 표시해 주십시오.

증상의 심한 정도
1. 경함 (증상이 있기는 하지만, 발병전에 비해 큰 차이는 없다.)
2. 보통 (증상이 뚜렷하게 있으나, 발병전에 비해 심한 변화는 아니다.)
3. 심함 (발병전에 비해 매우 두드러지고 심한 변화이다.)

보호자의 고통 정도(환자의 이상행동 때문에 보호자가 느끼는 고통부담)
0. 고통이 전혀 없다.
1. 고통이 매우 적다(약간 고통이 되기는 하지만, 문제가 되지 않는다).
2. 고통이 경한 편이다(고통이 경한 편이고, 쉽게 극복할 수 있다).
3. 고통이 보통이다(꽤 고통스럽고 때로는 극복하기 어렵다).
4. 고통이 심한 편이다(고통을 극복하기 어렵다).
5. 고통이 매우 심하다(고통을 극복할 수 없다).

내용	예	아니오	심한정도	고통정도
1. 망상 사람들이 무엇을 훔쳐 갔다고 믿거나 자기를 헤치려 한다고 잘못 믿고 있습니까				
2. 환각 누군가의 목소리를 듣는 것처럼 행동합니까? 사람이 없는데도 그 사람과 대화합니까				
3. 초조/공격성 고집이 세졌습니까? 또는 주위 사람들이 도와주려 할 때 저항할 때가 있습니까				
4. 우울/낙담 슬퍼보이거나 기분이쳐져있습니까? 울 때가 있습니까				
5. 불안 보호자와 떨어져 있으면 불안해하거나 화를 냅니까? 신경이 예민해 보이는 증상이 있습니까?				
6. 기분의 들뜸 특별한 이유 없이 너무 행복해 보이거나 기분이 좋아 보입니까				
7. 무감동/무관심 일상생활에 대한 관심이 줄거나 다른 사람의 활동이나 계획에 대해 흥미가 줄었습니까				
8. 탈억제 충동적으로행동합니까? 상대방의 기분을 생각하지 않고 말하거나 감정을 상하게 하는 말을 합니까?				
9. 과민/불안정 조바심을 내거나 쉽게 화를 냅니까? 예정된 일을 기다릴 때 또는 늦어졌을 때 잘 참지 못합니까?				
10. 이상운동증상 반복적인 행동을 보입니까? 목적 없이 집 안에서 왔다갔다 하거나서랍을뒤지는등반복행동이있나요?				
11. 수면/야간행동 밤에 자다가 주위 사람을 깨우거나 너무 일찍 일어나거나 지나치게 낮잠을 많이 자는 행동을 보입니까?				
12. 식욕/식습관 변화 체중이 줄거나 늘었습니까? 또는 좋아하는 음식의 종류가 바뀌었습니까?				
총 점				

부록 H 치매 평가도구

CDR: Clinical Dementia Rating 임상치매평가–한국판 Expanded Clinical Dementia Rating[24]

치매 정도를 판단

	정상 CDR 0	불확실 CDR 0.5	경도 CDR 1	중등도 CDR 2	중증 CDR 3	심각함 CDR 4	말기 CDR 5
기억력	기억 장애가 전혀 없거나 경미한 건망증이 때때로 나타남	경하지만 지속적인 건망증: 사건의 부분적인 회상만 가능 "양성 건망증"	중증도의 기억장애: 최근 것에 대한 기억 장애가 더 심함. 일상생활에 지장이 있음	심한 기억 장애:과거에 반복적으로 많은 학습한 것만 기억, 새로운 정보는 금방 잊음	심한 기억 장애: 부분적이고 단편적인 사실만 보존됨	부분적인 사실조차도 보통 잊어버림. 난해하거나 부적절한 말을 사용하기 때문에 기억력을 검사하기 힘든 경우가 잦음	의미 있는 기억 기능이 전혀 없음. 이해력이 없거나 둔한 경우가 잦음
지남력	정상	시간에 대한 경미한 장애가 있는 것 외에는 정상	시간에 대해 중등도의 장애가 있음: 사람과 장소에 대해서는 검사상으로는 정상이나 실생활에서 길 찾기에 장애가 있을 수 있음	시간에 대한 지남력은 상실되어 있고 장소에 대한 지남력 역시 자주 손상됨	사람에 대한 지남력만 유지되고 있음	자신의 이름에 대해서만 때때로 반응함	자신에 대한 인식이 전혀 없음
판단력과 문제 해결능력	일상생활의 문제를 잘 해결하고 사업이나 재정문제도 잘 처리함:과거에 비해 판단력은 아직 좋음	문제해결 능력, 유사성, 상이성 해석에 대한 경미한 장애	문제해결능력, 유사성, 상이성 해석에 대한 중증도의 장애: 사회 생활에 대한 판단력은 대부분 유지되어 있음	문제해결, 유사성, 상이성 해석에 심한 장애: 사회생활에서의 판단력이 대부분 손상됨	판단이나 문제 해결이 불가능함	단순한 지시나 명령에 대해서도 수행할 능력이 없음	문제에 대한 인식이나 주변 환경에 대한 이해가 전혀 없음
사회 활동	직장생활 (사업), 물건 사기, 자원봉사, 사회적 활동 등에서 보통 수준의 독립적 기능이 가능함	이와 같은 활동에 있어서의 장애가 의심되거나 약간의 장애가 있음	이와 같은 활동의 일부에 아직 참여하고 있고 언뜻 보기에는 정상 활동을 수행하는 것처럼 보이나 사실상 독립적인 수행이 불가함	집 밖에서 독립적인 활동을 할 수 없으나 외견상으로는 집 밖에서도 기능을 잘 할 수 있어 보임	집 밖에서 독립적인 활동을 할 수 없고 외견상으로도 가정을 떠나 외부에서는 정상적인 기능을 할 수 없어 보임	어떠한 사회적 상황에서도 의미 있는 참여를 할 수 없음	어떠한 활동에도 참여할 수 없음
집안생활과 취미	집안생활, 취미생활, 지적인 관심이 잘 유지되어 있음	집안생활, 취미생활, 지적인 관심이 다소 손상되어 있음	집안 생활에 경하지만 분명한 장애가 있고 어려운 집안 일은 포기된 상태임. 복잡한 취미나 흥미(예를 들어 바둑)는 포기됨	아주 간단한 집안 일만 할 수 있고, 관심이나 흥미가 매우 제한됨	집안에서의 의미 있는 참여를 할 수 없음	어떠한 취미 활동이나 집안일에도 의미 있는 참여를 할 수 없음	어떠한 활동에도 전혀 참여할 수 없음
위생 및 몸치장	정상	정상	가끔 개인 위생에 대한 권고가 필요함	옷입기, 개인위생, 개인 소지품의 유지에 도움이 필요함	개인 위생과 몸치장의 유지에 많은 도움이 필요하며, 자주 대소변의 실금이 있음	옷 입기나 식사를 하려는 시도는 있음. 도움 없이는 이동하지 못함	식사 시 먹여주어야 함. 누워 지내는 상태임

부록 I 치매 평가도구

GDS: Global Deterioration Scale 전반적인 퇴화척도[25]

환자의 인지능력은 ?		
1=□□	인지장애 없음	임상적으로 정상. 주관적으로 기억 장애를 호소하지 않음. 임상 면담에서도 기억 장애가 나타나지 않음.
2=□□	매우 경미한 인지장애	건망증의 시기. 주관적으로 다음과 같은 기억 장애를 주로 호소함: (1)물건을 둔 곳을 잊음 (2)전부터 잘 알고 있던 사람 이름 또는 물건 이름이 생각나지 않음. 임상면담에서 기억 장애의 객관적인 증거는 없음. 직장이나 사회생활에 문제없음. 이러한 자신의 증상에 적절한 관심을 보임.
3=□□	경미한 인지장애	분명한 장애를 보이는 가장 초기 단계. 그러나 숙련된 임상가의 자세한 면담에 의해서만 객관적인 기억 장애가 드러남. 새로이 소개받은 사람의 이름을 기억하기 어려울 수 있음. 책을 읽어도 예전에 비하여 기억하는 내용이 적을 수 있음. 단어나 이름이 금방 떠오르지 않은 것을 주위에서 알아차리기도 함. 귀중품을 엉뚱한 곳에 두거나 잃어버린 적이 있을 수 있음. 낯선 곳에서 길을 잃은 적이 있을 수 있음. 임상검사에서는 집중력의 감퇴가 보일 수 있음. 직업이나 사회생활에서 수행 능력이 감퇴함. 동료가 환자의 일 수행 능력이 떨어짐을 느낌. 환자는 이와 같은 사실을 부인할 수 있음. 경하거나 불안증이 동반될 수 있음. 현재 상태로는 더 이상 해결할 수 없는 힘든 사회적 요구에 직면하면 불안증이 증가됨.
4=□□	중증도의 인지장애	후기 혼동의 시기. 자세한 임상 면담 결과 분명한 인지 장애. 다음 영역에서 분명한 장애가 있음: (1)자신의 생활의 최근 사건과 최근 시사 문제들을 잘 기억하지 못함 (2)자신의 중요한 과거사를 잊기도 함 (3)순차적 빼기(예:100-7,93-7..)에서 집중력 장애가 관찰됨 (4)혼자서 외출하는 것과 금전 관리에 지장이 있음. 그러나 대개 다음 영역에서는 장애가 없음: (1)시간이나 사람에 대한 지남력 (2)잘 아는 사람과 낯선 사람을 구분하는 것 (3)익숙한 길 다니기. 더 이상 복잡한 일을 효율적이고 정확하게 수행할 수 없음. 자신의 문제를 부정하려고 함. 감정이 무디어지고 도전적인 상황을 피하려고 함.
5=□□	초기 중증의 인지장애	초기 치매. 다른 사람의 도움 없이는 더 이상 지낼 수 없음. 자신의 현재 일상생활과 관련된 주요한 사항들을 기억하지 못함(예를 들면, 집 주소나 전화번호, 손자와 같은 가까운 친지의 이름 또는 자신이 졸업한 학교의 이름을 기억하기 어려움). 시간(날짜, 요일, 계절 등)이나 장소에 대한 지남력이 자주 상실됨. 교육을 받은 사람이 40에서 4씩 또는 20에서 2씩 거꾸로 빼나가는 것을 하지 못하기도 함. 이 단계의 환자들은 대개 자신이나 타인에 관한 주요한 정보는 간직하고 있음. 자신의 이름을 알고 있고 대개 배우자와 자녀의 이름도 알고 있음. 화장실 사용이나 식가에 도움을 필요한 하지 않으나 적절한 옷을 선택하거나 옷을 입는데는 문제가 있을 수 있음(예를 들면 신을 좌우 바꾸어 신음
6=□□	중증의 인지장애	중기 치매. 환자가 전적으로 의존하고 있는 배우자의 이름을 종종 잊음. 최근의 사건들이나 경험들을 거의 기억하지 못함. 오래된 일은 일부 기억하기도 하나 매우 피상적임. 일반적으로 주변 상황, 년도, 계절을 알지 못함. '1-10' 또는 거꾸로 '10-1'까지 세는데 어려움이 있을 수 있음. 일상생활에 상당한 도움을 필요로 함(예를 들면 대소변 실수가 있음). 또한 외출시 도움이 필요하나 때때로 익숙한 곳에 혼자 가기도 함. 낮과 밤의 리듬이 자주 깨짐. 그러나 거의 항상 자신의 이름은 기억함. 잘 아는 사람과 낯선 사람을 대개 구분할 수 있음. 성격 및 감정의 변화가 나타나고 기복이 심함: (1)망상적인 행동(예를 들면 자신의 배우자가 부정하다고 믿음, 주위에 마치 사람이 있는 것처럼 얘기하거나 거울에 비친 자신과 얘기함) (2)강박적 증상(예를 들면 단순히 바닥을 쓸어내는 행동을 반복함) (3)불안증, 초조, 과거에 없었던 난폭한 행동이 나타남 (4)무의지증, 즉 목적있는 행동을 결정할 만큼 충분히 길게 생각할 수 없기 때문에 나타나는 의지의 상실임
7=□□	후기 중증의 인지장애	말기 치매. 모든 언어 구사 능력이 상실됨. 흔히 말은 없고 단순히 알아들을 수 없는 소리만 냄. 요실금이 있고 화장실 사용과 식사에도 도움이 필요함. 기본적인 정신 운동 능력이 상실됨(예를 들면 걷기). 뇌는 더 이상 신체에 무엇을 하라고 명령하는 것 같지 않음. 전반적인 피질성 또는 국소적 신경학적 징후나 증상들이 자주 나타남.

부록 J 치매 평가도구

치매노인의 삶의 질 척도(GQOL-D)[26]

이름: 횟수: 일시:

※ 이 설문지는 자신의 생활에 대해서 어떻게 느끼는지를 알아보기 위한 것입니다. 우리의 생활에 대해서 생각해 보면, 건강, 에너지, 가족, 돈과 같이 여러 가지 고려해야 할 사항들이 있다는 것을 알 수 있습니다. 지금부터 이러한 영역들에 대해 몇가지 질문을 하려고 합니다.

지난 2주 동안의 생활을 생각하면서, 각 질문에 대한 자신의 느낌을 '만족하지 않는다, 보통이다, 만족한다, 아주 만족한다' 중에서 하나만 골라 ○표해 주십시오. 질문이 무슨 뜻인지 확실히 모르는 경우에는 저에게 물어보십시오. 또한 애매한 경우에는 어떻게 생각하시는지 저에게 말씀해 주십시오.

	만족하지 않는다 (1)	보통이다 (2)	만족한다 (3)	아주 만족한다(4)
1. 통증과 불편감				
2. 힘이나 기운				
3. 수면(잠자는것)				
4. 긍정적인 감정(행복, 희망 등)				
5. 기억력 및 집중력				
6. 자기 자신				
7. 거동 능력				
8. 일상적인 활동능력				
9. 가족관계 및 친구관계				
10. 집				
11. 쓸 수 있는 돈이나 재정상태				
12. 여가활동이나 취미활동				
13. 생활환경(기후, 공해, 소음 등)				
14. 전반적인 건강상태				
15. 전반적인 생활				
		총 점:		

부담조사(Burden Interview: BI)[27]

치매노인을 돌보는 가족 및 보호자를 대상으로 스트레스와 부담감을 평가

	전혀 그렇지 않다(0)	아주 가끔 그렇다(1)	가끔 그렇다 (2)	자주 그렇다 (3)	거의 항상 그렇다(4)
1. 환자가 필요 이상의 도움을 요구하신다고 느끼십니까?					
2. 환자와 함께 보내는 시간 때문에 자신을 위한 시간은 충분하지 않다고 느끼십니까?					
3. 환자를 돌보는 일과 직장이나 가정에서의 책임 사이에서 스트레스를 받습니까?					
4. 환자의 행동 때문에 당황스럽습니까?					
5. 환자와 함께 있으면 화가 납니까?					
6. 가족이나 친구들과의 관계에 환자가 부정적인 영향을 미친다고 생각하십니까?					
7. 환자의 미래가 어떻게 될지 걱정됩니까?					
8. 환자가 자신에게 의존적이라고 느끼십니까?					
9. 환자와 함께 있으면 긴장됩니까?					
10. 환자를 돌보는 일 때문에 자신의 건강에 문제가 생겼다고 느끼십니까?					
11. 환자 때문에 자신이 원하는 만큼 사생활을 갖지 못한다고 느끼십니까?					
12. 환자를 돌보는 일 때문에 자신의 사회생활에 어려움이 있다고 느끼십니까?					
13. 환자 때문에 자신의 친구들을 집으로 부르는 것이 불편하다고 느끼십니까?					
14. 환자가 자신에게만 의존하려는 것처럼 보이며, 다른 사람보다 자신이 돌봐주기를 원하는 것 같이 느끼십니까?					
15. 자신을 위해 쓰는 돈 이외에, 환자를 돌보는 데 필요한 돈이 충분하지 않다고 느끼십니까?					
16. 더 오랫동안 환자를 돌 볼 수 없을 것 같다고 느끼십니까?					
17. 환자가 병든 이후, 자신의 생활을 통제할 수 없다고 느끼십니까?					
18. 환자를 돌보는 일을 다른 사람에게 맡기기를 바라십니까?					
19. 환자에게 무엇을 해 줘야 좋을지 모르겠다고 느끼십니까?					
20. 환자에게 더 많은 것을 해 줘야 한다고 느끼십니까?					
21. 환자를 돌보는 일을 더 잘할 수 도 있었다고 느끼십니까?					
22. 전반적으로, 환자를 돌보는 일을 얼마나 부담스럽게 느끼십니까?					

부록 L 치매 평가도구

기억 및 행동문제점검-개정판(R-MBPC)[27]

치매노인이 행동상의 문제를 얼마나 자주 보이는지 확인하고 보호자의 반응 정도를 측정

※ 지난 일주일 동안, 환자가 다음의 어려움들을 보인 일이 있는지 생각해 보십시오. 만약에 그랬다면, 노인이 보이는 어려움 때문에 보호자가 얼마나 귀찮거나 화가 났습니까? 지난 일주일 동안 어려움이 나타난 횟수와 그에 대한 보호자의 반응을 표시해 주십시오.

횟수
0 = 지금까지 한 번도 없었다.
1 = 지난 일주일 동안에는 없었다.
2 = 지난 일주일 동안 1~2회 있었다.
3 = 지난 일주일 동안 3~6회 있었다.
4 = 매일 그런 행동을 보였다.

반응
0 = 전혀 귀찮거나 화가 나지 않았다.
1 = 아주 조금 귀찮거나 화가 났다.
2 = 조금 귀찮거나 화가 났다.
3 = 많이 귀찮거나 화가 났다.
4 = 아주 많이 귀찮거나 화가 났다.

	횟수	반응
1. 같은 질문을 반복해서 물어봄		
2. 최근의 일(예를 들어, 신문이나 텔레비전에서 본 내용)을 기억하기 힘이 듦		
3. 과거에 있었던 중요한 일들을 기억하기 어려움		
4. 물건을 잃어버리거나 엉뚱한 곳에 둠		
5. 날짜나 요일을 잊어버림		
6. 어떤 일을 시작은 하지만, 끝맺지 못함		
7. 한 가지 일에 집중하는 것이 어려움		
8. 물건을 던지거나, 발로 차거나, 때려 부숨		
9. 보호자를 당황시키는 일을 함		
10. 저에 자고 있는 가족들을 깨움		
11. 큰소리로 말하며, 빠르게 말함		
12. 불안해 보이거나, 걱정스러운 듯 보임		
13. 환자 자신이나 다른 사람들에게 위험한 일이나 행동을 함		
14. 자해하거나 자살하겠다며 위협함		
15. 다른 사람에게 해를 입히겠다고 위협함		
16. 다른 사람에게 욕이나 과격한 말을 함		
17. 슬퍼 보이거나, 우울해 보임		
18. 미래에 대한 희망이 없다는 느낌이나 슬픈 기분을 표현함(예를 들어, "의미 있는 일이 없다", "나는 어떤 일도 잘 해낼 수 없다"고 말함)		
19. 소리내어 울거나, 눈물을 글썽임		
20. 자신이나 다른 사람의 죽음에 대해 이야기함(예를 들어, "인생이 살 가치가 없다", "차라리 죽는 게 낫겠다"고 말함)		
21. 외롭다고 말함		
22. 자신이 가치가 없다거나 다른 사람에게 짐이 된다고 이야기 함		
23. 인생에서 이룬 것이 없다거나 실패한 것 같다는 느낌에 대해 이야기함		
24. 쉽게 흥분하거나 화를 내며, 투정을 부림		

✚ 참고문헌

1. 보건복지부(2008). 치매노인 유병률 조사.
2. 가혁, 원장원(2011). 노인요양병원 진료 지침서. 서울: 군자출판사.
3. 대한노인정신의학회(2004). 노인정신의학. 서울: 중앙문화사.
4. 대한노인정신의학회(2009). 한국형 치매 평가검사. 서울: 학지사.
5. 안수연 외(2011). 치매인 간호. 서울: 퍼시픽북스.
6. 김남초 외(2008). 노인건강사정 지침서. 서울: 메디컬코리아.
7. 김문실 외(2008). 노인요양시설 실무론. 서울: 정담미디어.
8. 김정선 외(2008). 노인환자간호실무가이드. 서울: 현문사.
9. 김정희(2010). 현장에서 바로 통하는 노인간호기술. 서울: 한언.
10. 노인간호학회(2011). 치매노인 행동심리증상의 간호관리: 사례중심. 노인간호학회 춘계학술대회.
11. 천주의 성요한병원 간호부(2010). 손님중심 치매간호매뉴얼. 서울: 포너스출판사.
12. 한양대학교 간호과학연구소(2011). 치매활동 운영자 교육 & 전문가 양성 프로그램.
13. 김태희, 주진형, 박준혁, 한지원, 김정란, 유승호, 문석우 외(2010). 치매 선별용 간이정신상태 검사(MMSE-DS)와 단축형 MMSE-DS (SMMSE-DS)의 한국 노인 정상규준 연구. 대한노인병학회지, 14, 27-37.
14. 이지아(2011). 노인요양시설 케어계획 솔루션 패키지 개발연구
15. 정원미, 박충순(2009). 고령자 치매를 위한 치료적 활동: 인지건강 프로그램. 서울: 퍼시픽북스.
16. 아주대학교 건강증진사업지원단(2009). PASCAL 생활수칙.
17. 권용철, 박종한(1989). 노인용 한국판 Mini-mental state examination (MMSE-K)의 표준화 연구 - 제 1편: MMSE-K의 개발. 신경정신의학, 28, 125-135
18. 강연욱, 나덕렬, 한승혜(1997). 치매환자들을 대상으로 한 K-MMSE의 타당도 연구. 대한신경과학회지, 15(2), 300-307.
19. 최성혜, 나덕렬, 오경미, 박병주(1999). 단축형 Samsung Dementia Questionnaire (S-SDQ)의 개발과 타당도 평가. 대한신경과학회지, 17(2), 253-258.
20. 박민선, 이정운, 양정희, 조비룡, 양동원, 김상윤(2002). 한국형 7분 치매 선별검사의 정상 규준 연구. 대한신경과학회지, 20, 252-259.
21. 구형모(2004). 일상활동평가-복합(Seoul-instrumental activities of daily living: S-IADL)의 신뢰도 및 타당도 연구. 신경정신의학, 43(2), 189-199.
22. 구형모, 김지혜, 이형석, 고혜정, 권의정, 안상미, 김도관(2004). 일상활동평가-기초의 신뢰도 및 타당도 연구. 노인병학회지, 8(4), 206-214.
23. 나덕렬(1999). 치매의 임상적 접근방법-개관과 문진요령. 대한신경과학회지, Sup(2), 1-5.
24. 최성혜, 나덕렬, 이병화, 함동식, 정지향 외(2001). 한국판 Expanded Clinical Dementia Rating(CDR) 척도의 타당도. 대한신경과학회지, 19(6), 585-591.
25. 최성혜, 나덕렬, 이병화, 함동석, 정지향, 정용, 구은정, 하충견, 안성신, 치매연구회(2002). 한국판 Global Deterioration Scale의 타당도. 대한신경과학회지, 20(6), 613
26. 이형석, 김지혜, 고혜정, 구형모, 권의정, 신지영, 안인숙, 정성호, 김도관(2004). 치매 노인 삶의 질 척도(GQOL-D)의 표준화. 노인병학회지, 8(3), 151-164.
27. 이형석, 김도관, 고혜정, 구형모, 권의정, 김지혜(2004). 치매 환자 보호자의 스트레스 평가: 기억 및 행동문제점검 - 개정판(Revised-Memory and Behavior Problem Checklist: R-MBPC)과 부담조사(Burden Interview: BI)의 신뢰도 및 타당도. 한국심리학회지, 23(4), 1029-1051.

제 7 장

노인학대의 예방과 대응

●●● **김춘길** 교수(한림대학교 간호학부)

본 장은 간호인들이 노인의 심신에 해가 되는 학대를 사전에 예방하고, 학대가 발생한 경우 합당한 중재와 적절한 대응 지침을 제공하는 데 목적이 있다. 구체적 목표는 다음과 같다.

1. 노인학대의 정의와 유형별 정의를 설명한다.
2. 노인학대의 고위험군, 학대 가능성, 학대 유무, 학대 징후와 학대 정도의 사정 방법을 제시한다.
3. 노인학대의 예방적 중재와 치료적 중재 방안을 제시한다.
4. 노인학대의 과정 평가와 결과 평가 방법을 제시한다.
5. 노인학대의 알고리듬을 설명한다.
6. 노인학대 사례에 대한 관리 방안을 제시한다.

개요

1. 정의

- 노인과 신뢰적인 모든 관계(가정이나 시설)에서 발생하는 해가 되거나 장애를 일으킬 수 있는 일회 행동이나 반복적 행동 또는 적절한 행동의 부족이다.[1,2]
- 노인에 대하여 신체적 · 정신적 · 정서적 · 성적 폭력 및 경제적 착취 또는 가혹행위를 하거나 유기 또는 방임을 하는 것이다.[3]
- 학대(abuse), 유기(abandonment), 방임(neglect), 부적절한 처우

[표 7-1] **국가별 노인학대의 개념과 유형**

국 가	학대의 개념	학대의 유형
미 국	– The Action on Elder Abuse: 모든 관계에서 발생되는 노인에게 해나 장해를 일으킬 수 있는 단일한 혹은 반복적 행동, 적절한 행동의 부족	– 노인국과 국립노인학대센터: 신체적 학대, 성 학대, 심리적 학대, 재정적/물질적 착취, 방임을 일반적 유형으로 규정
캐나다	– Health Canada: 노인에 대한 신체적, 심리적, 재정적 해를 가져오는 행위 – 가족폭력 예방기구(The Prevention of Family Violence): 노인에게 해를 입히는 고의적 행동, 행위의 결핍	– 가족폭력 예방기구: 신체적 학대, 성 학대, 심리적 학대, 재정적 학대, 방임으로 규정
영 국	– Action on Elder Abuse: 신뢰가 기대되는 관계에서 발생하는 노인에게 상해나 고통을 일으키는 단일한 혹은 반복적인 행동, 적절한 행위의 결핍	– Action on Elder Abuse: 신체적 학대, 성 학대, 심리적 학대, 재정적 학대, 방임으로 규정
일 본	– 고령자 안전보호에 관한 조사연구 사업보고서: 배우자, 자녀, 형제, 친구, 보호제공자 등 노인과 특별한 관계에 있는 사람들에 의하여 노인의 자택 혹은 보호제공자의 거주지에서 행해지는 장해를 학대로 정의	– 서포트 라인: 학대의 유형을 신체적 학대, 정서적/심리적 학대, 금전적/물질적 학대, 성 학대, 방임, 감금 등으로 분류

출처: 이연호 (2002). 노인학대 위험요인과 피해에 관한 연구. 이화여자대학교 대학원 박사학위논문. 서울.

(maltreatment), 착취(exploitation), 폭력(violence) 등이 노인의 학대를 의미하는 용어로 사용되고 있다.

- 국가별 노인학대의 개념과 우리나라 유형별 학대의 정의는 [표 7-1], [표 7-2]에 제시되어 있다.

[표 7-2] 우리나라 노인학대의 유형별 정의

유 형	정 의
신체적 학대	물리적 힘 또는 도구를 이용하여 노인에게 신체적 손상, 고통, 장애 등을 유발시키는 행위
정서적 학대	노인에게 행해지는 정서적 침해(고통을 주는) 행위로 구체적으로는 노인의 소속과 애정, 자존의 요구 실현을 저해하는 행위, 언어적 학대 포함
성적 학대	노인이 성적으로 강제적 폭력 또는 행위를 겪는 것과 노인에게 직접적인 성관계를 강요하는 것은 아니지만 학대행위자의 행위로 말미암아 노인으로 하여금 성적 수치감을 갖게 하거나 느끼게 하는 행위
재정적 학대(착취)	노인의 의사에 반(反)하여 노인으로부터 재산 또는 권리를 빼앗아가는 행위로서 경제적 착취, 노인 재산에 관한 법률 권리 위반, 경제적 권리와 관련된 의사결정 통제 등을 하는 행위
방임	노인의 의식주 문제를 비롯해 기본적인 생존과 관련해 부양자로서 책임이나 의무를 의도적 혹은 비의도적으로 거부하는 행위 * 자기방임: 노인 자신의 육체적 · 정신적 건강을 위해 필요한 자원이나 서비스에 대한 총체적 거부행위
유기	의존적인 상태의 노인을 보호자 또는 부양의무자가 버리는 행위

출처: 보건복지가족부(2008). 2007 전국노인학대 상담사업 현황보고서

2. 노인학대의 국내 발생률

2010년 신고 접수된 노인학대 3,068건을 유형별로 보면 정서적 학대 39.0%, 신체적 학대 25.7%, 방임 21.4%, 경제적 학대 11.3%, 유기 1.8%, 성적 학대 0.8%([그림 7-1])였고, 한 사례당 2개 이상의 학대유형이 발생 가능한 것으로 나타났으며 매년 증가추세이다(2009년 2,674건, 2008년 2,369건, 2007년 2,312건, 2006년 2,274건, 2005년 2,038건). 이는 2005년 대비 약 50% 이상 증가한 것이

다.[6] 2007년 신고 건수 2,312건 중 1,033건인 44.7%가 단일학대로 중복 학대가 더 많았다. 이중 정서적 학대가 가장 높았고(단일 46.7%, 중복41.4%) 이어서 방임학대(단일 37.7%, 중복 24.7%)가 높았다. 단일학대에서는 재정적 학대(7.4%)가 중복 학대에서는 신체적 학대(19.4%)가 많았다.[5]

가정과 시설에서 발생하는 학대의 현황을 살펴보면 다음과 같다.

(1) 가정 학대

- 2010년 신고 접수된 국내 노인학대의 3,068건 중 가정 학대는 85.6%로 가장 많았으며 학대 행위자별로는 아들 48.4%, 딸 12.7%, 배우자 10.0%, 며느리 8.4%, 타인 6.8% 순이었다([그림 7-2] 참조).[6]
- 연구별로 차이를 보이나 노인은 20~40%의 학대경험을 보고하였다.[7]
- 2009년 전국노인학대의 경험률은 13.8%였고 유형별로는 정서적 학대 11.0%, 신체적 학대 0.6%, 경제적 학대 0.7%, 성적 학대 0.1%, 방임 3.7%, 유기 0.5% 순이었으며, 심각성별 발생률은 위험한 학대 1.8%, 심각한 학대 7.6%, 경미한 학대 4.3%였다.[8]

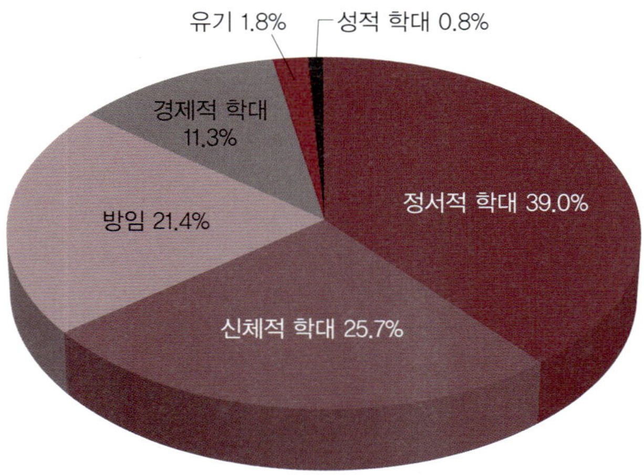

【 그림 7-1 】 2010년 우리나라 노인학대의 유형별 현황[6]

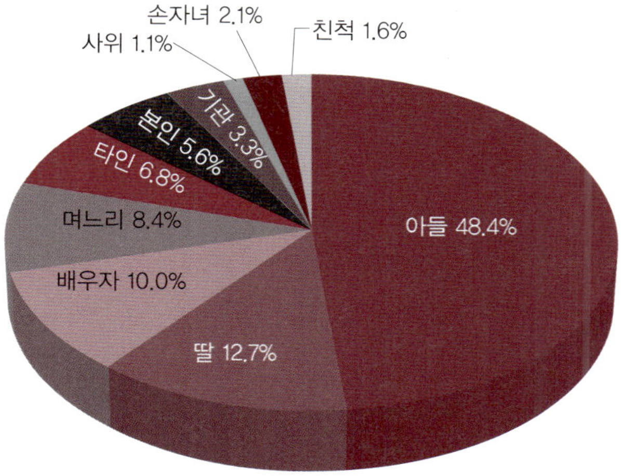

【 그림 7-2 】 2010년 우리나라 노인학대의 행위자별 현황[6]

(2) 시설 학대

- 2010년 신고 접수된 3,068건의 노인학대 현황에서 행위자별로 보면 기관 학대 비율이 3.3%이었으며 학대 발생 장소별로 볼 때에는 생활시설 4.1%, 이용시설 0.7%였다.[6]
- 시설에서의 국내 학대 발생률은 보고가 미약하다.
- 외국 시설의 경우 학대 발생률은 50%를 넘어,[9,10] 2008년 장기 노인요양보험 시작 이후 상당히 증가한 우리나라 시설에 대해 학대 발생에 대한 전국 규모의 조사가 필요하다.

사정

1. 사정을 필요로 하는 노인의 행동이나 징후를 관찰, 확인한다.
2. 노인과 간호인에서 다음의 학대 고위험군을 사정한다.[11]

- 신체적, 기능적, 인지적 손상이 있는 노인
- 정신질환, 알코올중독, 약 남용의 문제가 있는 노인
- 사회적으로 격리되어 있거나 사회적 네트워크가 불량한 노인
- 타인에게 의존적인 노인
- 학대에 대한 과거력이 있는 노인
- 재정 혹은 기타 가족 문제가 있는 노인
- 부적절한 주거 환경이나 안전하지 않은 상황에서 생활하는 노인
- 우울증이 있는 노인
- 섬망이 있는 노인
- 건강상태가 좋지 않은 노인
- 간호인이 노인을 돌보는 데 스트레스를 받거나 업무에 대해 좌절하는 경우
- 간호인이 정신질병, 알코올 중독, 약 남용 문제를 가진 경우
- 간호인이 재정적 자원이 불량한 경우
- 간호인이 건강이 좋지 않은 경우

3. 노인에게 별도로 다음 질문을 통해 학대 가능성을 사정한다.[11]

(1) 신체적 학대

- 시설의 누군가가 두려운가요?
- 맞거나 발로 채인 적이 있나요?
- 묶이거나 방에 갇힌 적이 있나요?
- 노인의 허락 없이 누군가 손을 댄 적이 있나요?

(2) 정서적 학대

- 고독하다고 느낍니까?
- 벌을 주거나 무엇을 주지 않는다거나 다른 곳으로 보내겠다는 위협을 받은 적이 있는지요?
- 무시를 당한 적이 있습니까?
- 음식섭취를 강요당합니까?

- 간호인과 의견 차이가 있으면 어떻게 하나요?

(3) 방임

- 안경, 보청기, 의치와 같은 보조 장구가 부족합니까?
- 오랫동안 방치된 적이 있는지요?
- 도움이 필요할 때 어떻게 도움을 받는지요?
- 어떻게 도움을 청하는지요?

(4) 재정적 학대

- 간호인이 노인의 집이나 재정적 지원에 의존하는지요?
- 돈을 도둑맞은 적이 있는지요?

4. 아래의 학대 선별도구를 적용하여 학대 유무를 사정한다.[8]

(1) 정서적 학대

- (　)는 나와 대화하는 것을 싫어하거나 말을 걸어도 무시한다.
- 욕을 하거나 화를 낸다.
- 같이 생활하는 것이 싫다는 행동이나 말을 한다.
- 가족 · 친지 · 이웃과의 만남 또는 사회활동 참여를 방해한 적이 있다.
- 생명에 위협을 느끼게 하는 말을 한 적이 있다.
- 원하는 것을 해주지 않거나 원하지 않는 것을 강요한 적이 있다.
- 물건이나 흉기로 위협한 적이 있다.

(2) 경제적 학대

- 다른 사람이 내 돈이나 재산 등을 허락 없이 사용하거나 빼앗아간 적이 있다.
- 금전적인 합의 사항을 지키지 않아 내가 경제적 손해를 본 적이 있다.
- 내 명의의 은행 대출 서류, 유언장, 계약서 등이 거짓으로 작성되거나 강제로 서명한 적이 있다.
- 다른 사람이 내 돈이나 재산 관리를 마음대로 못하게 한 적이 있다.

(3) 신체적 학대

- 나를 꼬집거나 물거나 머리채 등을 잡아당긴 적이 있다.
- 나를 밀치거나 넘어뜨린 적이 있다.
- 발이나 주먹으로 나를 때린 적이 있다.
- 물건, 흉기 등으로 나를 폭행한 적이 있다.
- 다른 사람이 내 목을 조른 적이 있다.
- 나를 가두거나 집으로 못 들어오게 하거나 집 밖으로 못 나가게 한 적이 있다.
- 내 손발이나 몸을 묶어 움직이지 못하게 한 적이 있다.
- 나에게 불필요한 약을 먹이거나 주사를 놓은 적이 있다.
- 내가 할 수 없거나 원하지 않는 노동을 하게 한 적이 있다.

(4) 성적 학대

- 내 성적인 신체 부위를 노출시켜 수치심을 느낀 적이 있다.
- 성희롱, 성추행과 같은 성폭행을 당한 적이 있다.

(5) 방임 및 자기 방임*

- 혼자서는 식사, 집안일 등 일상생활이 어려운데도 간호인이 도와주지 않는다.
- 살고 있는 곳이 위험하거나 적절한 설비가 없는데도 조치를 해주지 않는다.
- 생계유지가 어려운데도 가족이나 보호자가 나를 도와주지 않는다.
- 치료가 필요한데도 간호인이 의료 조치를 해주지 않는다.
- 식사를 거르거나 약을 챙겨 먹지 않아서 몸이 많이 안 좋아진 적이 있다.*
- 몸이 많이 안 좋은데도 남의 도움을 거부한 적이 있다.*

(6) 유기

29. 가족이나 보호자가 나를 버린 적이 있다.
30. 가족이나 보호자 중 누구와도 연락이 되지 않는다.

*노인복지법에서는 자기방임이 학대범주에 들어가지 않음(공식 통계자료에서는 제외됨)

5. 노인학대의 징후를 사정한다. 보건복지부가 제시한 다음의 징후[6]를 참고한다.

(1) 보편적 징후

- 수면장애(정상인보다 매우 많거나 부족한)
- 섭식장애(식욕의 증가나 감소)
- 의료원조 요청의 지원, 빈번한 응급실 방문
- 쉽게 놀라거나 당황함
- 받아들이기 어렵거나 모호한 설명
- 고의적으로 남겨진 화상상처
- 골절, 염좌, 찢긴 상처, 찰과상

(2) 정서적 학대

- 불면, 수면장애 혹은 과다수면, 식욕변화
- 일상적이지 않은 체중변화(급격한 체중저하 혹은 체중증가)
- 눈에 눈물이 가득 고임, 설명되지 않는 신경불안증세, 초조, 낮은 자기 수용성
- 지나친 공포, 상반되는 감정의 교차, 혼돈, 주저함, 돌출행동

(3) 신체적 학대

- 긁히거나 멍든 상처, 골절, 타박상, 화상, 찰과상 등, 머리 쥐어뜯긴 흔적(두피의 혈흔)
- 영양실조, 탈수, 건조한 피부, 푹 꺼진 눈, 체중감소
- 더러운 옷, 침구류
- 체온저하, 과다 약물복용의 흔적 혹은 적절하지 못한 약물복용, 평소에 사용하던 보조도구(안경, 의치, 보청기 등)가 보이지 않음, 예상치 못했던 건강악화

(4) 방임의 신체적 징후

- 심각한 영양부족 혹은 탈수현상
- 처방전과 불일치하는 혈액 수준
- 야뇨증

- 창백한 피부, 눈동자의 함몰
- 안경, 보청기, 의료도구의 부족
- 비위생적이거나 열악한 주거환경

(5) 경제적 학대의 징후

- 은행계좌의 이상
- 노인의 집에 우송되는 은행 통지서의 배송 중지
- 노인 자신이 제공할 수 있는 원조보다 적은 지원
- 노인 재정 상태에 관한 보호제공자의 과도한 관심
- 최근 노인과 친분을 과시하는 친지의 행동
- 노인에 대하여 평생을 보장하는 보호에 대한 약속
- 집 혹은 주요 자산에 대한 양도의 요구
- 수표, 문서 등 사인(sign)의 불일치

※ 2011년 노인보호전문기관 전문 상담원 과정

6. 학대의 위험수준과 심각수준을 사정하여 학대의 정도를 파악한다.[8]

(1) 위험수준

영역	사정 항목
정서	● 생명에 위협을 느끼게 하는 말을 한 적이 있다. ● 물건이나 흉기로 위협한 적이 있다.
신체	● 나를 꼬집거나 물거나 머리채 등을 잡아당긴 적이 있다. ● 발이나 주먹으로 나를 때린 적이 있다. ● 물건, 흉기 등으로 나를 폭행한 적이 있다. ● 다른 사람이 내 목을 조른 적이 있다. ● 나를 가두거나 집으로 못 들어오게 하거나 집 밖으로 못 나가게 한 적이 있다. ● 손발이나 몸을 묶어 움직이지 못하게 한 적이 있다. ● 불필요한 약을 먹이거나 주사를 놓은 적이 있다.

성	● 내 성적인 신체 부위를 노출시켜 수치심을 느낀 적이 있다. ● 나는 성희롱, 성추행과 같은 성폭행을 당한 적이 있다.
방임	● 치료가 필요한데도 가족이나 보호자가 의료 조치를 해주지 않는다.
유기	● 가족이나 보호자가 나를 버린 적이 있다.

노인과 일반 국민이 항목에 대해 노인학대로 90% 이상 인식하고 전문가의 심각성 평가점수가 4점 중 2.5이상인 항목임

(2) 심각수준

영역	사정 항목
정서	● 나에게 욕을 하거나 화를 낸다.
경제	● 다른 사람이 내 돈이나 재산 등을 허락 없이 사용하거나 빼앗아 간 적이 있다. ● 내 명의 유언장, 계약서 등이 거짓으로 작성되거나 강제로 서명한 적이 있다. ● 다른 사람이 내 돈이나 재산 관리를 마음대로 못하게 한 적이 있다.
신체	● 5. 나를 밀치거나 넘어뜨린 적이 있다. ● 6. 내가 할 수 없거나 원하지 않는 노동을 하게 한 적이 있다.
방임	● 혼자서는 식사, 집안일 등 일상생활이 어려운데도 가족이나 보호자가 도와주지 않는다. ● 내가 살고 있는 집은 위험하거나 적절한 설비가 없는데도 가족이나 보호자가 조치를 해주지 않는다. ● 생계 유지가 어려운데도 가족이나 보호자가 나를 도와주지 않는다.
유기	● 가족이나 보호자 중 누구와도 연락이 되지 않는다.

노인과 국민의 노인학대 인식률이 80% 이상 90% 미만이며, 전문가의 심각성이 4점 중 2점 이상 2.5점 미만인 항목임

(3) 경미수준

영역	사정 항목
정서	1. 대화하는 것을 싫어하거나 말을 걸어도 무시한다. 2. 나와 함께 생활하는 것이 싫다는 행동이나 말을 한다. 3. 가족 · 친지 · 이웃과의 만남 또는 사회활동 참여를 방해한 적이 있다. 4. 원하는 것을 해주지 않거나 원하지 않는 것을 강요한 적이 있다.
경제	5. 금전적인 합의 사항을 지키지 않아 내가 경제적 손해를 본 적이 있다.

노인과 국민의 노인학대 인식률이 80% 미만이며, 전문가에 의한 학대심각도가 2점미만인 행위임

중재

노인학대의 중재 방안은 예방적 중재와 치료적 중재로 나눌 수 있다.

1. 예방적 중재

(1) 조정 가능한 요인 중재

① 노인의 기능손상에 따른 돌봄과 일상생활에서 적절한 도움을 주도록 교육과 감시한다.

② 돌봄 수행 시 매번 학대유무에 대해 확인한다.

③ 심한 인지장애나 신체장애 노인 및 방문객이 거의 없는 노인에 대한 지속적인 감시가 필요한데 이들 노인들의 학대가 더 높을 수 있기 때문이다.[12]

(2) 시설 직원의 스트레스 관리[13]

① 노인의 공격성에 대한 중재

- 공격적인 노인은 직원의 심기를 불편하게 하거나 스트레스를 유발할 수 있다.

② **적합한 임금 지불**

- 노인에게 해준 만큼 돌아온 대가가 별로 없는 경우 스트레스가 유발되어 학대 가능성이 있다.

③ **적정 근무인력의 배정**

- 학대나 방임은 직원에 의해 고의적으로도 발생할 수 있으나 관심 부족이나 부주의한 행동에 의해 발생될 수 있다.
- 직원 수가 적고 입소자 수가 과다한 장기요양시설에서 더 쉽게 학대가 발생될 수 있다.

④ **간호인의 업무부담 감소**

- 수발부담이 높다고 느낄수록 노인에게 언행의 폭력성 학대가 높아질 수 있다.[14]

(3) 취약 노인의 보호

① **고령, 여성 노인, 낮은 교육수준과 경제수준, 신체적 · 인지적 기능의 저하 노인 등**[15]

② **자녀의 시설방문이 적은 노인**[4]

③ **기능상태(ADL)가 나쁜 노인**

- 기능상태가 나쁠수록 회피성 노인학대(방임, 유기, 자기방임, 노인과의 접촉 회피)의 발생률이 높아질 수 있다.[14]

(4) 노인학대 관련 법령의 강화[3]

① 노인학대 신고의무자의 범위 확대

② 노인보호 업무방해 시 과태료 부과

③ 신고인의 신원노출 금지의무 위반자에 대한 처벌규정

(5) 다차원적인 예방적 학대 중재방안의 실시([표 7-3] 참조)

[표 7-3] 구체적인 노인학대의 예방적 중재 방안

피해자나 가족 입장에서의 방지 방안
• 노인을 시설에 입소시킨 가족은 시설 직원들이 어느 정도 학대방지에 대한 훈련을 받았고 어떠한 방식으로 학대 발생에 대처하는지 등을 확인할 필요가 있다. 가족이 시설을 방문할 때마다 입소한 노인에게 직원이 어떻게 대하는지, 가장 좋아하는 직원과 가장 싫어하는 직원 그리고 그 이유를 문의하는 것도 학대 예방에 도움이 된다. • 입소노인들에게는 재정적인 사기행위를 포함하여 여러 학대행위가 발생하거나 발생하려고 할 때 도움이나 자신을 보호하는 방법과 장소(예: 전화번호) 등을 숙지시키는 예방 및 교육 프로그램에 자주 접하도록 한다.
시설 입장에서의 방지 방안
① 직원 교육과 훈련 • 직원이 노인의 특성, 특별히 허약노인의 특성 및 대처기술, 학대행위의 본질 등에 대해 적절한 교육과 훈련을 받도록 한다. 시설기관의 경영자가 노인 서비스보다는 운영 측면의 손익계산 등에 의해 훈련이나 교육을 제대로 받지 않은 직원을 채용하는 것을 지양한다. 기준시간을 초과하여 근무하거나 임금이 기대에 미치지 않을 경우에는 의도적으로 노인의 욕구를 무시할 수 있으며 훈련이나 교육을 잘 받지 않은 직원은 자신들의 의도와 달리 학대행위를 발생시킬 수 있음을 유념한다. • 최근 시설기관에는 입소자 중 치매환자의 비중이 매우 큰 편이다. 그러므로 직원들은 치매환자의 특성을 잘 알고 있어야 하며 말기환자인 경우에도 그들의 삶의 질을 고려한 상태에서 돌봐야 한다. 예를 들면 치매 말기환자는 탈수현상을 경험하더라도 갈증을 스스로 표현(물을 찾거나 목마름의 표현 등)하지 못하므로 직원 중 특히 간호사나 요양보호사들은 직관이나 기록 등을 통하여 노인의 탈수를 주기적으로 평가할 수 있어야 한다. • 직원들은 정신기능장애가 없는 노인이라도 시설 입소로 기관에서 생활하는 것 자체가 노인의 감정 등을 비롯하여 인간관계를 변화시킬 수 있음을 알아야 한다. 이 노인들은 시설의 직원이나 다른 입소자들과의 상호작용에서 경험한 모욕이나 열등감, 불안감 등으로 스트레스와 갈등을 경험할 수 있다. 즉, 직원이나 다른 입소자들은 노인에게 행복이나 불행을 좌우하는 환경요소가 됨을 이해하도록 교육과 훈련이 필요하다. • 노인에 따라 가족이 자신을 버렸다고 원망하거나 입소를 거절하지 못했다는 나약감에 사로잡혀서 살아갈 수 있으므로 직원들도 갑작스런 환경변화를 겪는 노인들을 대하기 어려울 수 있다. 이때 노인들의 문제(자기중심적 성향으로 타인과의 관계에서 화를 내거나 마찰 발생 등)에 대해 다른 이들에게 도움을 요청할 수도 있다. 이 상황에서 직원이 적절하게 대처하지 못하면 입소노인들의 시설 적응은 더 어려워진다. 이러한 내용들도 교육 및 훈련과정에 포함되어야 한다. • 학대의 본질은 상황에 따라 논쟁이 될 수 있으므로 학대의 기준을 정확하고 상세하게 설정할 필요가 있고 직원들이 자신의 행위가 학대에 해당되는지를 알도록 해서 자신감을 갖도록 해야 한다. ② 직원의 지지 및 스트레스 경감 • 시설기관에서 노인들의 돌봄을 제공하면서 노인의 요구를 충족시키는 업무는 스트레스가 심하다. 따라서 직원들의 스트레스나 정서적인 긴장을 이해해 주고 이를 경감시켜 주도록 한다. 특히 시설노인을 직접적으로 돌보는 일에 가장 많은 시간을 보내는 요양보호사들의 입장을 이해하고 지지해 주어야 한다.

[표 7-3] 구체적인 노인학대의 예방적 중재 방안(계속)

- 대인관계술, 스트레스 경감법, 치매 정보 등에 대한 연수의 기회를 부여하는 것도 도움이 될 수 있다.
- 근무시간이나 보수 등 근무조건의 개선도 직원들의 사기를 진작시킬 수 있다.
- 학대와 방임은 직원의 약물 남용과 관련이 될 수 있으므로 이들 프로그램도 필요하다.

제도변화를 통한 방지 방안

① 법적 제재

노인학대의 법적 제재를 통한 방지책은 다음 3가지 측면이 고려되어야 한다.

- 시설기관의 허가와 관리: 시설 허가 조건에 학대나 방임에 대한 방지책 마련이 필수적으로 제시되어야 한다. 학대나 방임에 대한 기준, 심사 평가기관, 직원 채용 방법(과거 아동이나 노인학대의 경력 확인하기 등)을 명시하여야 한다.
- 학대의 신고의무와 고발: 이를 통하여 입소노인이 자기결정권을 발휘하고 다양한 요구를 충족시킬 수 있도록 관계기관에 신고의무를 철저히 준수하도록 해야 한다. 법률을 제정할 때에는 학대문제를 처리하는 주요 기관의 역할, 학대의 신고와 조사과정의 시기, 단계 및 신고의무 위반 시 벌칙 등을 명시하여 시설기관이 자체적으로 철저한 예방책을 마련하도록 한다. 신고는 노인 당사자, 가족, 친지, 의사, 시설기관의 직원 및 다른 입소자 등에 의해서 할 수 있도록 해야 하며 시설 자체기관에서도 예방대책에 관한 정책을 마련하도록 해야 한다.
- 법률 시행의 용이성: 입소자나 가족이 학대행위를 고발할 때 경찰보다는 시설기관 관리자에게 직접 불평을 호소 할 수도 있으나 경우에 따라 이용하는 경찰에 도움을 요청하기 등도 효과적인 법적 장치로 통일할 필요가 있다. 학대 사건의 발생을 법적 기관에 쉽게, 의무적으로 브고할 수 있는 장치를 마련하여야 하며 학대가해자의 처벌에 장애요소를 고려함으르써 학대예방효과를 높이도록 한다.

② 옴부즈맨 제도의 도입

- 고충처리를 담당하는 옴부즈맨(Ombudsman) 제도를 도입하여 요양시설 보호의 질을 높이고 입소자의 학대와 방임에 대한 불평을 해소하도록 한다. 이 제도는 입소노인을 이용한 범죄행위도 막을 수 있다. 의료보험 적용의 적절성 등과 불필요한 서비스료의 과잉청구도 줄일 수 있다.
- 장기요양보험 옴부즈맨은 「관련 시설이나 기관으로부터 정치적, 행정적으로 독립적이어야 하며, 노인을 옹호하고, 노인의 불평을 증명할 때 객관적으로 진실을 찾아야 할 뿐만 아니라, 관심 있는 모든 이들의 접근이 용이하고, 장기요양보험과 노인의 관심에 대한 지식이 있어야」한다.
- 옴부즈맨은 학대발생 시 경고하는 강제 전략을 취하며 이후 시정조치가 되지 않으면 대중매체나 사법기관 등에 고발을 하여 시설인가를 취소할 수 있도록 근거가 마련되어야 한다.

③ 구제활동 프로그램 실시

- 학대나 방임은 발생하여 고발된 이후 조사하게 되면 상당한 시간과 노력을 필요로 하게 되며 그 휴유증도 있게 된다. 이의 방안으로 학대 위험성이 큰 노인들을 찾아내어 예방적 차원에서 접근하여 취하는 조취, 즉 특정 집단에 대한 구제활동이 아웃리치(outreach)이다. 예를 들면 시설 직원이나 입소자들을 찾아다니면서 학대에 대한 잘못된 생각을 바로잡아주는 교육 등을 실시하여 학대예방에 초점을 두는 방법이다.

[표 7-3] 구체적인 노인학대의 예방적 중재 방안(계속)

노인의 권익옹호단체 구성 및 강화
• 노인학대 문제의 일 방안으로 입소자들의 권익을 찾을 수 있는 조직이나 기구를 구성하고 그 기능을 강화시키는 것이다. • 예를 들면 미국에 있는 국가적 차원의 국립노인학대센터(NCEA, National Center on Elder Abuse)이다. 이 기구는 특히 학대와 방임, 착취에 관한 이해와 정보교류, 문제해결에 대해 사명을 갖고 있으며 그 분야에 대한 정보와 자료들에 대해 중추적인 창고 역할을 담당한다. 이 기구의 운영은 국회 기금으로 이루어진다(http://elderabusecenter.org). 이외에도 국립노인학대예방위원회(NCPEA, National Committee for the Prevention of Elder Abuse)는 학대를 받기 쉬운 노인들의 안전이나 보호, 존엄성을 위해 노력하고 있으며(http://preventionelderabuse.com), 노인문제와 관련된 법률서비스를 담당하는 'The American Bar Association Commission on Law and Aging'도 있다. • 미국의 OBRA(http://www.mass.gov/smartplan/participate/obrainfo.htm)와 같은 사회보장방안을 국가 차원에서 구성하여 퇴직 후 노인의 재정보장을 확고히 한다. • 일본은 1992년 '고령자처우연구회'를 발족했으며 1996년부터 '노인학대예방센터'를 설치하고 있다. • 우리나라의 경우 2004년 전국 16개 시도별로 '노인학대예방센터'를 설치하여 전문상담원을 통해 노인학대와 관련된 종합상담서비스를 제공하고 있으며 학대신고 전화는 전국 어디서나 국번없이 1389를 누르면 된다. 신고는 누구나 할 수 있으며 의료진에게도 학대가 의심되면 신고를 하도록 하는 등 점차 국내에서도 변화되고 있으나 아직까지 시설기관에서의 학대가 체계적으로 예방, 보고, 처리되지는 못하고 있다.

출처: 윤가현 (2004). 시설에서의 노인학대와 사회복지 정책방안. 노인복지정책연구서, 노인학대의 현황과 대책에 관한 연구(80-117쪽). 서울: 한국노인문제연구소.

2. 치료적 중재

(1) 전문 인력의 도움 받기

① 노인학대의 사례에 대해 공론화한다.

② 문제 발생 시 노출시킨다.

(2) 피해노인의 신체적 · 정신적 안정 제공

(3) 학대노인의 보호서비스

(4) 시설의 프로토콜에 따른 보고와 조사

① 시설 별로 프로토콜을 개발한다.

② 외국의 사례([표 7-4]와 [표 7-5])를 참고한다.[9]

[표 7-4] 학대발생 시 보고 체계

학대 확인자	학대 증거를 보고 받을 사람
요양보호사(자격 간호 보조자)	책임간호사, 간호부장, 행정부
간호사	책임간호사, 간호부장, 행정부
가사담당자/세탁/보수 관리	간호부장, 행정부
영양과 직원	영양과 책임자, 간호부장, 행정부
업무 및 사회봉사 서비스	해당 책임자, 간호부장, 행정부
사무실 지원/운송	간호부장, 관리자
물리치료, 작업치료, 언어치료의 직원	재활책임자, 간호부장, 관리자
고문/전문가	간호부장, 관리자
방문객	간호부장, 관리자
입소자	간호부장, 관리자, 사회사업가
관리자	원장

[표 7-5] 입소자 학대에 대한 진술, 대처 및 보고 과정

1. 학대를 받은 노인의 안전을 확보한다.
2. 해당자([표 7-4] 참고)에게 사건을 보고한다.
3. 손상(injury)의 원인을 알 수 없다면 미확인 경우의 기관별 손상 대책을 참고한다.
4. 해당 근무의 책임간호사는 다음에 따라 조사를 시작한다.
   - 즉시, 그리고 24시간 동안의 행위와 피해상황에 대해 입소자를 사정한다. 성적 학대가 의심되거나 확인이 되는 사례, 심각한 신체적 손상이 발생한 사건, 혹은 도난사건의 경우에는 먼저 법적 집행을 공지한 다음 다른 연락처로 알린다. 모든 사례에서 증거는 법적 집행이 이루어 질때까지 손을 대어서는 안 된다.
   - 손상과 관련된 학대들은 가능한 사진을 찍는다.
   - 입소자(피해자)에게 지남력을 알아보는 내용(이름, 생년월일, 월, 년도, 위치)을 포함하여 면담을 한다. 만일 입소자가 서면 보고서를 제출할 수 없다면, 이름, 누가, 무엇을, 언제, 어디서, 어떻게, 방 번호, 생년월일, 주민등록번호를 포함한 서면 진술을 도와준다.
   - 시설사건보고서에 사건을 기록한다. 이때 책임부서와 의사에게 보고하였음을 포함시켜야 하며, 서류는 완전하게 작성한다(빈칸이 없을 것, 필요한 경우 빈칸에 해당 없음으로 명기함).
   - 목격자(사건 발생 시 근무한 직원, 방문객, 입소자 등)를 면담하고 서면보고서를 받는다. 이때 누가, 무엇을, 어디서, 시간과 날짜, 그리고 목격자들이 본 것이나 들은 것이 무엇인지를 기록하고 목격자의 이름, 직업, 입소자와의 관계, 주소, 전화 연락처와 서명을 함께 받는다.
   - 가능하다면, 학대를 가한 이로 보고된(의심되는) 사람을 면담하여 서면보고서에 누가, 언제, 어디서, 날짜, 시간을 기록하여 받는다. 이때 서명, 생년월일, 전화연락처, 주소도 명시하도록 한다. 학대가해자로 보고된 사람에게 가해자로 지목받고 있음을 알린다. 가능하다면 가해자로 지목된 사람, 사건과 관련된 사항을 다시 알아본다. 면담 후 현안 조사 자료를 학대 가해 의심자의 집으로 보낸다.
   - 이후 학대를 방지하기 위해 취한 활동을 사건보고서에 기록한다(예. 현안 조사 자료의 미결 상황, 입소자의 방/ 위치 변경).
   - 사건보고서에 가해자의 이름, 주소, 전화번호, 성인 학대나 방임 피해자로 보고된 자와의 관계를 제시한다.

[표 7-5] 입소자 학대에 대한 진술, 대처 및 보고 과정(계속)

5. 사건의 심각성에 근거하여 즉시, 24시간, 단시일 내에 학대 피해자의 다음 사항을 관리자에게 보고한다.
   - 학대의 위험이 지속될 경우 관리자(간호부장, 경영자, 행정부장, 근무 당시의 관리자)에게 알리고 119에 알린다.
   - 조사 및 항고 부서에 24시간 내에 구두 보고와 같이 서면으로 알려야 한다. 또한 위험이 당장 닥칠 것 같거나 부당 행위가 의심되면 전화로 즉각 보고해야 한다. (예. 미국 Iowa주에서는 1-877-686-0027이나 515-2821-4115, 팩스 #:515-242-5022로 연락한다.)
   - 48시간 이내에 조사 및 항고부서의 양식에 따른 보고서를 팩스로 보내야 한다.
   - 입소자의 가족이나 책임부서에 알린다.
   - 입소자의 의사에게 알린다.
   - 가능하다면 해당 시설에서 장기요양 민원처리 조사관(Ombudsman)의 부서가 관여하도록 의뢰할 수 있다.
6. 책임자가 보고서들과 기타 기록들을 해당기관(성인보호서비스, 국방정보국, 경찰서)에 의뢰하거나 제출하도록 한다.
7. 다음의 인터뷰를 실시한다.
   - 사건 발생 1일 후 감독관이 인터뷰를 하도록 한다.
   - 입소자와 서면으로 작성된 진술서 등을 다시 확인하도록 한다.
   - 보고된 학대 가해자와 서면으로 작성된 진술서 등을 다시 확인하도록 한다.

(5) 학대에 대한 노인 교육 실시[16]

① 학대에 대한 인식이 높을수록 신고의향이 높다.

② 노인학대에 대한 심각성을 높인다.

(6) 학대에 대한 직원의 의무교육과 보수교육 실시[9]

① 외국 사례를 참고한다.

- 미국 아이오와 주법에 따른 시설에서의 성인학대에 대한 의무교육을 실시한다.
- 시설취업자는 취업 전 6개월 이내에 필수적으로 교육을 이수한다.
- 보수교육을 매 5년마다 이수한다.
- 의무교육은 시설에서 제공한다.
- 학대 발생률, 학대 정의, 학대 지표, 학대에 대한 인식, 법적 권리와 책임, 피해자와의 관계, 중재, 예방, 이용 가능한 자원을 교육내용에 포함시킨다.

(7) 피해노인의 사회적 지지[15, 17]

① 노인들을 보다 각별히 살펴 학대가 지속되지 않도록 한다.

② 노인의 사회적 지지를 강화한다.

- 신체적 학대를 받는 노인들은 도움 요청이 적은데 이는 타인에게 도움을 요청할 경우 가해자로부터 신체적 보복이나 또 다른 형태의 학대가 두렵기 때문이다.
- 노인의 사회적 지지가 낮을수록 학대가 심해진다는 보고가 있다.

(8) 시설노인의 방임에 주의

① 시설 노인에서의 학대는 정신적, 신체적 방임이 많기 때문이다.[10]

(9) 노인의 성적 표현에 대한 이해[18]

① 노인들의 성적 표현에 대해 직원들이 불편해 할 수 있다.

② 다학제 간에 보다 창의적인 사고가 필요하다.

③ 입소노인 돌봄에서 정서적, 성적 안녕감을 제공한다.

(10) 노인 투약에 대한 올바른 실시

① 시설노인들은 평소 투약에 의존성이 높다.

② 투약에 대한 감시기관 설립이 필요하다.

(11) 입소 노인들에 대한 정보 공유

① 직원들 사이에도 노인학대에 대한 목격의 차이를 보일 수 있다.[9]

② 팀 모임 등을 자주 가져 입소 노인들에 대한 정보를 공유한다.

(12) 기타[19]

① 일반인과 건강돌봄제공자들의 학대에 대한 인식 고취 교육을 강화한다.

② 조직화된 대처 팀과 법적 체계를 구축한다.

③ 연구기반을 확충한다.

④ 노인의 자율권을 존중한다.

⑤ 노인의 지지와 유익한 서비스를 제공한다.

평가

노인학대의 평가는 주기적으로 계속하여 이루어져야 하며 과정평가와 결과평가를 실시한다.

1. 과정 평가

과정평가는 간호인이 지침을 수행하는 것을 도우며 지침에 대한 이해정도를 평가함을 목적으로 한다. 다음의 과정 평가서([표 7-6])를 참고한다.[11]

[표 7-6] 노인학대의 지침 적용에 대한 과정 평가서

다음 문항에 대해 간호인이 노인학대의 지침 적용과 관련하여 인지하는 정도를 오른쪽 난에 O표 하여 주십시오.

번호	문 항	전혀 아니다	아니다	그렇다	아주 그렇다
1	나는 노인학대 지침을 이행할 수 있을 만큼 알고 있다.	1	2	3	4
2	시설에서 노인학대에 대한 지침을 시행하는 것은 간호의 질을 높인다.	1	2	3	4
3	내가 노인학대 지침을 시행하기 위해 노력할 때 지지를 받는다.	1	2	3	4
4	나는 지침에 대해 잘 알고 있는 다른 사람의 도움을 받아야 노인학대 지침을 시행할 수 있을 정도로 준비되어 있다.	1	2	3	4
5	나는 노인학대의 위험요인을 제시할 수 있다.	1	2	3	4
6	나는 노인학대를 예방하기 위한 중재를 제시하고 추천할 수 있다.	1	2	3	4
7	나에게는 노인학대 지침을 시행하기 전에 지침을 습득할 시간이 충분하다.	1	2	3	4
8	이 지침을 적용함으로써 노인학대에 대한 확인과 예방을 더 잘 관리할 수 있다.	1	2	3	4

[표 7-6] 노인학대의 지침 적용에 대한 과정 평가서(계속)

번호	문 항	전혀 아니다	아니다	그렇다	아주 그렇다
9	지침에 의해 나는 노인학대의 위험이 있는 환자에게 잠재적인 건강요구를 충족시킬 수 있다.	1	2	3	4

* 점수는 총점으로 환산하며 최소 9, 최대 36점으로 점수가 높을수록 지침 사용의 목적을 잘 이해하고 지침이행에 대해 준비가 잘 된 것을 의미한다. 낮은 점수는 지침사용에 대한 교육과 지지를 더 받을 필요가 있다.

2. 결과 평가

노인학대 지침을 적용한 대상자별로 기대되는 변화나 발전양상을 평가한다. 다음의 결과 평가서([표 7-7])를 참고하며 평가서는 기록에 포함하여 보관한다.[11]

[표 7-7] 노인학대의 지침 적용과 관련된 결과 평가서

다음 결과에 대해 해당 월별로 기준의 충족 여부를 기재하시오. 비고 난에는 평가자의 의견을 기술바랍니다.(기준의 제시 방법: 예=기준 충족, 아니오=기준 충족 안됨, 불확실=노인의 감시가 되지 않은 경우에 표시하며 이때는 감시가 되지 못한 이유를 기재한다.				
결 과	1월 (1분기)	4월 (2분기)	7월 (3분기)	10월 (4분기)
결과 1. 노인학대 선별도구에 대한 의무기록을 완성				
결과 2. 선별검사에서 노인학대로 보이는 경우, 의무기록상 노인학대지침을 모두 완성				
결과 3. 노인학대임을 보고하는 성인보호서비스				
비고: 평가자의 의견제시 1분기: 2분기: 3분기: 4분기:				

요양시설 거주 노인학대관리 알고리듬

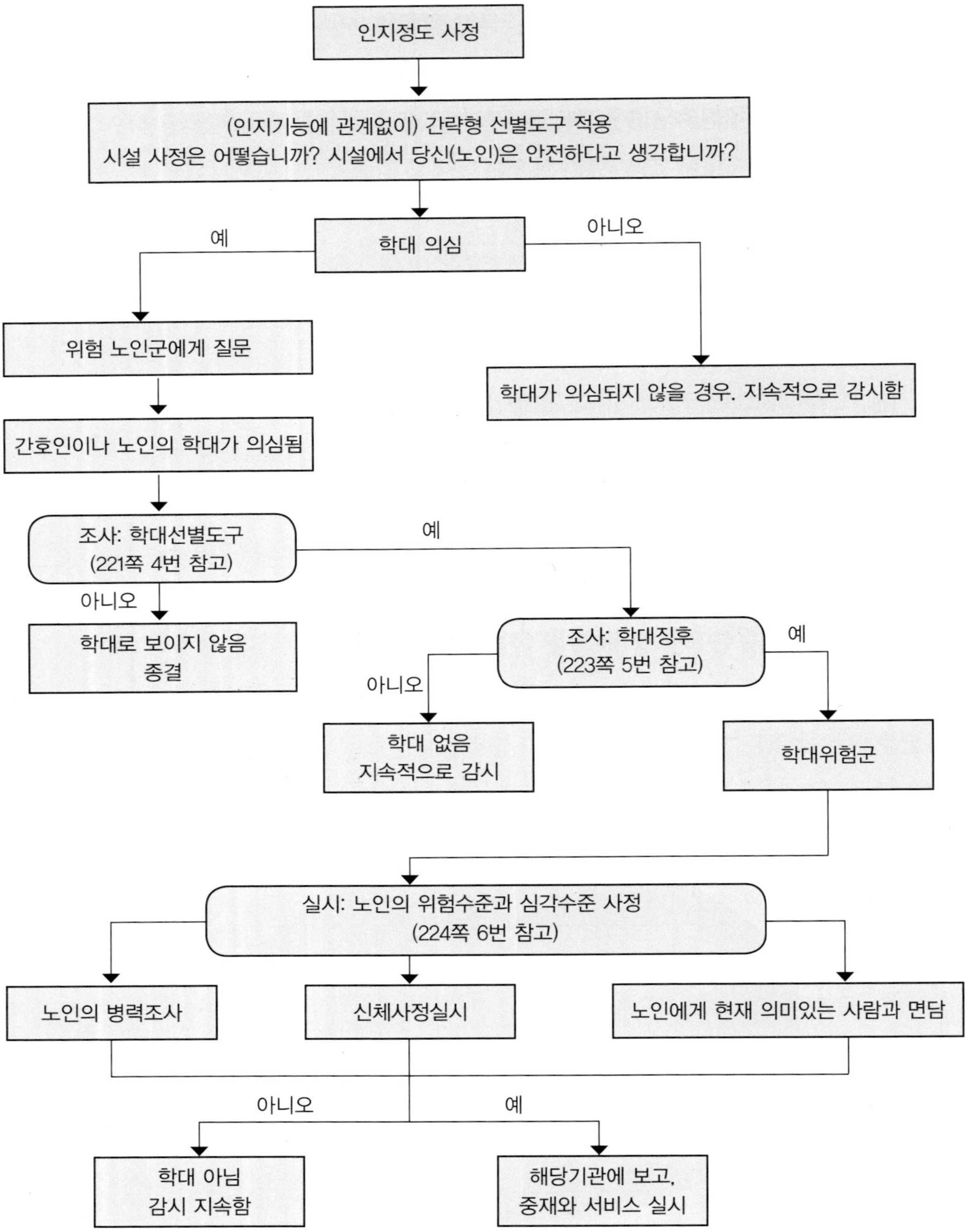

사례

※ 사례 소개

충남 아산시 권역 노인생활시설 6곳에서 방임, 성적 학대, 재정적 학대, 언어·정서적 학대, 신체적 학대 등의 문제가 복합적으로 발생한 것으로 보고되었다.[20]

시설 내 방임으로 적절한 프로그램을 운영하지 않고 어르신을 방치하거나, 입소자의 질병을 소홀히 해 치료가 늦춰지게 한 경우와 입소자의 요구사항에 적극 대처하지 못한 점을 들었다. 이어 성적 학대로는 성(性)이 다른 입소자를 한방에서 생활하게 한 경우가 있었으며, 특히 가장 쉽게 범하는 성적 학대로 신체부위를 노출시켜 기저귀 케어를 하는 사례가 빈번했다고 밝혔다.

재정적 학대로는 기초생활수급자의 개인통장을 동의서 없이 관리한 가운데 지출내역이 불분명해 사용처 파악이 어려웠으며, 이를 입소자가 전혀 알지 못했다고 설명했다.

신체적 학대로는 입소자의 손톱 및 개인위생이 불결하고, 와상환자를 누인 채로 간식을 제공하는 등의 학대가 발생해 주의가 요구된다고 밝혔다.

시설 내에서 가장 범하기 쉬운 언어·정서적 학대로 요양보호사가 노인을 유아처럼 다룬다거나 입소자에게 반말을 사용하는 행동을 볼 수 있었다.

사례 관리 방안

- 시설 노인의 사정 시 대상자의 요구를 파악하고 적극 대처하여야 하며, 시설이 노인을 단순 보호하기보다는 노인별로 적절한 프로그램을 개발하고 운영하여야 한다.
- 성적 학대를 방지하기 위해서는 성별로 노인의 거주 층을 구분하거나 거주하는 방을 분리하여야 하며 신체부위 노출뿐 아니라 관련된 언어 및 정서적 표현도 신중을 기하여 개인의 사생활보호까지도 이루어져야 할 것이다.
- 재정적 학대 방지를 위해서는 노인의 통장 등 사유재산에 대한 관리방법을 서면화하고 노인시설 입소 시 혹은 평소에도 그에 준한 합당한 관리가 이루어져야 한다. 필요 시 노인과 가족의 서명을 받도록 한다. 금전이나 재물관리는 가능한 매번 노인과 가족 등에게 관리방법을 설명하고 동의를 받아야 한다. 노인들은 금전 등에 대해 혼돈이 있을 수 있음을 감안하여 증빙자료를 구비하도록 한다. 시설 입소노인의 경우 사전 동의에 따라 가능한 귀중품 등의 지참을 최소화하는 것도 일 방안이다.
- 개인위생은 인간의 기본 권리이다. 따라서 노인은 늘 신체적으로 깨끗하고 쾌적한 상태를 유지하도록 하며 이에 대한 주기적인 점검체계가 구축되어야 한다.
- 가장 흔히 발생되는 언어적, 정서적 학대는 근절되기는 쉽지 않지만 동료 간 감시체계나 신분보장을 유지하면서 노인이 자신들의 생활이나 돌봄에 대한 상태를 자유롭게 표출할 수 있는 방안 모색도 필요하다.
- 학대는 목격자 간에 견해가 다를 수 있으므로 팀 모임 등을 자주 실시하여 의견을 나누도록 한다. 앞서 소개된 평가지의 활용도 좋은 방법이 될 수 있다. 무엇보다 직원이나 노인을 돌보는 이들이 노인 돌봄에 대한 철학과 가치관 형성이 올바르게 구축되어야 하며 이를 위해 정기적인 교육과 돌보는 이들의 사기 진작 방안, 업무 부담의 경감과 스트레스 관리책 등이 마련되어야 할 것이다.

학대관리 방안에서는 예방과 서비스 대안이 중요하다. 이를 위해 학대와 흔히 연결되는 노인들을 보다 상세하고 체계적으로 사정할 수 있어야 하며(학대관리 알고리듬의 적용 등) 그들의 지지망 강화, 가족과 친지 등의 노인 방문 기회 증진, 가족을 포함하여 돌보는 이들의 지지, 지역사회 관련기관과의 연계망 확충, 노인의 역량강화를 위한 교육(일상생활활동을 스스로 할 수 없을 때 학대가 심해질 수 있으므로 노인의 자가간호 증진에 중점을 둘 필요가 있음), 학대예방 교육프로그램의 활성화, 허약노인의 의료적 서비스 증진, 노인학대 지원체계 등에 대한 홍보활동 강화, 학대에 대한 법적 그리고 시설별로 처리 절차 마련 등이 속히 이루어져야 할 것이다. 아울러 노인학대의 비윤리적인 측면과 학대에 대한 올바른 인식을 고취시켜야 하며 이를 위해 대중매체 교육, 취업 전 직원의 학대교육이수 의무화, 정기적인 시설 교육 등이 실시되도록 다차원적인 노력을 기울여야 한다.

✚ 참고문헌

1. 김신겸, 박인수(2010). 노인학대. 노인정신의학 14(1) 3-8.
2. WHO(World Health Organization) (2002). The Toronto Declaration in the global prevention of elder abuse. Geneva.
3. 노인복지법(2011). 제1조의 2(정의) 4항.
   http://www.law.go.kr/LSW/lsInfoP.do?lsiSeq=112082#AJAX
4. 이연호(2002). 노인학대 위험요인과 피해에 관한 연구. 이화여자대학교 대학원 박사학위논문
5. 보건복지가족부(2008). 2007 전국노인학대 상담사업 현황보고서. http://www.mw.go.kr
6. 보건보지부(2011). 노인학대 신고자 보호 강화한다. 보도자료: 4월 28일 국회 법사위 통과 후. http://www.mw.go.kr/front/mw_sch/index.jsp
7. 이경은, 박영준, 김도희(2009). 노인의 학대경험에 영향을 미치는 요인의 인과모형 연구. 한국노년학 29(3), 883-898.
8. 정경희, 이윤경, 오영희, 손창균, 윤지은, 이은진, 권중돈, 김경호(2010). 2009년도 전국 노인학대 실태조사. 보건복지부 및 한국보건사회 연구원 정책보고서.
9. McCool, J. J., Jogerst, G. J., Daly, J. M., Xu, Y. (2009). Multidisciplinary reports of nursing home mistreatment. *Journals of the American Medical Directors Association, 10*(3), 174-180.
10. Natan, M. B., & Lowenstein, A. (2010). Study of factors that affect abuse of older people in nursing homes. *Nursing Management-UK, 17*(8), 20-24.
11. Daly, J. M., & Schoenfelder, D. P. (2010). Elder abuse prevention in evidence-based practice guideline. The university of Iowa college of nursing.
12. Menio, D. A. (1996). Advocating for the rights of vulnerable nursing home residents: Creative strategies. *Journal of Elder Abuse & Neglect, 8*(3), 59-72.
13. 윤가현(2004). 시설에서의 노인학대와 사회복지 정책방안. 노인복지정책연구서, 노인학대의 현황과 대책에 관한 연구(80-117쪽). 서울: 한국노인문제연구소.
14. 이윤경, 김미혜(2008). 노인학대 유형화 및 유형결정요인 연구. 한국노년학, 28(4), 1165-1178.
15. 고보선, 유용식(2004). 노인학대 유형별 대처전략에 관한 연구. 한국노인복지학회, 23(봄호), 83-105.
16. 고정미(2010). 노인학대에 대한 인식과 신고의향: 간호사와 노인의 비교연구. 한국보건간호학회지, 24(2), 270-284.
17. 김순이, 이정인(2009). 노인이 지각한 사회적 지지, 학대가 자아통합감에 미치는 영향. 한국노년학, 29(1), 231-242.
18. Kennelly, S., O'Neill, D., & O'Brien, J. G. (2011). Elder abuse in residential care. *The Lancet, 377*(9771), 1076.
19. O'Brien, J. G., & O'Neill, D. (2011). Prevention of elder abuse. *The Lancet, 377*(9782), 2005-2006.
20. 아산톱뉴스(2010). 아산 노인시설, 노인 학대 아직 존재.
    http://asantopnews.com/sub_read.html?section=sc1&uid=1316

제 8장

장기요양 시설에서의 호스피스 완화의료

●●● **박재순** 교수(가톨릭대학교 간호대학)

본 장은 장기요양시설에서의 호스피스 완화의료의 개념을 이해하고 올바른 호스피스 완화의료를 적용하여 대상자가 존엄하고 평화로운 임종을 맞이할 수 있게 하는 데 그 목적이 있다. 구체적인 목표는 다음과 같다.

1. 호스피스 완화의료의 올바른 개념과 정신을 이해한다.
2. 호스피스 완화의료 대상과 의뢰 시기를 확인한다.
3. 노인의 전인적 상태를 사정하고 총체적 돌봄을 계획한다.
4. 임종 임박 징후를 인지하고 사정하여 관리한다.
5. 노인의 섬망을 예방하고 사정하여 관리한다.
6. 말기 소식을 알리는 시기 및 방법을 적용한다.
7. 임종 후 관리와 절차를 적용한다.
8. 호스피스 완화의료 적용에 필요한 특수 개념을 이해한다.
9. 임종과정에 관련된 수행 내용을 기록한다.
10. 수행된 간호과정과 결과를 평가하고 활용한다.

개요

1. 호스피스 완화의료의 정의

호스피스는 죽음을 앞둔 말기 환자와 가족을 사랑으로 돌보는 행위이다. 환자가 남은 여생 동안 인간으로서 존엄성과 삶의 질을 유지하면서 평온하게 임종을 맞이하도록 신체적, 정서적, 사회적, 영적으로 도우며 유족의 고통과 슬픔을 경감시키기 위한 총체적인 돌봄이다. 호스피스의 철학이나 개념은 인간을 부분으로서가 아니고 총체적 혹은 전인적으로 돌보는 것을 목표로 한다.[1] 최근의 호스피스는 치료가 어려운 말기 환자의 질적인 삶을 돕기 위해 진단 초기부터 의료적으로 개입하는 완화의료로 확대되어 가고 있다.[2]

죽음은 우리에게 보편적 경험이지만 자신이나 가까운 사람의 죽음을 이야기하는 것은 어려운 일이다. 죽음에 대한 태도는 문화, 종교, 경험, 연령에 따라 영향을 받으며 애도 과정에 대한 대처는 경험을 통해 학습되기도 한다. 장기요양시설의 간호사는 다른 분야의 간호사보다 더 자주 죽음을 경험하게 된다. 노인의 경우 중대한 건강문제로 예기치 않은 죽음을 맞이하기도 하는데, 죽음 이전에 오랫동안 특별한 반응이 없을 수도 있고, 급성 질병이 갑자기 발생하여 회복되지 않고 사망하거나, 때로는 자는 동안 조용히 사망하기도 하여 사망의 형태가 다양하다.[3]

오늘날 노인 인구의 증가와 더불어 암으로 인한 사망뿐 아니라, 요양시설에서 사망하는 노인의 수가 증가하고 있다. 또한 최근 국내에서는 노인을 위한 요양시설이 증가하는 만큼 시설에 입소하는 노인의 수도 증가하고 있다. 장기요양시설 거주자는 개인에 따라 수개월에서 수년간 머물게 되는데, 2006년 국정 조사에 의하면 시설 입소 후 1년 이내에 사망하는 경우는 57.7%로서, 요양시설은 많은 노인들에게 삶의 장소로서 보다 사망의 장소가 되는 경우가 많다. 또한 현재 정부 정책은 요양 관리의 목적으로 노인의 기능 회복과 재활에 초점이 맞춰져 있기 때문에 보험 급여 지급이 이에 관련되어 있으나 아직 임종은 성공적 요양 지표 면에서 실패로 평가되는 경우가 많다.

아직은 환자, 가족, 직원이 임종에 관련된 긴급한 요구에 직면했을 때 호스피스팀의 서비스를 받을 수 있는 절차가 확립된 곳이 거의 없으며, 장기요양시설의 많은 환자들의 반 이상이 치매를 포함한 복합적인 질환을 가지고 있어 기대 여명을 추정하기가 어려워 호스피스에 대한 의뢰가 암환자보다 늦다.[4] 이러한 현상을 볼 때 장기돌봄 관리시설에 사는 사람들의 말기 관리에 대한 구체적인 준비가 요구된다.

2. 호스피스 완화의료의 이점

최근 호스피스가 제도화된 국가에서는 말기 환자에 대한 전인적 완화돌봄이 확대되면서, 많은 건강관리 제공자와 환자 및 가족에게 무리한 수명 연장보다 안위에 목표를 두는 것이 환자를 더 만족스럽게 하며 합리적인 서비스라는 인식이 확대되고 있다. 호스피스 서비스를 받는 장기요양시설 거주자는 통증 사정과 관리가 더 잘되고 부적절한 약물 사용률이 낮고 신체적 억제(restraints) 적용도 적은 것으로 보고되고 있다. 장기요양시설에서 말기 환자를 돌보는 데 호스피스를 포함할 때 여러 가지 이점을 가진다.

- 말기 환자가 원하는 장소에서 자연적인 죽음 과정이 존중된다.
- 특수 훈련된 팀에 의해 호스피스 완화의료가 제공된다.
- 의학적인 목표는 통증 완화와 증상 조절에 있다.
- 말기 진단에 관련된 의학적 약물이나 기구를 제공받을 수 있다.
- 심리 사회적 및 영적 지지가 제공된다.
- 방문 시간을 연장하여 인정 깊은 경청과 우의를 제공한다.
- 말기 환자의 증가된 위생 요구를 관리한다.
- 입원이나 무의미한 연명 치료를 줄여 준다.
- 가족과 장기요양시설에 말기 교육을 제공한다.
- 가족과 장기요양시설 직원에게 사별 지지를 제공한다.
- 호스피스 전문인이 있을 때 장기요양시설 직원들에게 간접적인 교육이 된다.
- 환자와 가족들이 장기요양시설에 대해 더 만족감을 나타낸다.

3. 의뢰 시기와 대상

호스피스가 제도화된 나라에서는 일반적인 경과에서 말기 질병 상태에 따른 기대여명이 6개월 이내로 추정되는 것을 의사가 진단할 때 의료보험에서 호스피스 비용을 지급한다.[4] 현재 우리나라에서는 호스피스가 시범사업 단계에 있으므로 호스피스팀의 활동 범위가 제한적인 부분이 있으나 장기요양시설에서 호스피스를 수행하고자 할 때는 시설 자체의 호스피스팀을 구성하거나 기존 팀에 방문을 의뢰할 수 있다.

- 예후가 6개월 이내로 진단되는 경우 전문분야의 의사 2인의 판단에 따름[5]
- 수술, 항암요법, 방사선요법을 시행했으나 현대의학으로는 더 이상 의학적 치료 효과를 기대할 수 없을 때[6]
- 6개월 미만이 아닐지라도 질병의 진행으로 통증 및 증상 완화가 필요할 때[5]
- 환자와 가족이 진단과 예후를 알고 치유를 위한 돌봄 대신 완화적 돌봄을 선택할 때
- 의식이 분명하고 의사소통이 가능한 자[1]
- 요양시설의 경우 입소 전 의료기관 등에서 진단 결과를 토대로 본인, 가족, 시설 직원의 입회 하에 결정함[5]
- 같은 진단으로 호스피스와 치료를 위한 의료보험이 함께 적용될 수는 없음

사정

1. 말기 환자 특성

말기 돌봄은 호스피스 완화돌봄의 한 부분으로 매우 중요하다. 일반적으로 마지막 수 일, 수 주, 수 개월 간의 관리를 말하며 이러한 상태는 환자가 명백하게 점진적으

로 임종이 가까워지는 상태를 말한다.[7]

- 질병이 진행되면 환자는 거의 대부분 침상에 머물거나 전적인 도움이 요구된다.
- 임종이 가까워지는 환자는 여러 가지 증상이 나타날 수 있고 전혀 없을 수도 있다.
- 임종은 자연적인 과정으로 각자의 시간에 개별적인 방식으로 온다.
- 혼돈, 지남력 소실, 섬망 등의 증상은 약물이나 치료에 의한 생리적 변화에서 기인할 수도 있으며 환자에게 공포심을 줄 수 있다.
- 죽음이 임박해질수록 허약감과 피로가 증가하며 그로 인해 기능 및 독립성을 상실하여 가족과 간호제공자의 피로도 증가한다.
- 통증의 강도와 유형이 달라져 진통제의 용량 조절을 고려하게 된다.
- 환자는 점점 깨어있는 시간보다 수면시간이 길어지게 된다.
- 죽음 자체에 대한 공포보다 임종 과정에 대한 공포가 더 클 수 있으며 대부분의 환자는 홀로 죽는 것을 원하지 않는다.

2. 전인적 사정

호스피스는 말기 환자의 전인적 돌봄을 목표로 한다. 말기 환자는 신체적으로 뿐 아니라 다양한 측면의 고통을 가진다. 전인적 사정은 환자의 현재 상태뿐 아니라 개인이 가지는 다양한 측면의 경험을 포함한다. 병력/치료력, 신체적 사정, 심리적 사정, 의사결정 능력, 정보의 공유, 사회적 사정, 영적 사정, 일상생활 요구 사정, 임종 준비 등의 영역을 포함할 수 있다.

(1) 병력/치료력

주요 진단, 2차적으로 동반된 질환과 치료 내용을 파악하고 호스피스 선택에 앞서 완치 목적의 치료에 대해 환자나 가족이 분명히 알고 있는지 파악한다.

(2) 신체적 사정

환자가 가지는 통증과 더불어 일반적 증상의 정도와 기능을 사정한다.

- 통증
- 불안정/혼돈
- 짧은/잡음이 나는 호흡
- 오심/구토, 삼키기 어려움
- 구강 건조/상처
- 요실금 또는 정체, 변비
- 간대성 근경련/간질
- 피부 압박
- 회복 가능한 합병증/병발 질환

(3) 심리적 사정

- 인지 능력
- 우울 등 기분 상태
- 질병에 대한 정서적 반응, 두려움, 분노
- 해결되지 않은 문제
- 공포진단, 죽음의 유형, 약물 부작용
- 죄책감, 부담이 되는 것, 과거 경험
- 존엄성 상실, 기회의 상실, 독립성의 상실
- 불확실성, 영적 의문, 예후, 가족의 미래에 대한 염려

(4) 의사결정 능력

치료에 관련된 의사결정에 사전 동의할 수 있는 능력이 있는지, 그렇지 못한 경우 대리인과 의사결정을 공유한다.

(5) 정보의 공유

환자와 가족 사이에 이루어지는 다양한 의사소통 유형을 존중하며 때로는 가족 모임을 열어서 정보를 공유하기도 한다.

(6) 사회적 사정

만성적으로 아픈 사람은 신체적으로 허약해지고 자연히 사회적으로 위축되며 시설의 직원이나 돌봄제공자에 의해서도 물리적으로 뿐 아니라 인간적, 사회적으로도 소외되기 쉽다. 건강 전문인들은 이런 일이 생기지 않도록 예방하여야 한다.[8] 그 외에 가족 관계를 포함하여 활용 가능한 지역사회 자원, 경제적 상황을 파악한다.

(7) 영적 요구

각자의 삶에서 다양하게 나타나는 영적이고 초월적인 차원의 요구를 사정한다. 영적 활동, 종교 활동, 영적 위기, 허무, 우울, 자아 위협을 포함하는 갈등 반응, 존재 의미에 대한 의혹, 내세에 대한 기대, 접근 가능한 사목자 등에 대해 파악한다.[9]

(8) 일상생활 요구 사정

일상생활에서 필요한 실제적인 요구 사항을 파악한다.

(9) 임종 준비

환자와 가족들은 예상되는 상실에 대해 슬퍼한다. 임종 준비를 위해 선물, 유산, 미래 추억을 위한 계획, 종교 의식, 장례식, 추모 의식에 대한 계획을 확인한다.

3. 임종 임박에 대한 인지

임종 임박에 대한 인지(near death awareness, NDA)는 죽음과정에서 많은 사람들이 경험한다고 있는 현상으로 때로는 섬망으로 오해되기도 한다. 돌봄 제공자, 가족, 친구, 건강전문인은 NDA를 인식해야 하고, 두려움, 욕구 불만, 부적절한 투약으로 반응해서는 안 된다. 이것은 환자를 더욱 고통스럽게 하고 고립시킬 수 있다. 섬망은 방향 감각, 단기 기억, 집중력의 결손을 나타내나 NDA는 종종 환자가 편안한 상태에서 긍정적으로 경험되기도 한다. 환자가 사용하는 말은 꿈속에서와 같이 상징적이고 이해하기가 어렵다. NDA와 섬망의 구분은 어렵지만 건강 전문인, 가족, 친구, 돌봄 제공자의 인내와 적극적 경청으로 NDA를 인지할 수 있다.[4]

환자가 자연적인 죽음을 맞이할 때 신체는 기능을 멈추고 죽음이 임박한 징후를 확인할 수 있는데 임상의나 가족은 이러한 상황을 인지하고 준비하는 것이 중요하다. 이러한 단계가 변화하는 것을 정확하게 예측하기는 어렵다. 24시간 이내에 혹은 10~14일 이상에 이르기도 한다. 이 시기에는 음식이나 물이 필요하지 않으며 환자는 질병으로 사망하는 것이지 영양 결핍으로 사망하는 것이 아니다.

(1) 일반적 현상

- 환자는 혼돈되고 방향 감각이 없음
- 꿈속에서 혹은 다른 사람에게는 보이지 않는 다른 사람과 이야기함
- 보이지 않는 어떤 사람과 접촉하려고 함
- 보이지 않는 물체를 잡거나 흔드는 몸짓을 함
- 천사, 밝은 색, 불빛, 평화로운 장소에 대해 말함

(2) 죽음에 대한 표현

- 죽은 친척, 친구, 기타 다른 사람과 이야기하는 듯이 보임
- 여행을 준비하거나 의미 있는 변화를 보임
- 자신의 죽음을 예견함
- 평안함을 표현함

(3) 평화로운 죽음에 대한 최종적 요구

- 마감을 준비하거나 개인적 혹은 영적인 용서를 원함
- 어느 정도의 윤리적 문제에 대한 종결을 원함
- 평화로운 죽음을 방해하는 요소를 피하고 싶어함
- 특별한 방법이나 의식을 통해 죽음을 준비하고 싶어함

(4) 말기 6개월 이내의 환자의 점진적 변화 양상

- 일반적으로 걸을 수 있으며 분명하게 말할 수 있음
- 치료적 약물로 인한 부작용이 있을 수 있음
- 슬픔, 분노, 부정의 초기 단계에 있음
- 시간의 경과에 따라 체중 감소, 허약, 다양한 신체 증상, 공포, 우울 등이 나타남

- 임종이 가까워올수록 증상과 통증이 증가하여 환자는 침대에 누워 있는 시간이 증가함
- 임종 전 과정 동안 총체적인 간호가 요구되며 증상과 통증을 집중적으로 관리해야 함

(5) 임종을 앞둔 환자의 단계적 요구

- 통증과 신체적 증상 완화 요구
- 환자의 말에 대한 경청 요구
- 인간으로서의 정체성과 독립성 유지 요구
- 정상인으로 대우받고 싶어하는 요구
- 죽음의 의미를 인식하고 피할 수 없는 미래에 대한 공유를 희망

(6) 임종 관련 증상

- 임종 7일 전부터 24시간 전까지의 증상[10]
  - 혼돈, 호흡곤란, 가래 끓는 소리, 오심, 안절부절 못함, 통증 등이 공통적 증상
  - 호흡곤란과 혼수는 임종 시에 현저하게 악화됨
  - 임종을 앞둔 환자는 임종 과정, 포기하는 것, 알지 못하는 것에 대한 공포를 경험하고 위축됨
- 사망 48시간 전에 가장 자주 호소하는 증상[11]
  - 오심과 가래 끓는 소리(56%), 통증(51%), 안절부절 못함과 혼동(42%), 요실금(32%) 등
- 말기 암환자 임종 관련 증상[12]
  - 의식혼탁(57%), 통증(30%), 발열(22%), 호흡곤란(19%), 전신쇠약감(7%) 순위
  - 임종이 임박할수록 전신 쇠약감, 식욕부진, 의식수준 저하를 나타냄
- 임종 직후의 증상
  - 임종이 되면 맥박과 호흡이 없고, 동공이 이완되며 피부색이 창백하고 체온은 떨어지고 근육과 괄약근은 이완되어 소변과 대변이 태설되고 눈은 열

림. 호흡정지, 심정지, 동공 확대와 대광반사 소실은 사망 판정의 3가지 징후임

(7) 임종 후 생리적 변화

① **사후강직**(rigor mortis)

- 임종 후 2~4시간에 저장된 포도당이 고갈되어 ATP 합성이 멈추는 것에 기인함
- 강직은 심장, 위장관, 방광 등 불수의적 근육부터 시작되어 점차 머리와 목, 몸통, 사지의 순서로 나타남
- 대략 96시간 후에 근육의 화학적 활동은 완전히 멈추게 됨

② **사후한랭**(algor mortis)

- 순환이 중지된 후 시상하부의 기능이 멈추고 체온은 1시간당 1도씩 떨어짐
- 신체는 차고 피부는 탄력성을 잃게 됨
- 임종 전 발열이 있었던 경우는 사망 후 땀이 날 수도 있음
- 신체 냉각은 몇 시간 이상 일어날 수 있음

③ **사후시반**(liver mortis)

- 적혈구가 파괴되어 주위 조직과 혈관을 훼손시켜 변색을 가져옴
- 정맥 주사나 흉관 삽입 부위처럼 얼룩덜룩하게 보이나 마지막에는 회색으로 남음
- 종종 짧은 시간 동안 넓은 부위에 변색이 됨

4. 말기 섬망

대부분의 사람들은 죽음 1~2주 전에 어느 정도 인지적 상실과 혼동을 경험하나 종종 원인을 확인하기가 어렵고 복합적 요인이 관련된다. 대부분 두 가지 양상으로 나타난다.[4]

(1) 양상

- 과다행동형: 선동적이어서 침대에서 내려오거나 IV를 빼거나 허공에 손을 휘젓거나 난폭한 행동, 앞뒤가 맞지 않는 말을 함
- 과소행동형: 조용하고 계속 자거나 각성이 어렵고, 말을 중얼거리며 함

(2) 사정

- 검진 실시: 회복 가능한 보편적 원인을 찾기 위함
  - 약물의 영향, 저산소증, 저혈압, 수면 부족 등
- 섬망과 치매를 구분함.
  - 치매: 기억력, 사고력, 판단력이 감퇴되는 만성적 인지 기능 상실
  - 섬망: 종종 환각과 지각적 혼란이 있는 급성 혼돈 상태
- 환자가 위험하거나 자신이나 타인을 해치지 않는지 확인함
- 임상적으로 치료할 수 있는 방법을 찾기 위한 검사를 할 수도 있으나 완화 돌봄에서는 대부분 실질적이지 않음

중재

말기 환자를 돌볼 때는 본인이 희망하는 임종 장소에 대해 가족과 요양시설 측이 사전에 충분히 협의하여야 한다. 시설에서는 임종 증상이 관찰되면 최대한 빨리 가족에게 연락하여야 한다.[5] 외국의 경우 요양원에서도 호스피스를 위한 보험이 적용되고 있다.[13]

1. 관리 원칙

- 말기 환자를 돌보는 데는 환경의 변화가 요구됨
- 집중적이고 적극적인 돌봄이 필요

- 전인적 접근 필요
- 신체적 안위가 필수적
- 체계적인 신체적 사정(체크리스트 활용)
- 심리 사회적 요소도 고려
- 환경적 돌봄이나 종교적 도움이 요구되기도 함
- 가족이나 친구에 대한 도움도 필요함 – 가족의 참여 유도
- 임상 관리 과정(pathway) 접근 방법이 도움
- 불필요한 약물을 끊음
- 24시간 지속적 돌봄에 들어감
- 미래 문제에 대해 팀으로 접근함
- 유언을 문서, 녹음으로 남기거나 필요 시 공증을 받을 수 있음[5]
- 재산, 사업, 보험, 개인적인 서류 및 소지품, 장례방법 및 절차, 조력자에 대해 확인[5]

2. 나쁜 소식 전하기

말기 환자와의 의사소통은 만난 첫 순간으로부터 생의 마지막 순간까지 중요하다. 의학적 정보와 함께 환자의 감정과 정서를 다루는 치료적 대화가 있다. 초기에는 의학적인 정보가 더 많지만 후기에는 정서적인 부분이 더 많을 수 있으며 전 과정에서 혼합된다.[2] 의료진은 의학적으로 더 이상의 치료가 어려운 것으로 판단이 될 때에는 적절한 시기를 선택하여 환자와 가족에게 그 사실을 알릴 필요가 있다. 의학적으로 더 이상의 치료가 어렵다는 것을 얘기하는 일은 누구나 주저하는 일이다. 그러나 그것을 말하지 않는 것보다는 하는 편이 낫다는 견해들이 제시되고 있다. 다음의 지침은 의료진(건강관리 제공자)에게 자신감을 줄 뿐 아니라 환자와 가족이 받아들이는 데 도움을 줄 수 있다.[4]

(1) 사전 준비

- 조용하고 편안한 방을 선택하여 다른 상황 때문에 방해 받지 않게 한다.
- 호출기나 휴대전화 같은 것을 끈다.

- 누가 함께 할 것인지를 환자에게 물어본다.
- 의학적 정보를 정확하게 조사하고 정리한다.
- 혼수상태나 치매와 같은 특수 상황을 예비한다.

(2) 의사소통하기

① 의료진과 함께 참여한 사람의 소개

② 환자나 가족이 알고 있는 내용에 대한 파악

환자에게 직접 물어보는 것이 가장 합리적이다. 현재 상태에 대해 어떤 것을 이해하고 있는가? 의사가 무엇을 말했나? 어느 정도 알기를 원하는가? 등으로 이들에 대해 짐작하여 생각하지 않도록 한다.

③ 예고 시도하기

"유감스럽지만 나쁜 소식이 있습니다." 그리고 잠시 멈춘다.

④ 정보 공유

- 환자의 지각이 의학적 사실에 근접하도록 점진적으로 옮겨간다.
- 심각한 진단이나 죽음의 위협과 관련된 내용은 정보를 조금씩 나누어 제공한다.
- 직접적이고 간결한 방식으로 나쁜 소식을 설명한다.
- 오해가 없도록 일반적인 용어를 사용한다.
- 최대한 오랜 시간동안 조용히 앉아 있는다.
  - 환자의 반응을 기다리면 거기에서 단서를 찾을 수 있다.
- 오랜 침묵 후에 반응이 없으면 부드럽게 물어볼 수 있다.
  - "무엇을 생각하고 있는지 말씀해 주세요."

⑤ 환자 감정에 반응하기

- 정서적 반응을 대비한다.
  - 분노, 슬픔, 얼떨떨함, 공포 등의 감정

- 감정을 타당화하고 정상화한다.
  - "나도 작년에 어머니를 잃어서 당신이 어떻게 느끼는지 알겠어요."
- 질문에 답하고 부가적인 정보를 준다.
- 초기 정보를 제공하고 환자와 가족의 이해 정도를 확인한다.
  - "제 말이 이해가 되십니까?", "타당하게 들리십니까?", "이 모든 것이 이치에 맞다고 생각합니까?", "제 말 뜻을 이해하시겠습니까?"
- 정보를 자주 강화한다.
  - 환자가 들은 것을 반복하여 말하게 하거나 중요한 부분을 반복하여 말한다.
- 더 많은 정보를 요구한다면 다음 만남을 약속한다.
- 질문의 의도에 귀를 기울인다. 환자가 주로 걱정하는 것과 의료진의 생각이 다를 수 있다.
- 환자가 주도하도록 한다. 두려움과 불안으로 같은 이야기를 다시 시작하기도 한다.
- 자해적 사고가 있는지 사정한다.

⑥ 계획하여 일관되게 진행하기

- 의료진이 상황을 요약하고 활동 계획을 짜고 장래에 대한 약속을 하는 단계
- 환자는 자신의 질병이나 상태에 대해 매우 당황하고 멍하거나 자제력을 잃을 수 있다.
- 환자는 자신의 혼란스러운 마음을 풀어주고 장래에 대한 계획을 제안해주기를 바란다.
- 환자 문제에 대한 이해를 보여준다.
  - 환자를 가장 성가시게 하는 것, 주요 관심사 등
- 고칠 수 있는 것과 없는 것을 구분할 수 있음을 알려준다.
- 계획이나 전략에 대해 이야기해준다.
- 환자에게 맞는 전략을 확인하고 강화한다.
- 환자의 지지 요인을 찾아 활용한다.
- 내용을 요약하고 다음 면담을 약속한다.
  - 주된 관심사항과 문제점을 요약하고 계획을 알린다.

- "내일" 혹은 "2주일 내로 오겠습니다."

- 다른 사람의 참여를 제공한다.
  - 사회복지사, 사목자 등

3. NDA 현상에 대한 관리

섬망과는 달리 NDA는 환자에게 불편함이 없고 일반적으로 의학적 중재가 요구되지 않으며 환자와 가장 가까운 사람이 환자가 이야기하고자 하는 것을 가장 잘 이해할 것이다.

- 환자가 말하고자 하는 것을 수용하고 확인한다. 즉 논쟁하거나 도전하지 않는다.
- 환자가 불편해 보이면 섬망의 원인을 평가하여 치료한다.
- 옆에 있으면서 환자가 의사소통하려고 하는지 살핀다.
- 이해되거나 설명되지 않는 메시지를 나타내는 동요에 유의한다.
- 이해되지 않는 메시지에 대해서는 부드럽게 묻는다. "누가 혹은 무엇이 보이세요?"
- 이해되지 않는 부분이 있으면 정직하게 말하고 노력하고 있다는 것을 알린다.
- 환자가 죽음에 가까워지고 있음을 솔직히 말한다.
- 특별한 문제에 관여되어 있다면 마감을 위해 돕는다. 관련된 친척, 친구, 성직자 등에게 설명할 수 있다.
- 무엇을 말하는지 모르는 경우라도 조용히 함께 있어 준다.
- 함께하는 다른 사람들에게 NDA를 지지하고 교육한다.
- 죽음에 대한 자신의 두려움을 최소화한다.

4. 말기 섬망 관리

이상적인 관리는 진단과 원인을 치료하는 것이다.

(1) 비약물 치료

- 밝고 조용한 환경, 야간등이 도움이 된다.
- 침대를 창 가까이 두는 것이 도움이 된다.
- 가족이나 건강전문인이 지지를 위해 함께 있는다.
  - 환자를 흥분시키는 것이 있다면 제거한다.
- 억제대는 피한다.
- 수분 보급(rehydration)은 탈수, 대사 완화, 약물 독성을 교정하는 데 도움이 된다.

(2) 약물 치료

- 심하게 불안정하고, 수면 장애가 있거나 자신이나 다른 사람을 해칠 수 있을 때 약물치료를 할 수 있다.
- 신경이완제(neuroleptics): 초기 사용
  - Haloperidol (Haldol): 초기량 1~2mg PO, IV, IM, SC, 필요시 2시간마다 조정한다.
  - Chlorpromazine (Thorazine): 12.5~50mg PO, IV, IM, SC 6시간마다, 필요시 시간마다 25mg씩 올린다.
- 비전형적 신경이완제(atypical neuroleptics): 도움은 되지만 근거는 약하다.
  - Olanzapine (Zyprexa) : 1주간 매일 5mg PO, 그후 매일 10mg, 매일 20mg씩 올릴 수 있다.
  - Quettiapine (Seroquel): 매일 2회 25mg PO, 2~3일마다 25~50mg에서 300~400mg으로 올릴 수 있으며 2~3회로 나누어 투여한다.
  - Risperidone (Risperdal): 밤에는 1~2mg PO, 2~3일마다 1mg씩 올린다.
  - Benzodiazepines: 오히려 불안이 증가하는 요인이 되기도 하여 최근에는 권고되지 않는다.
- 통증으로 모르핀이 필요한 경우는 계속 사용하나 용량은 적절하게 조절해야 한다.

5. 일반적 증상 관리

(1) 통증

- 의사소통이 잘 안 되며 반의식 상태라고 통증이 없는 것은 아니다.
- 임종에 가까운 환자의 3/4이 강력한 진통제가 요구되는 통증이 있고, 60%의 환자가 임종 직전까지 구강 약물투여가 가능했으며, 25%는 좌약으로, 15%는 주사로 투여되었다고 보고되고 있다.[14]
- 통증조절에는 약물요법 이외에도 냉온요법, 이완요법, 명상요법 등을 활용할 수 있다.[5]

(2) 짧은 호흡

- 약물치료와 더불어 너무 덥지 않게 하고, 환기, 체위 변경, 습도 조절, 이완요법을 사용한다.

(3) 잡음이 나는 호흡

- 비약물적 방법
  - 조심스러운 체위 변경: 좌위, 측위 혹은 3/4복위(회복위, recovery position), 두저위 등
  - 부드러운 물리요법
  - 부드러운 구강 내 흡인
  - 구강관리
  - 생리식염수 분무 5mL
  - 가족 안심시키기
- 약물 치료
  - 콜린 억제성 약물

(4) 오심/구토

- 체위 변경
- 불안 감소

- 상황에 따라 흡인기 사용

(5) 건조한/상처난 구강, 삼키기 어려움

- 인공 수화 고려
- 수분 보급, 섭식 조정

(6) 불안정/혼돈

- 안전에 유의
- 회복 가능한 원인 치료
- 조용한 환경
- 환자의 혼란과 공포를 인지함
- 사정에 어려움이 있지만 원인을 찾도록 노력함
- 증상이 지속될 때는 처치 방법을 변경
- 기본적 관리 방법
  - 환자를 안심시키고 편안한 환경 제공
  - 환자의 안전 보장
  - 사적인 환경 제공
  - 확신 있는 태도와 공감적 접근
- 필요 시 약물 투여

(7) 간대성 근경련/간질

- 일차 대응 방법 적용
- 2차적인 발작 예방
- 규칙적인 진정 약물 투여
- 구강섭취가 가능하지 않을 때는 midazolam을 피하 주사함

(8) 요실금 또는 정체

- 패드 관리
- 변기겸용의자(commode) 제공

- 음경 덮개(penile sheath) 적용
- 인공도뇨

(9) 변비

- 관장, 좌약

(10) 피부 압박

- 압박제거 보조기구나 매트리스 사용

(11) 심한 출혈

- 색깔이 잘 드러나지 않는 타월이나 담요를 사용하여 심리적인 충격을 경감시킨다.
- 질출혈 시 패킹 적용
- 진행암에 의한 장출혈 시 NSAIDs와 steroid 사용

6. 임종 관리

(1) 사망 전 48시간의 환자 관리 원칙

- 고통 완화가 가장 중요
- 불필요한 의학적 개입을 피함
- 정기적으로 모든 투여 약제와 증상을 평가
- 환자 · 가족과의 효과적인 의사소통 유지
- 가족의 보살핌 수행

(2) 임종 임박 시 관리

- 임종이 가까워지고 있음을 가족에게 알리고 기록
  - "임종이 가까워지고 있음"
- 가족은 함께 있게 함
- 모든 치료의 중단 – 손가락 채혈검사(fingersticks), 구강 약물투여, 정맥 수

액 공급, 항생제 등은 더 이상 안위에 도움이 되지 않음

- 예측되는 문제를 최대한 예방
- 그르렁거리는 소리(death rattle)
  - scopolamine patches 적용 1~2개(완화 목적임을 기록)
  - 필요 시 아트로핀 안점적, 구강으로 2~4방울을 4시간마다 또는 IV로 제공
  - 필요 시 glycopyrrolate 0.4~0.8mg을 4~8시간마다 경구 투여
- 호흡곤란 또는 빠른 호흡 – 모르핀 점적을 올림(Roxanol 20mg/mL)
- 통증 치료를 위한 모르핀은 계속 투여
- 기본 간호술 적용 – 조심스러운 자세 변경, 압박부위의 관리, 구강 간호, 방광과 대장 관리, 눈간호

(3) 관리 방법

① 활동 및 움직임의 감소

환자는 점차 신체적, 정서적으로 위축되고 수면시간이 길어지며 쇠약감과 피로가 점차 증가하여 마지막 몇 시간 동안은 침대에서 움직이거나 머리를 가누기도 힘들게 된다.

- 관절의 수동적 운동 필요
- 적절한 체위 변경
  - 임종이 임박할 경우 피부손상의 위험성을 줄이기 위하여 자세변경 횟수를 감소시킴
- 공기침대의 사용이 요구됨

② 순환기능의 변화

손, 발에서 시작하여 팔, 다리의 순으로 점차 차가워지며 피부의 색깔도 하얗게 또는 파랗게 변한다.

- 담요를 씌워주어 따뜻하게 해주는 것이 도움이 됨
- 적절한 피부마사지 시행
  - 혈액순환에 도움
  - 부종을 이동시켜 피부손상 방지

③ 음식과 수분섭취의 감소

- 구강으로 음식을 섭취하는 것을 중단
  - 임종 직전의 비경구적 또는 장관 내 영양공급은 증상을 완화하거나 생명을 연장시키지 못함
  - 흡인 횟수와 긴장을 증가시킬 수 있음
- 수액공급 중지
  - 지나친 수액공급은 말초 및 폐부종 유발로 호흡곤란 및 기침을 악화시키고 기도 분비물을 증가시킬 수 있음
  - 임종 직전에는 탈수상태가 오히려 환자를 편안하게 할 수 있음
  - 가족들에게 위의 상황을 설명하여 받아들이도록 교육함

④ 호흡 양상의 변화

가장 흔한 증상으로 빠르거나 느리거나 10~30초간 호흡이 없는 상태가 나타날 수 있으며 이는 순환의 감소를 의미한다.

- 환자의 불안을 줄여주기 위하여 조용한 환경을 유지함
- 환자 곁에서 계속 환자를 안심시키고 이완시키도록 노력함
- 환자 혼자 있지 않도록 함
- 시원하고 신선한 공기가 흐를 수 있도록 하는 것이 도움이 됨
- 호흡을 하기 쉬운 자세를 취해줌
- 입안에 고여 있는 침이나 가래를 입 바깥쪽으로 자연스럽게 흘러나오도록 머리를 돌려줌
- 가족교육 내용
  - 호흡 양상의 변화로 가족들은 임종이 임박했다는 가장 고통스러운 징후로 받아들이게 됨
  - 가족들에게 의식이 없는 환자는 호흡곤란 혹은 질식감을 느끼지 않는다는 점
  - 산소호흡기가 아무런 도움이 안 되며 임종 과정을 연장시킬 뿐이라는 점

⑤ 기타 증상에 대한 간호

- 장운동 저하로 인한 변비 – 규칙적 하제 사용

- 소변 정체 현상 – 도뇨관 삽입 필요
- 실금으로 인한 패드 착용– 피부손상 예방을 위하여 자주 갈아주어 청결을 유지함
- 구강위생 – 적절한 구강간호 시행
- 발한 – 수건으로 닦거나 샤워를 자주 시키고 홑이불을 수시로 교환함
- 결막의 지속적 노출
  - 결막이 마르지 않도록 윤활제, 인공 누액, 생리식염수로 안구 건조를 예방함
- 빛, 소리, 시각적 자극을 최소화함
- 과거에 즐겨 읽었던 구절을 읽어주면서 편안함을 제공해 줌
- 임종환자와 함께 조용히 머물러 있으면서 혼자 있지 않도록 함
- 가족에 대한 배려
  - 임종환자가 가족들에게 얼마나 소중한 존재인가를 인식시키면서 가능한 부정적인 생각에서 벗어나 편안한 느낌을 갖도록 들어주면서, 이해와 사랑의 마음을 나누도록 함
  - 의료인은 환자 및 가족과의 효과적인 의사소통을 유지하고 그 가족들을 돌볼 필요가 있음

⑥ 고통 완화

- 임종 48시간 전의 환자를 위해서는 고통 완화가 가장 중요함
- 필요한 의학적 개입을 피하고 정기적으로 모든 투여 약제와 증상을 평가해야 함

⑦ 임종환자를 위한 배려

- 간호사는 침착하고 확실하게 말함
- 환자의 의식수준이 저하되면 가족들이 환자와 의사소통을 할 수 없음
  - 사전에 충분한 계획과 준비가 되어 있어야 함
- 환자는 말하는 것을 모두 듣고 있다는 전제 하에 대화가 이루어져야 함
  - 청각은 가장 늦게 소실되는 감각
- 환자가 좋아하는 사람을 만나게 하고 어린아이, 애완견, 물건, 음악 등을 환자 주위에 마련함

- 의식의 변화로 지남력이 소실되고 간헐적으로 혼돈이 나타날 수 있음
- 의사소통을 할 때는 먼저 누구인지 말하고 부드러우면서 확신에 찬 어조로 말하는 것이 환자의 안위를 위해 중요함

⑧ 임종 환경 조성

- 친숙하고 즐거운 환경을 조성하도록 가족을 격려함
- 환자 앞에서 환자가 없는 것같이 말하지 말고 환자가 반응하지 못한다 하더라도 정상인에게 말하는 것처럼 이야기하도록 함
- 특별한 요구가 없는 한 방을 어둡게 하거나 침묵하는 것은 오히려 좋지 않음
- 평소 환자가 좋아하는 음악이나 성가를 틀어주는 것이 도움이 됨

⑨ 영적 간호

- 영성은 종교와는 구분되는 개념으로 모든 사람은 종교의 유무에 관계없이 영적 요소를 가짐[15]
- 영성은 절대자와의 관계, 자연, 다른 사람과의 사이에 의미를 추구하는 것을 포함함
- 임종을 앞둔 환자들에게 영적 돌봄을 제공하는 것은 중요함
- 환자가 원할 경우 영적인 문제에 대해 의논할 수 있는 준비가 필요함
- 환자가 원하는 종교에 따라 영적 돌봄을 고려하여야 함
- 간호사는 자신의 견해를 강요하지 않음
- 과도한 전도자로부터 환자를 보호함

⑩ 임종의 준비

- 환자가 죽음을 준비하고, 가족은 환자를 보낼 준비가 될 때 다지막 인사를 하도록 함
- 환자와 함께 침대에 누워서 손을 잡거나 키스하는 것, 또는 환자를 꼭 껴안아 주는 것 등은 환자에게 해줄 수 있는 사랑의 선물임

(4) 임종 선고

① 선고를 위한 준비

- 환자의 방이나 집에 가게 될 때 사전 정보를 갖는 것이 좋다.
- 죽음이 예기된 상황이었는지 아니었는지 확인한다.
- 참관의사가 호출되었는지 알아본다.
- 가족이 있는지 혹은 어떤 상태인지 확인한다(슬퍼하거나, 울부짖거나, 분노하는지 등).
- 가족이 이미 장기 기증 네트워크에 알렸는지 확인한다.
- 종교적 의식이나 문화적 요구가 있는지 확인한다.
- 제공자는 심호흡하고 차분함을 유지한다.
- 가족이 있다면 자신을 소개하고 환자와의 관계를 설명하고 가족의 이름을 묻는다.
- 그들이 원한다면 함께 머무르게 하지만 일부 가족은 의료진이 검진하는 동안 떠나있기를 원할 수도 있다.
- 죽음을 확인하기 위한 특별한 검사가 필수적이지는 않으나 가족에 따라서는 어떤 절차를 기대하기도 한다.
- 신체 전반을 살펴본다.
- 환자의 요골 · 관상동맥 맥박과 호흡, 심음 청취에 반응이 없으면 더 이상의 조사는 필요하지 않다.
- 사망 시간을 기록한다.

② 가족과의 대화

- 가족이 있다면 몇 가지 이야기를 나눈다.
  - 사망을 명확히 이야기하고 위로를 전한다.
  - 잠깐 조용히 남아서 그들의 반응을 살핀다.
  - 질문에 가능한 답만 하고 가능하지 않으면 할 수 있는 사람을 알려 준다.
  - 가족이 부검을 요구하는지 유의한다.
  - 가족이 원하는 장례 장소가 있는지 확인한다.
- 요양원을 떠나기 전에 친척에게 알리는 등의 필요한 사항이 있는지 물어본다.

- 가족이 원하면 목사나 사목자 등 종교적 지도자의 도움을 청한다.
- 방을 떠날 때는 망자와 작별하는 행위로서 손이나 이마에 손을 대거나 침대 측면에 잠시 조용히 머문다.

(5) 사후 관리 절차

① 죽음의 진단

- 원내에서 사망 시 촉탁 의사가 사망을 확인하며, 기관에 따라서는 간호사가 확인한 후 비상연락망을 통해 의사에게 사망을 확인하기도 한다.[6]
- 여러 가지 방법이 적용되기도 하나 기본적으로 다음의 사항들을 확인한다.
  - 동공 확대, 심정지, 호흡 정지, 맥박 정지
- 모든 보호자들에게 임종을 알리고 작별을 고할 시간을 준다.
- 시설 내 다른 거주자들이 동요하지 않도록 별도의 방이나 출입구를 고려한다.[5]

② 사후 신체 관리[7]

- 가족 친지가 함께 할 수 있는 시간을 준다.
  - 임종 후 시신과 함께 있기를 원하는 시간은 다양하다. 어떤 사람은 오랫동안 함께 있기를 원하지만 그렇지 않을 수도 있으므로 융통성 있게 결정한다.
- 시신을 보게 하고 마지막 인사를 하도록 격려한다.
- 가족이 원하면 임종 시 기도하는 것도 큰 위안이 된다.
- 입관할 때 가족이 돕기를 원하면 허락한다.
  - 기관의 정책에 따라, 종교에 따라 다르므로 그들의 의사에 따라 존중되어야 한다.
- 가족들에게 고인과 마지막 신체적 접촉을 할 수 있는 시간을 허락한다.
- 환자로 기억되기보다 사랑했던 사람으로 기억에 남게 하기 위해서 튜브, 카테터, 정맥 수액과 같은 치료적 기구, 장비를 제거한다.
- 상처는 방수 드레싱하고 체액을 흡수할 수 있는 패드를 사용한다.
- 수액이나 도뇨관 등의 라인을 제거한다. 단, 검시관에 의뢰된 사례는 제외된다.
- 사체를 다룰 때는 감염의 위험성을 고려한다.
- 장례 관련 목록은 사전에 환자와 가족에게 준다.

- 화장을 하고자 하는 경우에는 사전에 반드시 화장 신고를 하여야 한다.[6]
- 사체 인수자는 24시간이내에 보유가 가능하다.
- 사체는 종종 장의사로 옮겨지지만 즉시 할 필요는 없다.
- 물수건으로 고인의 몸을 전체적으로 닦아 준다.
- 괄약근의 이완으로 실변 또는 실금이 있을 수 있으므로 패킹하거나 기저귀를 대어준다.
- 눈을 감기고 의치를 끼우고 입을 다물게 한다.
- 신체를 반듯하게 눕히고 자세가 흐트러지지 않도록 시트로 감싸 준다.
- 혈액 정체가 얼굴에 생기는 것을 방지하기 위해 머리를 약간 고여 준다.
- 가족이 얼굴을 볼 수 있도록 홑이불을 덮어주되 얼굴은 가리지 않는다.
- 가족에게 환자와 마지막 인사를 나누도록 하고, 퇴원 수속 절차 및 영안실 안내, 사망진단서에 대해 설명한다.
- 구체적 절차는 [표 8-1] 내용을 참조하라.

③ 장기 기증[7]

가족 동의가 있는 기증자 카드를 가지고 있는 경우 여러 기관과 조직이 기증될 수 있다.

④ 사망 진단

- 사망 증명은 적시에 정확하고, 특별하게 다루어져야 한다.
- 사망 신고는 의사가 발급한 사망신고서 원본으로 사망자의 주민등록지를 관할하는 동사무소에 보고해야 한다.[6]
  - 법적 측면: 보험 청구, 암정책 관련 청구, 부동산, 은행 계좌, 주식 거래, 연금 결정, 법정 증거 등 다양
  - 통계 자료: 사망률, 연구, 기금 관련
- 검은색 글씨로 번지지 않게 기재하고 수정되지 않아야 하며, 약어를 사용하지 않는다.
- 환자의 사망 원인을 아는 의사가 사인하는 것이 가장 이상적이나 자문한 의사나 완화의료 의사가 할 수도 있다. 이들 의사들은 자연사한 경우에만 사인하

[표 8-1] 사후 처치 절차

1. 절차를 위한 준비 수행
2. 준비 물품
   일회용 장갑, 사후처치용 키트, 대야와 따뜻한 물, 타월(중, 소 크기), 시트와 깔개, 구강 관리를 위한 면봉
   * 사후처치용 키트: 이름표, 플라스틱 백 (사물 보관용), 끈, 면솜패드, 플라스틱 수의(장막), 턱고정끈
3. 장갑 착용
4. 모든 부착물과 라인 제거
5. 빠르고 조용히 존중하는 태도로 수행
6. 머리와 어깨는 베개로 30도 정도올려줌
   2-3초간 눈을 감겨서 지그시 눌러줌
   시계, 장신구 등 제거(시설 정책에 따름)
   젖은 면봉으로 구강 간호
   입을 닫아주고 턱밑에 작은 타월을 말아서 고정시킴
   몸을 씻기고 팔 다리를 바르게 머리는 갈라서 묶어줌
   젖은 린넨을 바꾸어 줌
   대소변이 흐를 수 있으므로 일회용 패드를 대어줌
   필요시 창상 부분 드레싱을 함
   가운을 입히고 덮개를 씌움
   시설 정책에 따라 개인 확인표를 부착함
   장갑을 벗고 손을 씻음
7. 가족의 비밀을 지켜주도록 함
   방을 깨끗이 하고 불필요한 기구를 치움
   전기는 은은한 빛으로 함
   가족을 위한 의자 준비
8. 개인에 관련된 물건을 플라스틱 백에 넣어둠
   의치는 이름을 붙여 장의사에 보냄
   시설 정책에 따라 물품 확인 목록을 작성
   사물은 가족에게 주며 없는 경우에는 기관 정책에 따름
9. 가족이 떠난 후 손을 씻음
   정책에 따라 사체에 수의를 입힘
   체액이 손에 묻을 수 있다면 소독용 장갑 착용
   장의사가 도착할 때까지 사체는 안치소나 문 가까이에 둠.
   장의사의 도착이 알려지면 사체를 이동함
   기관 정책에 따라 임종한 장소를 청소함

게 된다.

- 참관되지 않은 죽음, 의심스러운 상황, 자살 혹은 타살, 사고나 외상, 대부분의 어린이 사망은 검시관이 사인한다.
- 사인: 병리적 원인을 고려하여 직접적인 질병과정에 관련된 사인을 쓴다.

(예) 죽음 형태: 자연사

사인: Staphylococcal sepsis, due to methicillin-resistant staphylococcal pneumonia, due to chronic aspiration, due to Parkinson's disease

(6) 기록

기록의 중요성은 더 말할 나위가 없으나 완화 돌봄에서의 기록은 독특하다. 그림으로 그린 듯이 잘 묘사되는 것이 좋다. 기록은 정확하고 사실적이어야 한다.

① 말기 상태에서의 기록

- 의식 상태: 깨어 있음, 무기력함, 깨어있기 어려움, 언어나 자극에 대한 반응
- 체중 감소: 기저선과 비교하여 기록
- 기능적 감퇴: 전반적 상태
- 인지능력 감퇴: 사람, 장소, 시간 감각, 혼돈 수준, 기억상실, 주의집중 시간
- 언어 능력: 이해할 수 있는가? 말비빔(word salad), 단어를 찾기 어려움, 여섯 단어 이상 말할 수 있는가?
- 근육 소모 또는 악액질(cachexia)
- 피부색: 창백, 황달, 잿빛, 청색증
- 정상 사람과 비교하여 기록 – 이전 상태에 비교하여 '잘 지냄'이라고 하면 다른 사람들이 이것을 볼 때 환자가 정상으로 돌아온 것으로 생각할 수 있음
- 팀 기록
  - 좋은 기록은 다른 전문가팀과 정보를 공유함으로써 환자에게 도움이 됨
  - 기록은 다른 전문가와 상충된 내용이 없어야하며 다른 전문가의 의견에 동의하지 않는다면 함께 이야기하여 계획과 활동을 결정함
  - 환자의 기록은 질문하거나 다른 사람을 평가하기 위한 것이 아니다.

- 사회복지사나 사목자는 영적 고통을 보고함
- 치료나 대안에 대해 하나의 목표를 세우고 기록함으로써 환자나 가족의 의사 결정을 도움
- 함께 말한 사람, 이루어진 활동, 권고한 사항 등에 대해 기록함
- 기록의 내용은 독립적이어야 함
- 예상되는 결과, 적용된 중재, 중재에 대한 반응을 기록함

● 일상적 생활 능력을 평가함
- 생활에 대한 의존도를 점수로 기술([표 8-2] 참조)

[표 8-2] 일상적 생활 능력

수단적 일상생활 기능(IADLs)	일상생활활동(ADLs)
장보기	옷입기(도움이 필요한 정도)
가사돌보기	식사하기(스스로, 식이유형, 섭취량, 보조식)
은행가기	걷기(보조, 도구, 휠체어, 자가조절)
음식 준비하기	화장실 이용하기(변, 요실금)
여행하기	목욕하기(보조)

● 용어 사용에 유의함
- 그림과 같이 묘사하는 것이 도움이 됨
- "의자에 털썩 주저앉음, 머리를 가슴에 묻고 있음, 2m 이상을 걸을 수 없음, 눈에 띄지 않음, 침을 흘림, 표정 없이 응시함, 큰 소리에/손을 비틀어도/이름을 불러도 반응이 없음" 등

● 사실대로 기록함
예) "임종이 가까워지고 있음"

② 사망에 대한 기록

● 환자의 이름
● 맥박, 호흡, 심박동이 없음과 그 외에 관찰 사항을 기록
● 임종 선고 시간, 날짜

- 가족이 있었는지, 알림에 대해 기록함
- 참관한 의사에게 알려졌다면 언제인지 기록함
- 가족이 부검을 원하는 경우 기록함
- 장기 기증에 대한 기록함
- 검시관에게 고지되었다면 기록함
- 읽어서 이해하기 쉽게 기록함
- 한 가지 초점을 두고 짧은 문장으로 작성함
- 간결하나 모든 것을 포함하여야 함
- 약어 사용은 보편적으로 이해할 수 있는 것이어야 함
- 수정이 필요할 때는 지우지 말고 적색으로 사선을 긋고 '기록 오류(error)'라고 하고 다시 씀

7. 섬망 예방

(1) 정의

섬망은 입원 노인에서 가장 흔한 징후로서 때로는 회복되기도 하지만 사망률과 입원 비용을 증가시키고 장기적인 인지적 기능적 손상을 가져오는 의학적 문제이다. 이러한 증상은 평상시에는 쉽게 관찰되지 않을 수 있으나 고위험 요소를 사전에 확인하여 적절히 조치함으로써 예방이 가능하기도 하다.[16]

(2) 원인 및 위험요인

- 병태 생리적 기전은 불분명하나 여러 가지 위험 요인들이 알려져 있다.
- 위험 요인: 고연령, 치매, 의학적 질병, 알콜 남용, 남성, 기능상태가 나쁠 때, 우울, 통증, 혈액 요질소/크리아틴 증가, 감각 손상

(3) 사정 지침

- 위험 요소 평가
  - 발병 전 상태 평가
    : 한국형 간이정신상태 평가(mini-mental state examination, MMSE-K)

 - 지남력, 기억 등록, 기억 회상, 주의집중 및 계산 능력, 언어 기능, 이해 및 판단 능력 평가
- 사용 약물 조사: 알레르기, 처방 약물, 비처방 약물, 통증 완화제, 수면제, 하제, 생약요법(herbal remedies), 영양 보충제 등의 목록, 용량, 빈도 등
- 통증: 양상, 강도, 대처 방법
- 대사장애: 저혈당, 고칼슘혈증, 저나트륨혈증, 저칼륨증
- 탈수: 신체 증상, I & O, Na+, BUN/Cr
- 감염: 발열, 백혈구 수, 균배양 검사
- 환경: 감각 자극의 과다 혹은 과소
- 가동성 손상

8. 특수 개념

(1) 치료 유보 및 중단

말기 환자와 관련하여 인공 영양의 보류와 중단, 생명 유지 기술의 중단, 신장이나 폐 등 합병증 치료의 보류와 진단, 통증 관리, 삶의 질, 입 · 퇴원 결정, 임종의 보조, 진실 말하기 등에 있어 윤리적 문제를 가지게 된다. 생명 유지 치료의 중단이나 보류는 환자의 바람이나 치료의 기대 효과, 혹은 부담 등이 고려되나 대체로 환자의 바람과 가족의 의사 파악과 치료로 얻게 될 이득과 환자나 가족 혹은 관련된 모든 사람이 지게 될 부담을 고려하게 된다.[1] 이와 같이 더 이상의 치료가 환자에게 효과보다 해를 끼칠 우려가 더 크다고 생각할 때 "무의미한 치료"로 판단하여 치료 방향을 환자나 가족과 상의하여 결정하게 된다. 더 이상의 적극적인 치료를 중단하게 될 때는 통증 완화 혹은 조절에 중점을 둔다.[6]

(2) 사전의사결정서

- 사전유언(living will)이라고도 할 수 있다.
- 건강전문인은 환자들이 생의 마지막 희망에 대한 선택을 존중할 책임이 있다.
- 의사결정 능력이 있는 어떤 사람이 그가 앞으로 의사결정을 상실할 때를 대비하여 그러한 상황에서 자신의 생명에 대해 특별한 절차를 하거나 하지 않도록

의사를 밝혀두는 것이다.[1, 17]

- 일반적으로 의식이 명료할 때 증인이 있는 가운데 본인이 하거나 혹은 의료에 관한 의사결정자로서 법정 대리인을 환자가 지정할 수 있다.
- 초기에 이러한 일에 참여하는 것은 후기의 위기 시기에 많은 혼란을 피할 수 있으나 일부 문화적 배경에서는 언급을 원하지 않으나 계속 좋은 해결 방안이 모색되고 있다.
- 의사 표현이 매우 주관적이거나 불분명할 수 있으며, 새로 개발되는 치료 방법이나 기술에 대해 예측할 수 없음에 유의한다.
- 환자의 의사결정 능력 유무가 중요한 문제이며 인간은 그릇된 판단을 할 가능성이 있음에 유의한다.
- 사전의사결정에 대한 논의는 요구가 있기 전에 실행한다.
- 일상적 건강검진 시에 하는 것이 이상적이나 현실적으로는 질병이 진행되는 과정에서 치료 계획 중 실시한다.
- 인터넷이나 병원, 호스피스, 의사 사무실 등에 있는 형식을 이용한다.
- 자신의 희망 사항을 편지 혹은 목록으로 작성하고 사인한다.
- 복사본을 하나씩 의사와 가족이 보관하며, 의사는 차트에 사전의사결정을 명시한다.
- 복사본 하나는 입원하는 병원에 보관한다.
- 사전의사결정서는 언제든지 바꿀 수 있으나 이전 것은 폐기하고 새것을 제공하도록 한다.

(3) 심폐소생술 금지

① 정의

- 심폐소생술 금지(do not resuscitation, DNR)는 사전의사결정의 하나로서 최근 많은 병원이나 시설에서 DNR의 개념에서 자연스러운 죽음(allow natural death, AND)의 방향으로 바뀌어가고 있다.
- DNR은 환자나 가족의 입장에서 모든 치료를 포기하는 듯한 부정적 느낌을 주지만 자연스러운 죽음의 선택은 정서적으로 긍정적 접근으로 보인다.
- 질병 혹은 사고로 인해 죽음이 예상되는 환자에게 심폐소생술을 했을 때 일시

적으로 심박동을 회복시킬 수는 있지만 질병의 경과에는 영향을 미칠 수 없을 것이라는 판단하에 앞으로 심정지가 일어나도 심폐소생술을 행하지 않는 것을 말한다.

② DNR 의사결정

- 서두르지 말고 충분한 시간을 갖게 한다.
- 비밀이 보장되는 공간에 함께 앉는다.
- 개방적 질문과 경청으로 환자가 이해하고 기대하는 것을 파악한다.
  - 현재 상태에 대해 무엇을 알고 있나?
  - 의사는 무엇을 말하였나? 현재 상태에 대한 이해가 충분한가?
  - 떠나려는 이 시간에 당신이 하고자 하는 것은 무엇인가?
  - 자신이 이 병으로 죽을 것이라는 것과 그때에 의료진이 환자가 편안하게 가도록 돕고자한다는 것을 인지하고 말할 수 있는가?
- 건강관리에 대한 의사결정을 위해 다시 방문할 것임을 밝힌다.
- 이해하기 쉬운 말로 간결하게 설명한다.
- 일반적인 것으로부터 시작하여 환자가 구체적으로 원하는 사항에 대해 추가 설명한다.
- 치료에도 불구하고 죽게 된다면 살리기 위한 어떤 일들을 해주기를 원하는지를 물어본다.
- 죽음이라는 단어를 사용하면서 CPR의 중대성을 강조한다.
- AND 또는 DNR에 대한 결정이 있더라도 환자를 위한 의학적 돌봄은 계속될 것이라는 것을 말해 준다.
- AND 또는 DNR에 대한 환자의 동의를 차트에 기록한다.
- 이 시기가 호스피스 완화의료 의뢰에 대해 논의하기에 적절한 시기이다.

③ **심폐소생술(cardio pulmonary resuscitation, CPR)에 대한 논의**

- CPR에 대한 환자의 이해 정도와 기대하는 것이 무엇인지 파악한다.
- CPR에 대한 의학적 기본 정보를 정리한다.
- 일반인들의 CPR에 대한 기대를 인식한다.

- 일반인들은 CPR로 후유증 없이 75~99% 성공할 것이라 기대함
- CPR시행으로 내가 회복될 수 있다면 하겠지만 그렇지 않다면 하지 않겠다고 말함

● 임상적 근거를 파악한다.
- 임상적으로 CPR에 의한 소생율은 13~15%로 보고됨
- 중한 질병을 가진 노인의 경우 소생율은 5% 이내임
- 장기 질병의 경우 48시간 이상 생존하는 율은 3% 이내임
- CPR로 인한 합병증으로 늑골 골절, 기흉 등의 흉부 손상이 75%, 기도 흡인 25~50%, 그 외에 통증에 의한 고통이 있음

평가

1. 과정 평가

장기요양시설에서의 호스피스 서비스는 외부의 전문 호스피스팀이 일원이 되거나 시설 자체의 호스피스팀을 구성하여 제공할 수 있다. 과정평가 지표는 지침의 사용을 촉진하는 대인적, 환경적 요인들로 구성된다. 장기요양시설에서의 호스피스 돌봄 지침 사용을 촉진하기 위한 과정적 요소로서 돌봄제공자의 호스피스에 대한 인식과 지식, 지침서에 대한 이해 상태를 평가할 수 있다(부록 A, B).

2. 결과 평가

결과평가 지표는 지침서의 지속적인 사용으로 변화나 개선을 기대하는 것이다. 주요 결과는 시간의 경과에 따라 평가한다.

● 신체적 안녕 상태 – 통증, 기능적, 일상생활 능력 등
● 심리 · 사회적 안녕 상태 – 정서 상태(우울, 고독감), 가족 혹은 대인 관계, 경

제상태

- 영적 안녕 상태 – 영적 혼란이 없고 희망이 있음(부록 C)

사례

호스피스 완화의료팀원들은 초기 면담을 통해 대상자의 현재적 상황을 파악하고 팀 회의를 통해 돌봄을 계획 수행함으로써 말기과정에서 질적인 삶을 유지하고 평화로운 죽음을 맞이할 수 있도록 돕는다. 본 사례는 일개 호스피스기관에 의뢰된 환자에 대한 인적 사정 9가지 영역의 문제를 중심으로 환자의 상태를 파악하고 돌봄 과정을 적용한 사례 내용이다. 노인요양기관의 경우 환자의 상태에 따라 환자를 호스피스 완화의료 기관으로 연계하거나 의사의 진단에 따라 호스피스 완화의료팀의 방문을 의뢰할 수 있다.

※ 사례 소개

72세 여성 노인으로 7개월 전 전이성 폐암 환자로 요양병원에 입원하였다가 최근 통증과 전신 쇠약이 심하여 호스피스 완화의료 팀에 의뢰된 사례임

(1) 병력/치료력

7개월 전 허리와 양쪽 대퇴부 통증으로 신경외과를 방문, PET-CT 촬영, 기관지 내시경, 조직검사 등으로 비소세포성 폐암, 다발성 골전이, 다발성 흉막 전이, 다발성 림프절 전이 등이 진단됨. 항암치료 거부, 가족 상의 하에 요양병원에 입원하여 보존적 치료만 시행해왔음

(2) 신체적 사정

- 전신 쇠약, 통증 NRS 6점
- 골반 부위와 대퇴부위에 펜타닐 패취 25mcg*1개 부착하고 있음
- 식욕부진 상태로 일반죽을 섭취함
- 대변 2~3일에 1회(딱딱한 변), 배뇨 5회/일
- 혼자서 식사가 가능하며 부축하여 화장실 다녀올 수 있음
- 왼쪽 귀가 들리지 않으나 일상적인 대화 가능

(3) 심리적 사정

참을성 있고 조용한 편이나, 통증으로 인한 불안, 우울(살고 싶지 않다고 함)

(4) 의사결정 능력

본인은 말기암 인식이 없고, 가족은 주변정리를 어느 정도 함

(5) 정보의 공유

아들이 호스피스에 대한 정보를 듣고 호스피스 병동으로 입원 요청

(6) 사회적 사정

- 1남 6녀를 두었고 남편은 2년 전에 사별함
- 딸들은 모두 출가하여 직장과 가정일로 자주 방문하지 못하며, 아들은 자녀 출산으로 1개월 휴가 상태로 매일 병원을 방문하고 있음
- 전세로 살고 있는 아들집에서 함께 살다가 질병 진단 후 요양병원에 입원하였다가 호스피스 병동으로 입원함
- 아들의 건강보험, 보건소 암 의료비 지원금 100만원 수령

(7) 영적 사정

50년 전 가톨릭으로 세례를 받았으나 10여 년 전부터 신앙생활하지 않음

(8) 실제적 사정

집안의 모든 일은 함께 살던 아들 내외가 해결함

(9) 임종 준비

사망 후 남편과의 합장을 계획하고 있음

(10) 치료 계획

통증조절: 모르핀, 비스테로이드성 소염제로 뼈 전이에 의한 통증 조절, GABA유도체로 척추신경 전이로 인한 통증 조절, 마취통증의학과 협진하여 신경차단술 예정

(11) 간호과정

#1. 질병 진행과 관련된 하지 통증

- 주관적: "왼쪽 다리가 쑤시고 저려요."
- 객관적: NRS 6점
  폐암, 다발성 전이 진단 (갑상선, 뼈)
- 계획 및 수행
  - 마약성 진통제/진통보조제 투여(5% 포도당 수액에 마약성 진통제 혼합 주입 + 진통 보조제 추가 투여)
  - 통증 원인과 양상 파악
  - 아픔을 표현하도록 격려
  - 가족 방문 격려
  - 조금 아플 때 바로 이야기하도록 교육
- 평가: NRS 2점, 통증 상태를 수시로 알림, 아들 부부, 생후 25일된 손주 방문으로 안고 웃고 있음

#2 소홀한 신앙생활에 따른 영적 불안

- 주관적: "기도할 줄 몰라... 세례는 받았는데..."
- 객관적: 50년 전 지방에서 세례를 받았으나 교회만 바라볼 뿐 신앙생활을 하지 못함을 죄스럽게 여김

- 계획 및 수행
  - 원목자 방문
  - 자원봉사자들이 발마사지하며 대화
  - 고백성사를 보도록 주선
  - 주 5회 봉사자들과 함께 기도
  - 환자가 원하는 큰 묵주를 구해주고 기도 방법을 알려줌
- 평가
  - 3회의 원목자 방문 후 마음안의 근심, 걱정 다 털어놓고 고백성사, 병자성사를 봄
  - 봉사자와 만남을 통해 자신의 이야기를 편안하게 말함
  - 매일 봉사자와 함께 자비의 기도를 바침

(12) 사회복지사 방문 기록 요약

- 치료를 위해 여러 병원을 돌아 다녔으나 이제 여기에서 마무리를 준비하고자 함
- 이혼한 아들과 손녀를 돌보면서 힘든 삶에 대한 아픔을 완화하고 삶의 의미와 존재에 대한 긍정적 재해석을 유도함.
- 경제적 어려움으로 병원비 간병비를 분담하고 보건소 암의료비 지원금 수령을 도움
- 가족들의 상실감과 사별가족을 위한 지지를 계획함

(13) 원목자 방문 기록 요약

- 입원 첫날부터 주기적인 방문으로 지난 세월의 어려움에 대해 들어주며 마음의 부담을 덜어주고, 50여년간 쉬어온 신앙생활을 회복하고 교회에서 이루어지는 성사를 받도록 하여 새로운 희망과 평화로운 마음을 가질 수 있게 되었음

(14) 자원봉사자 방문 기록 요약

- 입원 초기에는 통증 조절과 적응이 안되어 거의 주무시지 않고 불안한 상태 앉아 있어 앉은 상태로나마 졸 수 있게 자리를 잡어줌
- 통증 조절이 되자 수면, 식사, 배설이 원활해지고, 목욕을 하도록 돕고 발마사지 해 주면서 친숙해져 마음 속 이야기를 털어 놓음
- 이혼한 아들과 손주를 10여년간 돌보면서 새며느리를 얻기까지의 고통스러운 삶이 있었으나 4년간 반찬 봉사를 해왔던 삶을 돌아보며 현재로서 이룬 것들과 의미를 찾도록 도와줌

부록 A 호스피스에 대한 인식 조사

다음은 각 문항에 대해 귀하의 생각과 가장 가깝다고 생각하는 곳에 V 표하여 주십시오. 응답에는 맞고 틀림은 없으며 서로 다른 생각을 나타내주는 것입니다.

호스피스에 대한 나의 생각은...	매우 그렇다	그렇다	잘 모르겠다	그렇지 않다	전혀 그렇지 않다
호스피스는 나의 마음을 편안하게 해줄 것이다.					
호스피스는 나의 의견을 존중해줄 것이다.					
호스피스는 통증으로 인한 고통을 완화시켜줄 것이다.					
호스피스는 질병으로 인한 여러 증상을 완화시켜줄 것이다.					
호스피스는 나의 존엄성을 끝까지 지켜줄 것이다.					
호스피스는 나를 다른 사람으로부터 분리시킬 것이다.					
호스피스는 가족들이 나를 위해 최선을 다하도록 도울 것이다.					
호스피스는 화해와 용서의 기회를 제공할 것이다.					
호스피스는 나에게 유언이나 주변상황을 정리하는 등 죽음을 준비하도록 도울 것이다.					
호스피스에 가면 의료진은 더 이상 나를 돌보지 않을 것이다.					
호스피스는 절대자와 좋은 관계를 가지도록 도와줄 것이다.					
호스피스는 가족들이 나의 죽음을 준비하도록 도울 것이다.					

이 도구는 Journal of Hospice & Palliative Nursing에 실린 Choice intention regarding hospice care based on the Theory of Reasoned Action. 연구에서 박재순과 이주영(2012)에 의해 개발된 내용임

부록 B 호스피스 지침서 사용에 대한 인식

다음은 각 문항에 대해 귀하의 생각과 가장 가깝다고 생각하는 곳에 V 표하여 주십시오. 응답에는 맞고 틀림은 없으며 서로 다른 생각을 나타내주는 것입니다.

호스피스에 대한 나의 생각은...	전혀 동의하지 않음	동의하지 않음	동의함	매우 동의함
나는 말기 환자 돌봄 지침서에 따라 수행하는 것에 식견이 있다고 느낀다.				
말기 환자 돌봄 지침서에 따라 중재하는 것은 간호의 질을 높여준다.				
말기 환자 돌봄 지침서는 중재를 위한 나의 노력에 지지가 된다.				
동료의 보조와 함께 말기 환자 돌봄 지침서는 수행을 잘 하도록 준비되어 있다고 느낀다.				
나는 환자의 임종 임박 증상을 잘 구분할 수 있다.				
나는 말기 환자 돌봄 지침서에 따라 임종에 관련된 돌봄 활동을 할 수 있다.				
나는 중재 전에 말기 환자 돌봄 지침서에 따라 말기 돌봄을 공부할 시간을 충분히 가졌다.				
우리는 말기 환자 돌봄 지침서의 사용으로 더 나은 말기 돌봄을 관리하고 있다.				
말기 환자 돌봄 지침서는 내가 말기 환자의 요구를 충족시키게 한다.				

이 도구는 박재순(2012)이 작성함

부록 C 신체적, 심리 사회적, 영적 안녕상태 평가

다음 각 항목에 대해 환자 및 가족과 면담한 후 주요 기준에 따라 평가하여 주십시오.

주요 기준

예(Y): 기준 충족
아니오(N): 기준을 충족하지 못함
해당없음(J): 평가에 포함되지 않은 경우 그 이유를 기록한다.

	주	1주	2주	3주	4주	5주	6주	7주
결과 1. 신체적 안녕: 의식이 명료하며, 통증이 없고, 호흡이 편하고, 잘자며, 식사도 잘하고 배설을 잘하고 일상생활이 독립적임	의식							
	수면							
	호흡							
	영양							
	배변							
	소변							
	통증							
	일상생활							
결과 2. 심리 사회적 안녕: 심리적으로 안정되고 희망이 있으며 가족/대인 관계가 좋으며 경제적으로 안정적임	불안							
	위축							
	우울							
	가족관계							
	대인관계							
	경제적 안정							
결과 3. 영적 안녕: 희망이 있고 죽음을 잘 준비함	희망							
	죽음 준비							

Comments:
1주: ______________________
2주: ______________________
3주: ______________________
4주: ______________________
5주: ______________________
6주: ______________________
7주: ______________________

이 도구는 박재순(2012)이 작성함

✚ 참고문헌

1. 가톨릭대학교 호스피스교육연구소(2006). 호스피스 완화간호. 군자출판사.
2. 이경식, 홍영선, 강진형, 우인숙, 변재호 외(2005). 완화의학. 군자출판사.
3. Hegner BR, Gerlach MJ (2007). *Assisting in Long-Term Care*, Thomson.
4. Old JL, Swagerty DL (2007). *A practical guide to palliative care.* USA:Lippincott Williams & Wilkins.
5. 국민건강보험공단(2010). 노인요양시설 서비스 가이드라인. 국민건강보험공단.
6. 서울복지재단(2006). 노인요양시설 서비스 매뉴얼. 서울복지재단.
7. Faull C, Carter Y & Daniels L. (2005). *Handbook of palliative care. 2th ed.* USA:Blackwell Publishing.
8. Buckley J. (2008). *Palliative care: An integrated approach.* Wiley-Blackwell.
9. 최영희 외(2009). 노인과 건강. 현문사.
10. 고수진, 이경식, 홍영선, 유양숙, 박혜자(2008). 한국호스피스 · 완화의료학회지. 11(2), 99-105.
11. Furst CJ & Doyle D (2004). *The terminal phase*. In Doyle D, Hanks G, Cherny NI, et al eds. Oxford textbook of palliative medicine. 3rd ed. NY: Oxford University Press: 2004: 1117-1133.
12. 심윤수, 김도연, 남은미, 이순남(2007). 한국호스피스 · 완화의료학회지. 10(4), 190-194.
13. Taylor, G. J. & Kurent, J. E. (2003). *A clinician's guide to palliative care.* Ann Arbor, MI: Blackwell Publishing.
14. Ferrell, B. R., & Coyle, N. (2005). *Textbook of palliative nursing (2nd ed.).* New York: Oxford University Press.
15. Zerwekh, J. V. (2006). *Nursing care at the end of life: Palliative care for patients and families.* Philadelphia, PA: F. A. Davis Company.
16. Capezuti E et al. (2007). *Evidence-based geriatric nursing protocols for best practice. 3rd ed.* Springer Pub, New York.
17. Forman, W. B., Kitzes, J. A., Anderson, R. P., & Sheehan, D. K. (2003). *Hospice and palliative care: Concepts and practice (2nd ed.).* Sudbury, MA: Jones and Bartlett Publishers.

제 9 장

직원윤리 및 성희롱 예방

●●● **박명숙** 교수(선문대학교 간호학과)

본 장은 노인요양시설 실무자들이 노인을 돌볼 때 지켜야 할 윤리에 대해 숙지하여 시설 생활 노인들이 인간적 존엄성을 보장받으며 건강하고 안정된 노후 생활을 누릴 수 있도록 하기 위함이다. 또한 성희롱 예방지침의 이해를 통해 성희롱에 적절히 대처하고 예방할 수 있도록 지침을 제공하는 데 목적이 있다.

Ⅰ. 직원윤리

요양시설 입소 노인들은 대체로 신체적, 정신적으로 다른 사람의 돌봄을 필요로 하는 의존적인 대상자이며 단체생활로 인해 기본적 인권을 침해당할 위험이 높다. 따라서 시설생활 노인들이 인간적 존엄성을 보장받고 건강하고 안정된 노후생활을 누릴 수 있도록 노인의 권리 및 책임과 직원들의 구체적 행동지침에 대한 내용을 기술하고자 한다.

개요

한국보건사회연구원(2002)[1]에서 조사한 '시설에서의 노인인권실태'에 따르면 원치 않는 입소 · 개인정보 유출, 통신수단에 접근의 차단, 경로연금 · 교통비 등의 사용에 노인의 의사가 반영되지 않는 것, 가구나 소품 등 노인의 개인물건을 시설에 가지고 올 수 없는 것, 시설의 각종 프로그램에 강제적인 참가, 시설의 종교를 강요당하는 일, 목욕이나 기저귀 교환 시 노인의 신체를 가리지 않아 수치심을 느끼게 하는 것, 직원들의 반말사용 등이 인권침해의 예로 지적됐다. 따라서 시설 생활노인의 인권을 보호하기 위해 '시설 생활노인 인권보호지침(부록 A)'[2]이 제정되었다. 이 지침에 명시된 권리 내용은 [표 9-1]과 같다.

사정 및 중재

시설생활 노인의 권리를 보호하기 위한 노인요양시설 직원윤리 및 입소자 권리보호 가이드라인[3]이 잘 지켜지는지 확인한다.

1. 사생활 보호

(1) 개인정보 관련 비밀보장

장기요양기관은 서비스 이용자의 장기요양등급, 성명, 주소, 전화번호, 의료보장 유형, 건강상태 및 장기요양요구 등과 관련된 모든 정보가 누출되지 않도록 해야 한다.

- 대상자 정보공개 및 기록물 관리에 관한 기관규정 마련
- 대상자 정보공개 시 보호자 동의 구함
- 대상자 정보관련 문서 폐기 시 분쇄하여 폐기
- 대상자 정보가 있는 컴퓨터의 비밀번호 걸기
- 대상자 정보관련 서류 보관장에 잠금장치 설치

[표 9-1] 시설 생활노인 인권보호지침 중 노인의 권리

1) 존경과 존엄한 존재로 대우받고, 차별, 착취, 학대, 방임을 받지 않고 생활할 수 있는 권리
2) 개인적 욕구에 상응하는 질 높은 수발(care)과 서비스를 요구하고 제공 받을 권리
3) 안전하고 가정과 같은 환경에서 생활할 권리
4) 시설 내 · 외부 활동에 신체적 구속을 받지 않을 권리
5) 개인적 사생활과 비밀 보장에 대한 권리
6) 우편, 전화 등 개인적 통신을 주고받을 권리
7) 정치적, 문화적, 종교적 활동에 제약을 받지 않고 자유롭게 참여할 권리
8) 개인 소유 재산과 소유물을 스스로 관리할 권리
9) 비난이나 제약을 받지 않고 시설운영과 서비스에 대한 개인적 견해와 불평을 표현하고 이의 해결을 요구할 권리
10) 시설 내외부에서 개인적 활동, 단체 및 사회적 관계에 참여할 권리
11) 시설 입 · 퇴소, 일상생활, 서비스 이용, 제반 시설활동 참여 등 개인의 삶에 영향을 미치는 모든 부분에서 정보에 접근하고 자기결정권을 행사할 권리

출처: 보건복지부홈페이지. 노인복지시설 인권보호 및 안전관리지침, 2011년 12월 10일 검색, http://www.mw.go.kr

(2) 개별 사용공간 제공

- 잠금장치가 장착된 개별 수납공간 제공
- 개인의 친숙한 물건을 가져다 둘 수 있도록 허용
- 안전에 이상이 없는 한 독립된 공간에서 개인적 시간을 가질 수 있도록 허용
- 치매노인이 있는 경우 타 노인이 손이 안 닿는 곳 또는 잠금 가능한 보관함을 이용하도록 함

2. 이용자 의사존중

(1) 신체구속 및 행위제한 최소화

- 이용노인 또는 종사자 등의 생명이나 신체에 위험을 초래할 가능성이 현저하게 높거나, 대체할만한 수발방법이 없거나, 증상의 완화를 목적으로 불가피하게 일시적으로 신체적 제한을 하는 경우 등의 긴급하거나 어쩔 수 없는 경우를 제외하고는 노인의 의사에 반하는 신체적 제한을 해서는 안 됨
- 긴급하거나 어쩔 수 없는 경우로 인해 일시적으로 신체를 제한할 경우에도 노인의 심신의 상황, 신체 제한을 가한 시간, 신체적 제한을 할 수 밖에 없었던 사유에 대하여 자세히 기록하고, 노인이나 가족에게 그 사실을 통지해야 함

(2) 선택권 존중

- 노인의 자기결정권 존중하고 의사에 반하는 시설이동 또는 퇴소를 하여서는 안 됨
- 불가피한 이동 또는 퇴소 시 사유를 통보하고 의사결정 과정에 노인 또는 가족 참여시켜야 함
- 대상자 관련 서비스나 상태 변화 시 사전에 노인과 가족에게 통보하고, 의사결정과정에 참여시켜 이들의 결정을 존중하여야 함
- 대상자가 서비스 이용중단을 원할 경우 의사를 존중해줌

(3) 직원의 신분관련 정보 제공

- 기관은 대상자 및 가족이 직원의 신분을 쉽게 확인할 수 있도록 사진, 성명,

소속, 자격 등이 표시된 직원증을 패용하도록 하고 전화 받는 직원은 항상 소속 부서, 성명을 명확히 밝히도록 함

3. 입소자의 권리 및 책임 안내

- 직원은 노인이 장기요양기관과 계약을 맺기 전에 반드시 노인 및 가족의 권리 및 책임에 대해 직접 구두로 설명하고, 가능하다면 '안내문'으로도 제공함([표 9-2] 참조)
- 노인 및 가족의 권리 및 책임에 대해 설명한 직원은 설명을 받은 노인 및 가족원의 친필 사인을 받아둠

[표 9-2] **시설 입소노인 및 가족의 권리**

권리	• 노인요양시설에서 받게 되는 서비스의 내용 및 범위를 받을 권리 • 서비스 내용을 설명 받고, 선택할 권리 • 법적으로 허용된 사람 외에는 본인에 대한 기록 열람금지 및 모든 사생활의 비밀을 보장받을 권리 • 신체의 비밀을 보장받을 권리 • 불만 및 고충을 표현하고, 처리받을 권리
의무	• 직원의 제안을 거부했을 때 발생하는 결과에 대한 책임 • 장기요양기관의 직원 및 장기요양기관을 이용하는 다른 노인에 대한 존중 • 장기요양기관과 체결된 재정적 의무에 대한 책임 • 직원에게 보호 요청을 하지 않은 금품에 대한 관리 책임

Ⅱ. 성희롱 예방

요양 노인인구가 늘어나면서 요양시설 입소 노인들이 직원에 의한 성희롱의 대상이 되는 경우도 있을 수 있겠지만 이에 대한 발생보고는 미미하나 최근 이들을 돌보는 요양보호사들의 성희롱 피해가 늘어나고 있다. 일반적인 성희롱과 달리 노인요양과정에서 발생하는 성희롱은 노인의 질병 등으로 인해 가해자인 대상자가 성희롱이라고 인식하지 못하는 경우도 있어 요양보호사의 직장 내 성희롱 문제해결에 어려움이 있다[4]. 또한 이에 대한 합리적 해결 위한 기관장의 성희롱 예방에 대한 관심도 저조한 편이다. 이러한 대상자의 성적 욕구표현과 성희롱으로 인해 요양보호사들은 스트레스를 받아 직무만족도가 떨어질 수 있으며[5] 기관입장에서도 이들이 이직할 경우, 투자비용 상실, 대체인력 고용을 위한 경비 투입 등 조직의 손실이 초래될 수 있다. 따라서 시설에서의 성희롱을 예방하고 발생 시 이에 대처할 수 있는 지침이 필요하다.

개요

1. 치매노인의 부적절한 성행동 및 요양보호사의 성희롱 실태

치매노인의 경우 문제행동의 하나로 부적절한 성행동을 보일 수 있다. 국내 자료는 없으나 국외의 경우 알츠하이머 치매환자의 2~8%에서 부적적한 성행동을 나타내는 것으로 보고되었다. 이러한 성행동이 나타나는 이유는 뇌영역의 장애, 남성호르몬의 변화 등에 의해 나타날 수 있으며 일부 약물에 의해 발생하는 경우도 있다. 때로 제한적 대인관계에 의한 자존감 손상을 보상하기 위해 친밀감을 찾기 위한 목적으로 반복적인 성행동을 하는 경우도 있다.[6] 노인이 부적절한 성행동이나 명백한 성적의도를 나타내는 경우, 이들을 돌보는 간호인력 당사자는 성적 수치심을 느끼고 성희롱으로 받아들일 수 있다.

직접 돌봄제공자인 요양보호사들의 대부분은 여성으로, 2009년 보건복지부 실태조사결과, 요양보호사의 약 12.8%가 노인대상자나 가족으로부터 성희롱 피해경험이 있는 것으로 보고되었다. 이러한 피해사례는 재가서비스를 제공하는 경우 더욱 심각하여 성희롱 피해경험자의 56%가 재가서비스 시 성희롱피해를 입었다고 한다. 노인 대상자로부터 피해를 입은 비율은 82.3%, 가족으로부터 피해를 입은 경우도 13.3%로 매우 심각한 상태이다.[4] 한편, 노인 대상자의 경우 질병과정과 관련된 비정상적 성행동이 원인이 될 수 있으므로 이에 대한 간호인력의 이해와 대처방법에 대한 지식이 필요하다.

2. 성희롱의 정의

일반적으로 성희롱(sexual harassment)이란 상대방이 원하지 않는 성적(性的)인 말이나 행동을 하여 상대방에게 성적 굴욕감이나 수치심을 느끼게 하는 행위를 말한다. 우리나라 법률에서 정한 성희롱의 정의는 남녀고용평등과 일 · 가정 양립지원에 관한 법률[7], 국가인권위원회법[8] 및 여성발전기본법[7]에 다음과 같이 명시되어 있다([표 9-3] 참조).

[표 9-3] 성희롱의 정의

법령	성희롱의 정의
「국가인권위원회법」 제2조 제3호 라목	"성희롱"이란 업무, 고용 그 밖의 관계에서 공공기관의 종사자, 사용자 또는 근로자가 그 직위를 이용하거나 업무 등과 관련해 성적 언동 등으로 성적 굴욕감 또는 혐오감을 느끼게 하거나 성적 언동 그 밖의 요구 등에 대한 불응을 이유로 고용상의 불이익을 주는 것을 말한다.
「남녀고용평등과 일 · 가정 양립지원에 관한 법률」 제2조제2호	"직장 내 성희롱"이란 사업주 · 상급자 또는 근로자가 직장 내의 지위를 이용하거나 업무와 관련하여 다른 근로자에게 성적 언동 등으로 성적 굴욕감 또는 혐오감을 느끼게 하거나 성적 언동 또는 그 밖의 요구 등에 따르지 않았다는 이유로 고용에서 불이익을 주는 것을 말한다.

[표 9-3] 성희롱의 정의(계속)

법령	성희롱의 정의
「여성발전기본법」 제3조제4호 및 「여성발전기본법 시행령」 제2조제4항	"성희롱"이란 업무, 고용, 그 밖의 관계에서 국가기관 · 지방자치단체 또는 각급 학교 및 공직 유관 단체의 종사자, 사용자 또는 근로자가 다음의 어느 하나에 해당하는 행위를 하는 경우를 말한다. • 지위를 이용하거나 업무 등과 관련하여 성적 언동 등으로 상대방에게 성적 굴욕감이나 혐오감을 느끼게 하는 행위 • 상대방이 성적 언동이나 그 밖의 요구 등에 따르지 않았다는 이유로 고용상의 불이익을 주는 행위.
경범죄처벌법7)) 제1조 제41호	신체의 과다노출(여러 사람의 눈에 뜨이는 곳에서 함부로 알몸을 지나치게 내놓거나 속까지 들여다 보이는 옷을 입거나 또는 가려야 할 곳을 내어 놓아 다른 사람에게 부끄러운 느낌이나 불쾌감을 준 경우)로 다른 사람에게 부끄러움이나 불쾌감을 주는 행위를 금지하고 있다. 또한, 성희롱이 그 정도를 넘어서 성범죄에 해당하거나 그 밖에 형사처벌의 대상이 되는 경우에는 「형법」, 「성폭력범죄의 처벌 등에 관한 특례법」 및 「경범죄처벌법」에 따라 형사처벌의 대상이 된다.

사정

1. 성희롱 여부의 판단 기준[9]

성희롱에 해당하는지는 피해자의 주관적 사정과 함께 사회적 통념을 고려하고, 성적 언동의 성격과 사건의 배경 등 모든 상황과 기록을 전체적으로 보아 판단한다. 단 한 번의 행위라도 성희롱이 될 수 있으며, 거부의 뜻을 분명히 나타내지 못한 경우에도 성희롱이 될 수 있다. 성적 언동 등으로 인해 피해자가 성적 굴욕감을 느끼는 것을 기준으로 삼고 있으므로 행위자가 성적 만족을 위한 것이었거나 성적 만족감을 느껴야만 성희롱이 되는 것은 아니다. 단순한 호기심이나 악감정에서 비롯된 것이라도 성희롱에 해당할 수 있다. 「남녀고용평등과 일 · 가정 양립 지원에 관한 법률 시행규칙」[7]에서는 성희롱 행위를 판단하기 위한 기준을 예시하고 있다.

2. 성희롱 판단 기준의 예시

(1) 성적인 언동의 예시

① 육체적 행위

- 입맞춤, 포옹 또는 뒤에서 껴안는 등의 신체적 접촉행위
- 가슴 · 엉덩이 등 특정 신체부위를 만지는 행위
- 안마나 애무를 강요하는 행위

② 언어적 행위

- 음란한 농담을 하거나 음탕하고 상스러운 이야기를 하는 행위(전화통화 포함)
- 외모에 대한 성적인 비유나 평가를 하는 행위
- 성적인 사실 관계를 묻거나 성적인 내용의 정보를 의도적으로 퍼뜨리는 행위
- 성적인 관계를 강요하거나 회유하는 행위
- 회식자리 등에서 무리하게 옆에 앉혀 술을 따르도록 강요하는 행위

③ 시각적 행위

- 음란한 사진 · 그림 · 낙서 · 출판물 등을 게시하거나 보여주는 행위(컴퓨터통신이나 팩시밀리 등을 이용하는 경우 포함)
- 성과 관련된 자신의 특정 신체부위를 고의적으로 노출하거나 만지는 행위
- 그 밖에 사회통념상 성적 굴욕감 또는 혐오감을 느끼게 하는 것으로 인정되는 언어나 행동

중재

1. 노인이 성희롱 피해 대상자인 경우

(1) 관련 법규

- 누구든지 노인에게 성적 수치심을 주는 성희롱을 해서는 안 된다(「노인복지법」 제39조의9 제2호)[10]. 이를 위반한 자는 5년 이하의 징역 또는 1천500만원 이하의 벌금에 처해진다(「노인복지법」 제55조의3 제1호).

(2) 성희롱 피해자의 대응

- 성희롱 피해 노인은 노인복지센터나 성폭력상담소 등을 통해 수시로 상담받을 수 있고 노인에 대한 행위가 성희롱에 해당하거나 그 밖에 형사처벌의 대상이 되는 경우에는 검찰이나 경찰에 신고할 수 있다.
- 공공기관 등에서 지위를 이용하거나 업무와 관련하여 노인을 성희롱한 경우 피해 노인은 국가인권위원회에 진정하여 구제받을 수 있다(「국가인권위원회법」 제30조 제1항).
- 행위자에 대하여 불법행위를 이유로 손해배상을 청구할 수 있다(「민법」 제750조).

2. 간호인력이 성희롱 피해 대상자인 경우

(1) 노인대상자의 질병 관련 성행동인 경우

재가나 시설에 거주하는 노인이 뇌졸중이나 치매 등 뇌질환을 앓고 있는 경우, 뇌손상 부위에 따라 성적욕구가 증가하여 부적절한 성적 행동이 증가될 수 있다. 장소를 가리지 않고 자신의 성기를 만지거나 노출시키려 하거나 다른 사람을 만지는 행동을 할 수 있다. 아무 때나 옷을 벗으려고 하는 경우는 옷 자체가 불편해서 벗으려고 하거나 화장실에 가고 싶은 욕구의 표현일 수도 있다.[10] 이러한 부적절한 성행도의 치료는 크게 비약물요법과 약물요법이 있다.[6]

① **비약물요법**

간호인력은 노인대상자의 성적행동을 도덕적 가치기준으로 판단하지 말고 '문제해결이 필요한 행동'으로 단순화하여 받아들이는 것이 가장 중요하다. 부적절한 성행동을 나타내는 경우 아래와 같은 비약물적 대처방법이 있다.[6,10]

- 화를 내는 등의 과민 반응을 보이지 말고 부드러운 음성과 차분한 태도로 응대한다.
- 옷을 벗어 노출을 시도하는 경우는 옷을 입도록 격려하며 대소변 욕구를 사정하고 대소변을 돕거나 편안한 옷으로 바꿔 입도록 도와준다.
- 노출과 자위행위가 심한 경우 커튼이나 스크린을 이용하여 사적 공간을 제공한다.
- 대상자를 자극할 수 있는 요소를 파악하고 제거한다(예: 배우자와 닮았거나 착각할 수 있는 간호인력에게 부적절한 행동을 하는 경우 다른 사람이나 동성으로 교체한다).
- 부적절한 성적행동이 친밀감을 찾기 위한 행동이라면 이를 표현하도록 한다.
- 인지기능 감퇴가 심하여 성적 노출이 심한 경우 아래위 옷이 연결된 옷을 입도록 하여 행동을 제한할 수도 있다.

② **약물요법**[6]

- 1차 선택
  - 세로토닌계 항우울제: paroxetine, sertraline
  - 삼환계 항우울제: trazodone
    → 시작 용량은 젊은 성인의 절반 정도가 적당하다.
- 2차 선택: 1차 선택 약물에 효과가 없는 경우 항안드로겐 제제 추가

(2) 직장 내 성희롱 피해 대상자인 경우

인지손상이 없는 정상 노인대상자나 직장 내 상사나 동료 등에 의해 성희롱을 당한 경우 아래와 같은 일반적인 성희롱 예방 및 피해 시 대처법에 따른다.[11]

- 평소에 상대방이 공과 사를 혼돈하지 않도록 분명한 태도를 취하고 자기주장을 확실히 한다.

- 거부의사를 분명히 밝힌다.
- 증거자료를 확보한다
- 주변에 도움을 청한다
- 기관 내 공식처리 절차를 이용하거나 국가인권위원회 등 법적 구제 절차를 활용한다.

① 성희롱 예방 및 발생시 대처 관련법[7]

「남녀고용평등과 일 · 가정 양립 지원에 관한 법률」 제2절 직장내 성희롱의 금지 및 예방 12조~14조와 행정안전부 성희롱예방지침이 있다(부록 B). 이에 대한 주요 내용은 다음과 같다.

- 사업주는 직장 내 성희롱 예방 교육을 실시하여야 한다.
- 직장 내 성희롱 발생 시 사업주는 직장 내 성희롱 발생이 확인된 경우 지체 없이 행위자에 대하여 징계나 그 밖에 이에 준하는 조치를 하여야 한다. 직장 내 성희롱과 관련하여 피해를 입은 근로자 또는 성희롱 피해 발생을 주장하는 근로자에게 해고나 그 밖의 불리한 조치를 하여서는 아니 된다.
- 고객 등에 의한 성희롱 방지: 사업주는 고객 등 업무와 밀접한 관련이 있는 자가 업무수행 과정에서 성적인 언동 등을 통하여 근로자에게 성적 굴욕감 또는 혐오감 등을 느끼게 하여 해당 근로자가 그로 인한 고충 해소를 요청할 경우 근무 장소 변경, 배치전환 등 가능한 조치를 취하도록 노력하여야 한다. 또한 피해를 주장하거나 고객 등으로부터의 성적 요구 등에 불응한 것을 이유로 해고나 그 밖의 불이익한 조치를 하여서는 안 된다.

부록 A 시설 생활노인 인권보호지침[2]

1. 목적

이 지침은 노인복지시설(노인주거복지시설, 노인의료복지시설, 소규모요양시설, 노인공동생활시설을 말함)에서 생활하는 노인의 기본적 인권을 규정하고, 이를 보장하기 위한 구체적 행동강령을 제시함으로써, 시설 생활노인들이 존엄한 존재로 존경받고 건강하고 안정된 노후생활을 영위할 수 있도록 지원하고자 함이다.

2. 제정 배경

○ 급격한 인구고령화에 대비하여, 정부에서는 '인구 · 고령화사회대책팀'을 발족(2003.10)하는 한편 '저출산 · 고령사회 대응을 위한 국가실천전략'을 수립(2004.1)하여 보고하고, '저출산 · 고령사회위원회'를 운영해 왔으나, 여전히 노인의 권리 보호에 한계가 있음

○ 노인의 기본권을 확보하기 위한 주거권 보호, 보호의 사각지대 해소, 신체적 · 정신적 의존 상태에 있는 노인의 건강보호, 노인교육프로그램 개발 및 고용 기회 제공 등을 통해 노인의 기본권을 보장하기 위하여, 노인복지법 제 3조, 장애인 · 노인 · 임산부 등의 편의증진 보장에 관한 법률 제 6조, 건강가정기본법 제 25조, 교육기본법 제 3조에서는 노인의 권리 보호를 위한 국가 및 지방자치단체의 책임과 가족의 노력을 명시함.

○ 노인을 위한 유엔원칙(1991. 12)은 정부가 고려해야 할 독립, 참여, 보호, 자아실현, 존엄의 5개 영역의 18개 원칙을, 마드리드 고령화 국제행동계획(2002년)은 건강과 영양, 주택과 환경, 소득보장과 고용, 교육 등에서 취해야 할 98개 권고 조항을 명시함.

○ 국가인권정책기본계획 권고안(2006.1.)에서는 노인의 신체적 · 정신적 상황에 맞추어 노인의 생활욕구에 대응할 수 있는 인적 서비스 체제를 갖추고 노인의 인간다운 삶을 보장하기 위한 근로기회 제공 및 노후 소득보장, 평생교육체계를 구축할 것을 권고함.

○ 이에 노인복지시설 생활노인의 인권을 명확히 규정하고, 이를 보호하기 위한 시설 운영자, 종사자, 가족, 지역사회 등 관련자들이 취해야 할 구체적인 행동강령을 마련할 필요가 있음.

3. 시설 생활노인 권리선언

노인복지시설 생활노인은 대한민국 국민으로서 그리고 후손의 양육과 국가 및 사회의 발전에 기여하여 온 자로서 헌법과 법률에 정한 기본적 권리와 안정된 생활을 보장받을 권리를 지니고 있다. 노인복지시설 생활노인은 다음과 같은 기본적 권리를 가지며 어떠한 이유로도 권리의 침해를 받아서는 안 되며, 국가와 시설은 생활노인의 인권을 보호하고 삶의 질을 향상시키기 위하여 최선의 노력을 기울여야 한다.

1) 존경과 존엄한 존재로 대우받고, 차별, 착취, 학대, 방임을 받지 않고 생활할 수 있는 권리
2) 개인적 욕구에 상응하는 질 높은 수발(care)과 서비스를 요구하고 제공 받을 권리
3) 안전하고 가정과 같은 환경에서 생활할 권리
4) 시설 내 · 외부 활동에 신체적 구속을 받지 않을 권리
5) 개인적 사생활과 비밀 보장에 대한 권리
6) 우편, 전화 등 개인적 통신을 주고받을 권리
7) 정치적, 문화적, 종교적 활동에 제약을 받지 않고 자유롭게 참여할 권리
8) 개인 소유 재산과 소유물을 스스로 관리할 권리
9) 비난이나 제약을 받지 않고 시설운영과 서비스에 대한 개인적 견해와 불평을 표현하고 이의 해결을 요구할 권리
10) 시설 내외부에서 개인적 활동, 단체 및 사회적 관계에 참여할 권리
11) 시설 입 · 퇴소, 일상생활, 서비스 이용, 제반 시설활동 참여 등 개인의 삶에 영향을 미치는 모든 부분에서 정보에 접근하고 자기결정권을 행사할 권리

4. 시설 생활노인 권리보호를 위한 윤리강령

시설운영자, 종사자, 동료 생활노인, 가족, 지역사회 등 노인복지시설에서의 보호서비스와 관련된 모든 자는 '시설 생활노인의 권리 선언'에 포함된 기본적 권리를 보장하고, 인간다운 생활을 보장하기 위하여 다음과 같이 행동해야 한다.

(1) 존엄한 존재로 대우 받을 권리
- 노인의 의사에 반하는 어떠한 노동행위도 시켜서는 안 된다.
- 노인이 시설의 모든 서비스에 자유롭게 접근 또는 이용할 수 있는 기회를 부여해야 한다.
- 생활노인이 시민으로서 또한 노인으로서 갖는 권리를 완전히 행사할 수 있도록, 어떠한 차별, 감금, 방해, 강압 또는 보복 행위를 해서는 안 된다.
- 어떠한 이유로도 신체적 학대, 언어 및 심리적 학대, 성적 학대, 재정적 착취, 방임 등의 학대행위를 해서는 안되며, 학대행위가 발생했을 경우 법률과 지침에 따라 피학대 노인에 대한 보호조치를 신속하게 취해야 한다.
- 가족은 면회나 전화 접촉 등을 통하여 노인과의 유대관계를 지속적으로 유지하고 존경하며, 시설의 서비스나 운영에 관하여 적극 협조하여야 한다.
- 시설은 종사자에게 노인의 권리에 대한 홍보와 교육을 분기별로 실시해야 한다.
- 종사자는 수발 및 서비스 과정에서 노인의 권익신장을 위한 상담과 조치를 적극적으로 취하여야 하며, 노인의 권리가 침해될 우려가 있거나, 침해 받은 경우 이의 회복과 구제를 위한 적극적 조치를 강구하여야 한다.

(2) 질 높은 서비스를 받을 권리
- 노인의 삶의 질을 증진시키고, 잔존능력을 유지하고 자립능력을 고양시키기 위한 질 높은 전문적 수발과 서비스를 제공하여야 한다.

- 정기적인 상담을 통해 노인의 개별적 욕구와 선호, 기능상태를 고려하여 개별화된 서비스와 수발 계획을 수립하고, 이를 적극적으로 이행해야 한다.
- 개인적 선호와 건강 및 기능 상태에 따라 다양한 영양급식을 제공해야 한다.
- 건강에 해롭다는 의학적 판정 없이 노인이 개인적으로 복용하는 약물을 금지시켜서는 안 된다.
- 시설은 종사자의 능력 개발을 위한 직무훈련과 교육기회를 충분히 부여하여, 이들의 수발 및 서비스 능력을 제고하여야 한다.
- 월별 입소비용 미납 등의 경제적 이유만으로 시설에서 제공하는 서비스 이용을 제한해서는 안되며, 노인의 입소비용 문제 해결을 위한 지지망을 개발하고, 노인의 전원 또는 퇴소시까지 최선의 서비스를 제공해야 한다.
- 종사자는 직무수행상의 사고로 인하여 노인에게 위험을 초래하지 않기 위해서 직무안전에 최선을 다해야 한다.

(3) 가정과 같은 환경에서 생활할 권리
- 시설은 안전하고 깨끗하며 가정과 같은 환경을 제공하여야 한다.
- 공간이 허용하는 한 개별적인 수납공간을 제공하여야 한다.
- 목욕, 의복 및 침구의 세탁 등 노인의 위생관리에 만전을 기해야 한다.
- 적절하고 편안한 조명과 음향을 제공하여야 한다.
- 편안하고 안전한 실내온도를 유지하여야 한다.

(4) 신체적 제한을 받지 않을 권리
- 생활노인 또는 종사자 등의 생명이나 신체에 위험을 초래할 가능성이 현저히 높거나, 대체할만한 간호나 수발방법이 없거나, 증상의 완화를 목적으로 불가피하게 일시적으로 신체적 제한을 하는 경우 등의 긴급하거나 어쩔 수 없는 경우를 제외하고는 노인의 의사에 반하는 신체적 제한을 해서는 안 된다.
- 긴급하거나 어쩔 수 없는 경우로 인해 일시적으로 신체를 제한할 경우에도 노인의 심신의 상황, 신체 제한을 가한 시간, 신체적 제한을 할 수밖에 없었던 사유에 대하여 자세히 기록하고, 노인 본인이나 가족에게 그 사실을 통지하여야 한다.
- 시설 규정에 위반되거나 또는 의료적 목적을 달성하기 위한 경우를 제외하고는 신체적인 제한이나 심리적인 영향을 미치는 약물을 처방해서는 안 된다.

(5) 사생활 및 비밀 보장에 대한 권리
- 노인의 사생활을 보장하고, 직무수행과정에서 얻은 비밀을 철저히 지켜야 하며, 질병과 치료, 통신, 가족 등과 같은 어르신의 사생활에 관한 정보나 기록을 사전 동의 없이 공개해서는 안 된다. 다만 인지능력이 제한된 노인의 경우에는 가족 등 관계자의 동의를 받은 후 노인의 서비스 증진을 위한 전문적 목적에 한하여 정보를 공개할 수 있다.

(6) 통신의 자유에 대한 권리
- 노인은 자유롭게 전화를 이용하고, 우편물을 발송할 수 있어야 하며, 노인의 우편물을 개봉하지 않는 등 개인적 통신의 권리를 최대한 보장하여야 한다.

(7) 정치, 문화, 종교적 신념의 자유에 대한 권리

- 노인의 정치적 이념을 존중하고, 투표 등의 정치적 권리행사에 부당한 영향력을 행사해서는 안 된다.
- 노인의 종교적 신념을 인정하고, 특정 종교행사 참여의 강요 등 종교적 신념의 변화를 목적으로 부적절한 영향력을 행사해서는 안 된다.
- 노인의 문화적 다양성을 인정하고, 이에 따른 생활양식의 차이를 최대한 존중하여야 한다.

(8) 소유 재산의 자율적 관리에 대한 권리

- 노인 개인 소유의 재산과 소유물은 갖거나 이용할 권리를 최대한 보장하고, 이를 스스로 관리할 수 있는 권리를 보장하여야 한다.
- 다만, 노인이 스스로 재산을 관리할 수 있는 능력이 없어 노인이나 가족 또는 기타 후견인의 특별한 요청이 있을 경우에는 시설에서 사용 또는 처분할 수 있으며, 이 경우 분기별 또는 수시로 재정 사용에 대한 결과를 알려주어야 한다.

(9) 불평의 표현과 해결을 요구할 권리

- 노인의 의견이나 불평을 수렴하기 위한 공식적 절차(예: 건의함, 운영위원회 등)를 마련하여 시행하여야 한다.
- 노인이나 가족에 의해 제기된 불평을 즉각적으로 해결하기 위한 조치를 취해야 한다.
- 노인이나 가족이 불평을 제기했다는 이유로 노인에게 차별적 처우나 불이익을 주어서는 안 된다.

(10) 시설 내외부 활동 참여의 자유에 대한 권리

- 시설 내의 자발적 모임이나 다른 노인과 사귀고 의사소통 할 수 있는 권리를 보장하여야 한다.
- 다른 생활노인의 권리를 침해하지 않는 범위 내에서 자신의 의사에 따라 시설 내부의 다양한 서비스, 여가, 문화활동에 참여할 수 있는 기회를 부여해야 한다.
- 시설 외부의 건강, 사회, 법률, 또는 다른 서비스 기관의 이용을 적극적으로 조장하고, 필요 시 지역사회 서비스를 연계하여야 한다.
- 노인이 원하지 않는 경우를 제외하고는 면회나 방문객을 거부해서는 안 된다.
- 노인의 자유로운 외출, 외박 기회를 최대한 보장하여야 한다.
- 지역사회 주민들은 시설 생활노인의 지역사회 활동 참여를 적극적으로 조장하고 지원하며, 지역사회와의 유대관계 증진을 위하여 노력하여야 한다.

(11) 정보 접근과 자기결정권 행사의 권리

- 노인의 의사에 반하는 전원 또는 퇴소를 하여서는 안 되며, 불가피한 경우 전원 또는 퇴소 시 그 사유를 통보하고 의사결정 과정에 노인 또는 가족을 참여시켜야 한다.
- 노인이 요구할 경우 건강상태와 치료 · 수발, 제반 서비스에 관한 정보와 기록에 대한 접근을 허용하여야 한다.
- 노인이 의식주, 보건의료서비스, 여가활용 등 개인의 삶에 영향을 미치는 모든 부분에

서 자기결정권을 행사할 수 있도록 해야 한다.

- 노인의 권리 변화, 건강과 일상생활의 변화, 수발 및 의료적 처치의 변화 등과 관련하여서는 충분한 시간을 갖고 사전에 노인과 가족에게 통보하고, 의사결정과정에 노인 또는 가족을 참여시키고 이들의 결정을 존중하여야 한다.
- 생활노인의 권리, 시설 입 · 퇴소 및 운영과 관련된 시설의 규칙과 규정을 구두 또는 문서로 생활노인과 가족에게 충분히 설명 또는 공지하여야 한다.

부록 B 성희롱 예방 및 발생 시 대처 관련법

1. 남녀고용평등과 일 · 가정 양립 지원에 관한 법률

제12조 사업주, 상급자 또는 근로자는 직장 내 성희롱을 하여서는 아니 된다. [전문개정 2007.12.21]

제13조(직장 내 성희롱 예방 교육) ① 사업주는 직장 내 성희롱을 예방하고 근로자가 안전한 근로환경에서 일할 수 있는 여건을 조성하기 위하여 직장 내 성희롱의 예방을 위한 교육(이하 "성희롱 예방 교육"이라 한다)을 실시하여야 한다.

② 성희롱 예방 교육의 내용 · 방법 및 횟수 등에 관하여 필요한 사항은 대통령령으로 정한다.

[전문개정 2007.12.21]

제13조의2(성희롱 예방 교육의 위탁) ① 사업주는 성희롱 예방 교육을 고용노동부장관이 지정하는 기관(이하 "성희롱 예방 교육기관"이라 한다)에 위탁하여 실시할 수 있다. 〈개정 2010.6.4〉

② 성희롱 예방 교육기관은 고용노동부령으로 정하는 기관 중에서 지정하되, 고용노동부령으로 정하는 강사를 1명 이상 두어야 한다. 〈개정 2010.6.4〉

③ 성희롱 예방 교육기관은 고용노동부령으로 정하는 바에 따라 교육을 실시하고 교육이수증이나 이수자 명단 등 교육 실시 관련 자료를 보관하며 사업주나 피교육자에게 그 자료를 내주어야 한다. 〈개정 2010.6.4〉

④ 고용노동부장관은 성희롱 예방 교육기관이 다음 각 호의 어느 하나에 해당하면 그 지정을 취소할 수 있다. 〈개정 2010.6.4〉

1. 거짓이나 그 밖의 부정한 방법으로 지정을 받은 경우
2. 정당한 사유 없이 제2항에 따른 강사를 6개월 이상 계속하여 두지 아니한 경우

[전문개정 2007.12.21]

제 14조 (직장 내 성희롱 발생 시 조치) ① 사업주는 직장 내 성희롱 발생이 확인된 경우 지체 없이 행위자에 대하여 징계나 그 밖에 이에 준하는 조치를 하여야 한다.

② 사업주는 직장 내 성희롱과 관련하여 피해를 입은 근로자 또는 성희롱 피해 발생을 주장하는 근로자에게 해고나 그 밖의 불리한 조치를 하여서는 아니 된다.

[전문개정 2007.12.21]

제14조의2(고객 등에 의한 성희롱 방지) ① 사업주는 고객 등 업무와 밀접한 관련이 있는 자가 업무수행 과정에서 성적인 언동 등을 통하여 근로자에게 성적 굴욕감 또는 혐오감 등을 느끼게 하여 해당 근로자가 그로 인한 고충 해소를 요청할 경우 근무 장소 변경, 배치전환 등 가능한 조치를 취하도록 노력하여야 한다.

② 사업주는 근로자가 제1항에 따른 피해를 주장하거나 고객 등으로부터의 성적 요구 등에 불응한 것을 이유로 해고나 그 밖의 불이익한 조치를 하여서는 아니 된다.

[본조신설 2007.12.21]

2. 행정안전부 성희롱 예방지침[11]

제정 2008. 7. 7 행정안전부훈령 제122호
개정 2010. 3.30 행정안전부훈령 제172호

제1조(목적) 이 지침은 「여성발전기본법」 제17조의2제1항, 같은법 시행령 제27조의2제1항 및 「여성발전기본법 시행령」제27조의2 제3항의 규정에 따라 여성가족부장관이 고시하는 공공기관의성희롱예방지침의 규정에 따라 행정안전부와 그 소속기관의 성희롱 예방을 위하여 필요한 사항을 정함을 목적으로 한다.
제2조(적용범위) 이 지침의 적용범위는 행정안전부(이하, "본부"라 한다)와 그 소속기관(행정안전부와 그 소속기관의 장과 고용관계에 있는 자를 포함한다)의 직원으로 한다.
제3조(성희롱의 정의) 이 지침에서 사용하는 "성희롱"이란 「여성발전기본법」 제3조 제4호 규정에 의한 성희롱을 말한다.
제4조(기관장의 의무) 행정안전부장관과 그 소속기관의 장(이하 "기관장"이라 한다)은 성희롱 예방교육의 실시, 성희롱 고충전담창구의 설치 · 운영, 성희롱 고충처리절차의 마련 등 성희롱 방지를 위한 제반 조치를 강구하고 시행할 책무가 있으며, 성희롱 발생시 신속하게 필요한 조치를 강구하여야 한다.
제5조(고충전담창구) ①성희롱 예방업무의 처리와 소속 직원의 성희롱관련 고충에 대한 상담 · 처리를 위하여 다음 각 호와 같이 성희롱 고충전담창구(이하 "고충전담창구"라 한다)를 둔다.
1. 본부의 고충전담창구는 운영지원과에 둔다
2. 소속기관의 고충전담창구는 해당기관의 총무과 또는 이와 비슷한 기능을 하는 부서(이하"총무과"라 한다)에 둔다.
②기관장은 고충전담창구의 업무를 처리하기 위하여 성희롱 고충상담원(이하 "고충상담원"이라 한다)을 별도로 지정하되, 본부는 운영지원과 직원 중 2인 이상, 소속기관은 인사 또는 복무담당 공무원을 포함하여 2인 이상으로 하고, 남성 및 여성 공무원이 각각 1인 이상 포함되도록 한다.
③고충전담창구의 업무는 다음 각 호와 같다.
1. 성희롱 피해자의 고충에 대한 상담 · 조언 및 접수
2. 성희롱 사건에 대한 조사 및 처리
3. 성희롱 사건 처리 관련 부서간 협조 · 조정에 관한 사항
4. 성희롱 재발 방지 대책의 수립과 이행에 관한 사항
5. 성희롱 예방을 위한 교육 · 홍보 등
④고충전담창구에는 별지 제1호 서식의 고충접수 및 처리대장을 작성 · 비치하여야 한다.
제7조(성희롱 예방교육) ①본부의 운영지원과장 및 소속기관의 총무과장(이하 "고충전담창구부서장"이라 한다)은 매년 성희롱 예방교육의 실시 시기 · 내용 · 방법 등에 관한 세부 실시계획을 수립하여 기관장에게 보고하여야 한다.
②성희롱 예방교육은 전문가 강의, 시청각 교육 등의 방법으로 연1회 1시간 이상 실시하여야 하며, 다음 각 호의 내용이 포함되어야 한다.
1. 성희롱 관련 법령 및 남녀차별금지기준

2. 성희롱 발생시의 처리절차 및 조치기준
3. 성희롱 피해자에 대한 고충상담 및 구제절차
4. 성희롱을 한 자에 대한 징계 등 제재조치
5. 기타 성희롱 예방에 관한 사항 등
③성희롱 예방교육을 한 경우에 고충전담창구부서장은 교육일시 및 방법, 교육참석자, 교육내용 등에 관한 결과를 기관장에게 보고하여야 한다.
제7조(성희롱 고충의 신청) ①성희롱과 관련하여 상담을 원하거나 성희롱 고충의 처리를 원하는 피해자 또는 그 대리인은 서면, 전화, 통신 및 방문 등의 방법으로 고충전담창구에 고충을 신청할 수 있다.
②제1항 규정에 의한 고충의 신청은 별지 제2호 서식에 의한다.

제8조(상담 및 조사) ①고충상담원은 성희롱과 관련하여 상담 · 고충의 신청을 받은 경우에 지체 없이 상담에 응하여야 하며, 피해자가 원하는 경우 필요한 조사를 하여야 한다.
②조사는 신청을 접수한 날로부터 20일 이내에 완료하여야 한다. 다만 특별한 사정이 있는 경우 10일의 범위 안에서 조사기간을 연장할 수 있다.
③제1항의 규정에 의해 조사가 진행중인 사안이 법령에 의해 다른 기관에서 조사 또는 처리중이거나, 피해자가 조사에 협조하지 않는 때에는 조사를 중지할 수 있다.
④조사과정에서 고충상담창구부서장은 사안과 관계된 부서에 협조를 요청할 수 있으며 해당 부서는 이에 적극 응하여야 한다.
제9조(피해자 보호 및 비밀유지) ①기관장(인사 · 복무 등에 관한 권한을 기관장으로부터 위임받은 자를 포함한다)은 성희롱 피해를 주장하는 자 및 조사 등에 협력하는 자에 대하여 고충의 상담 및 협력 등을 이유로 불이익한 조치를 하여서는 아니 된다.
②고충상담원 등 성희롱 고충과 관계된 사안을 직무상 알게 된 자는 사안의 조사 및 처리를 위해 필요한 경우를 제외하고는 동 사안 관계자의 신원은 물론 그 내용 등에 대하여 이를 누설하여서는 아니 된다.
제10조(조사결과의 보고 등) ①고충상담원은 성희롱 사안에 대한 조사의 완료 즉시 그 결과를 기관장에게 보고하여야 한다.
②기관장은 성희롱 사안의 공정한 처리를 위하여 필요한 경우 제11조의 규정에 의한 성희롱심의위원회의 토의에 부쳐 처리하게 할 수 있다.
제11조(위원회의 설치 및 구성) ①성희롱 사안의 처리와 관련하여 기관장이 부치는 사항을 심의하기 위하여 본부 및 소속기관별로 각각 성희롱심의위원회(이하 "위원회"라 한다)를 둔다.
②위원회는 위원장을 포함한 6인의 위원으로 구성한다.
③위원장은 본부는 기획조정실장이, 소속기관은 기관장의 다음 직제 순위자가 되고, 위원은 위원장이 지명하는 자로 구성하되 본부의 경우에는 인사기획관 · 운영지원과장 · 직장협의회장을 포함하여야 하며, 남성 또는 여성의 비율이 전체위원수의 10분의 7을 초과하여서는 아니된다.
④위원의 임기는 당연직의 경우 그 직에 재임하는 기간이 되고, 기타 위원은 1년으로 하되 연임할 수 있다.
제12조(위원회의 회의) 위원회의 회의는 필요에 따라 위원장이 소집한다.

제13조(조사의 종결) 조사결과 성희롱에 해당되지 않는다고 인정될 경우에는 당사자에게 통보 후 조사를 종결한다.

제14조(재발방지조치 및 징계 등) ①기관장은 성희롱의 재발 방지를 위하여 필요한 경우 부서전환, 보직변경, 행위자에 대한 재발방지 교육 등 조치를 할 수 있으며, 이 경우 피해자에게 불이익하게 할 수 없다.

②기관장은 법령에서 정한 징계사유에 해당된다고 인정되는 성희롱에 대해서는 특별한 사유가 없는 한 행위자에 대한 징계 등 제재절차가 이루어지도록 하여야 한다.

③제1항 및 제2항 규정에 의한 성희롱 사안의 처리 후 그 결과를 당사자에게 서면으로 통지하여야 한다.

✚ 참고문헌

1. 정경희, 오영희, 변재관, 유원선, 이윤경(2002), 무료 및 실비 노인요양시설에서의 인권실태 사례조사 보고서. 한국보건사회연구원
2. 보건복지부홈페이지. 노인복지시설 인권보호 및 안전관리지침, 2011년 12월 10일 검색, http://www.mw.go.kr
3. 국민건강보험공단(2010). 노인요양시설 서비스가이드라인. 한국보건산업진흥원.
4. 한국여성노동자회 홈페이지, 2011년12월10일 검색, 증가하는 돌봄일자리, 은폐되는 성희롱 -성희롱 사각지대에 있는 돌봄여성노동자 성희롱 실태- http://kwwnet2.cafe24.com/
5. 김민정(2010). 요양보호사의 노인 케어 경험에 관한 연구. 한서대학교. 석사학위논문.
6. 이동현과 김경미(2010). 치매 환자에서의 부적절한 성행동.Journal of Korean Geriatric Psychiatry, 14,9-14.
7. 국가법령정보센터, 2011년 12월 18일 검색, http://www.law.go.kr
8. 국가인권위원회, 2011년 12월 18일 검색, http://www.humanrights.go.kr
9. 법제처 홈페이지 찾기 쉬운 생활법령 정보, 2011년 12월 20일 검색, http://oneclick.law.go.kr/
10. 병원간호사회 홈페이지. 간호사가 알려주는 홈케어. 2011년 12월 28일 검색. http://www.khna.or.kr/homecare/disease/dementia/dementia_04.php
11. 여성가족부 홈페이지, 2011년 12월 23일검색, http://www.mogef.go.kr
12. 행정안전부 홈페이지, 2011년 12월 23일검색, http://www.mopas.go.kr/

제10장

직원을 위한 근골격계 질환 예방과 관리

●●● **임경춘** 교수(성신여자대학교 간호대학)

본 장은 노인을 돌보는 직원에게 흔하게 발생하는 근골격계 질환을 파악하고, 그 예방과 관리법에 대한 정보를 제공하는 데 목적이 있으며, 구체적인 목표는 다음과 같다.

1. 직원에게 흔히 발생하는 근골격계 질환을 확인한다.
2. 직원에게 흔히 발생하는 근골격계 질환의 위험 요인들을 사정한다.
3. 직원에게 흔히 발생하는 근골격계 질환 각각의 원인, 증상 및 치료와 예방법을 이해한다.
4. 근골격계 질환의 예방관리 프로그램을 평가한다.

개요

1. 정의[1~4, 7]

(1) 근골격계 질환

근골격계 부위에 생기는 질환을 의미하며, 반복적인 작업동작, 부적절한 작업자세, 무리한 힘의 사용, 날카로운 면과의 신체접촉, 진동 및 온도 등의 요인에 의하여 극히 미세한 근육이나 조직의 손상이 누적되어 발생하는 기능적 건강장해로서 목, 어깨, 허리, 상 · 하지의 신경 · 근육 및 그 주변 신체조직 등에 주로 나타나는 질환을 의미한다.

(2) 근골격계 질환 예방관리 프로그램

보건규칙 제142조 제3호 및 제148조의 규정에 의하여 유해요인조사, 작업환경 개선, 의학적 관리, 교육 · 훈련 평가에 관한 사항 등이 포함된 근골격계 질환을 예방 · 관리하기 위한 종합적인 계획을 의미한다.

(3) 근골격계 부담작업

단순반복작업 또는 인체에 과도한 부담을 주는 작업량, 작업속도, 작업강도 및 작업장 구조 등에 따라 노동부장관이 고시하는 작업을 의미한다.

2. 유병률[4~7]

노인요양시설 직원에게 흔히 나타나는 근골격계 질환은 신체부위별로 허리/등(22.9%), 어깨(20.5%), 무릎/다리(14.9%), 목(11.7%), 손/손목/손가락(8.8%), 팔/팔꿈치(8.4%)의 순으로 나타났다. 특히 노인요양시설에서 일하는 요양보호사의 재해 분포는 여자 91.5%, 남자 8.5%로 대부분이 여성 요양보호사에게 발생하며, 연령별 재해 분포는 50대가 50.3%로 가장 많고, 40대가 24.1%, 60대 이상도 14.3%를 차지하고 있어 중 · 고령자가 매우 많은 상태임을 알 수 있다.

직원들에게 흔히 나타나는 근골격계 질환은 근막통증 증후군, 유착성 견관절염(관절낭염/오십견), 회전근개 증후근(rotator cuff syndrome), 요추부 염좌, 추간판 탈출증/디스크, 외상과 염(Tennis elbow), 수근관 증후군(Carpal Tunnel Syndrome), 드퀘르병/건초염(de Quervain's Disease), 수지진동 증후군 등이다. 2010년의 산재 사고를 발생 형태별로 보면 넘어짐이 42.1%로 가장 많았고, 근골격계 질환이 22.2%였는데, 이 두 재해가 전체의 64.3%를 차지했다. 나머지는 무리한 동작 8.7%, 부딪힘 6.4% 등의 순이었다.

노인요양시설 직원들의 주요 작업은 대상자를 부축해 일으켜 세우거나 휠체어에 앉힌 후 미는 작업, 대상자를 들거나 침대로 옮기는 작업, 목욕을 직접적으로 시켜주는 작업, 재가 방문 작업(빨래, 걸레질 등) 등이다. 이렇게 대부분이 신체 접촉이 많은 업무여서 허리를 많이 다친다. 2010년 근골격계 질환자 108명 가운데 81%(88명)가 허리를 다쳤을 정도다.

3. 근골격계 질환 발생 영향 요인

근골격계 질환 발생에는 여러 요인이 작용하는데, 이를 도식화하면 [그림 10-1]과 같다.[1~3,7,9,10]

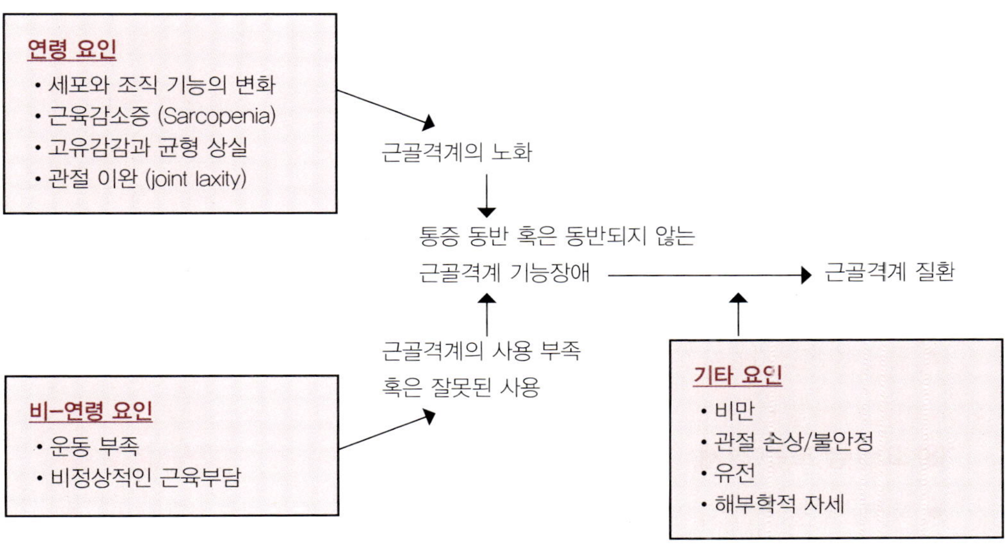

【 그림 10-1 】 근골격계 질환 발생 영향 요인

4. 근골격계 질환 발생 위험요인[1~3, 5, 8~11]

(1) 직접적인 위험요인(반복성)

① 유사한 동작이 작업기간 동안 빈번하게 반복되면(예: 매 몇 초마다), 피로와 근육, 건에 대한 부하가 축적

② 반복성에 대한 기준은 작업 주기(cycle time)가 30초 미만이고, 한 작업 단위의 50% 이상을 차지할 때 위험성이 있는 것으로 판단

③ 유해도의 크기는 반복횟수, 반복동작의 빠르기, 관련되는 근육군의 수, 사용되는 힘에 달려 있음

④ 예방대책

- 기계적 보조장치와 자동화의 다른 형태를 사용
- 작업 동작의 다른 형태를 필요로 하는 직종으로 순환
- 현 작업 사이클과 같은 동작을 필요로 하지 않는 다른 요인이나 단계를 작업에 첨가
- 작업의 여유를 증가시키거나 제품의 표준을 감소
- 적합한 도구를 설계

(2) 직접적인 위험요인(부적절한 자세)

※ 부적절한 자세: 각 신체 부위가 취할 수 있는 중립자세를 벗어나는 자세

① 손가락/손/손목 부위

- 손목을 손바닥 방향으로 숙이는(20도 이상) 동작
- 손목을 손등 방향으로 젖히는 (30도 이상) 동작
- 손목이 옆으로 틀어지는 동작
- 조그마한 물건을 집는 과정에서 손가락 집기 동작

② 팔꿈치/전완 부위

- 전완(아래팔)을 반복적으로 비틀거나 비튼 상태
- 손바닥 혹은 손등이 위를 향한 상태에서 작업
- 팔꿈치를 굽혔다 펴는 동작
- 팔꿈치를 쭉 편 상태에서 작업

- 아래팔을 가슴 쪽으로 당긴 상태에서 작업

③ 어깨/상완 부위의 부적절한 작업자세

- 상완(위팔)이 45도 이상 정면 혹은 측면으로 들거나 혹은 들린 상태
- 팔을 몸 뒤쪽으로 반복적으로 뻗거나 뻗은 상태
- 작업대가 높아 어깨가 들리는 자세
- 정밀작업 혹은 관찰 작업과 같이 어깨를 움츠리는 자세

④ 목 부위의 부적절한 작업자세

- 목을 20도 이상 숙이는 자세를 반복
- 목을 20도 이상 측면으로 숙이거나 비트는 자세
- 목을 5도 이상 뒤로 젖히는 자세
- 지나치게 목을 뻣뻣하게 유지

⑤ 허리 부위의 부적절한 작업자세

- 허리를 20도 이상 숙이는 자세
- 허리를 20도 이상 측면으로 숙이거나 비트는 자세
- 허리를 10도 이상 뒤로 젖히는 자세
- 지나치게 허리를 뻣뻣하게 유지

⑥ 다리 부위의 부적절한 작업자세

- 계단 혹은 사다리를 반복적으로 오르내리는 작업
- 발목을 이용하여 페달을 반복적으로 밟는 작업
- 쪼그리는 작업자세를 반복하거나 지속하는 작업
- 무릎을 꿇는 자세를 반복하거나 지속하는 작업
- 한쪽 발에 몸의 체중이 지속적으로 쏠리는 작업
- 딱딱한 바닥에서 장시간 동안 서 있는 상태를 지속하는 작업
- 발목의 외번(eversion), 내번(inversion)을 반복적으로 하는 작업

⑦ 예방대책

- 작업의 방법이나 위치를 변화
- 사용하는 도구를 재설계하거나 형태를 변화
- 작업의 오리엔테이션을 변화
- 어깨 외전이나 30-45도 이상의 전방 굴곡, 110도 이상 팔꿈치 굴곡, 20도

이상의 손목 굴곡이나 신전, 또는 종종 목 회전이 요구되는 작업을 피함
- 정밀한 손가락 운동이 필요할 때, 팔이나 어깨에 가해지는 정적 근육의 감소를 위해 전완의 지지물을 제공

(3) 직접적인 위험요인(과도한 힘)

※ 과도한 힘(forceful exertions): 작업을 수행하기 위해 근육의 힘을 과도하게 사용함

① 작업 시 요구되는 힘의 크기가 증가하는 경우
- 다루거나 들어올리는 짐의 부피가 증가할 때
- 부적합한 자세로 작업할 때
- 움직임의 속도가 증가할 때
- 다루는 물체가 미끄러울 때(꽉 쥐는 힘을 요구할 때)
- 진동 시(예: 공구가 국부적으로 진동을 가할 때 쥐는 힘이 증가)
- 물건을 쥘 경우 집게손가락과 엄지손가락을 사용할 때

② 예방대책
- 물건을 드는 작업에서 설비 조정으로 드는 무게를 감소시킴
- 미끄러짐 방지를 위한 수공구의 마찰 증가
- 작업자의 운반이나 조작하는 양의 감소를 위한 직무를 설계

(4) 직접적인 위험요인(신체접촉에 의한 압력)

※ 신체접촉에 의한 압력: 작업대 모서리, 키보드, 작업공구, 가위사용 등으로 인해 손목, 손바닥, 팔 등이 지속적으로 눌리거나, 손바닥 또는 무릎 등을 사용하여 반복적으로 물체에 압력을 가함으로써 해당 신체부위가 충격을 받게 되는 것

① 손바닥 혹은 손등을 이용하여 반복적으로 망치처럼 사용
② 손잡이 등이 손바닥을 지속적, 반복적으로 압박
③ 손바닥, 손목, 전완(아래팔) 등이 날카로운 접촉면에 지속적으로 눌림
④ 작업대 끝부분(모서리 등)에 전완(아래팔)이 지속적으로 접촉
⑤ 예방대책
- 날카로운 물체의 모서리를 둥글게 한다.

- 손에 접하는 표면의 힘을 분산시키기 위하여 손잡이 길이를 증가하거나, 손잡이에 완충 물질을 사용한다.
- 다른 크기의 손에 따라 다양한 크기의 도구를 사용한다.
- 손의 좁은 부분으로 큰 힘이 집중되는 좁은 수공구를 피한다.

(5) 사회심리적 요인

① 간접적으로 기여: 근육의 긴장 증가, 통증에 대한 역치 변화

② 근골격계질환이 만성 통증 증후군으로 진행하는지를 결정하는데 특히 중요하게 작용

③ 전완 및 손의 건과 관련된 질환보다 목이나 어깨의 근육 질환에 더 중요한 영향을 미침

④ 사회심리적인 인과관계는 사무실에서의 컴퓨터 사용과 같은 특수한 작업에 국한되지 않음

⑤ 예방대책
- 직업 만족도 높이기
- 근무조건 개선 및 만족도 높이기
- 상사 및 동료들과의 유기적인 인간관계 유지
- 업무적 스트레스 감소
- 기타 정신, 심리상태 파악 및 필요한 경우 도움 받기

(6) 작업자 특성 요인

① 연령

② 성별

③ 성별에 따른 해부학적 차이

④ 남성 중심으로 디자인된 많은 작업조건

⑤ 과거병력(질병이나 사고)

⑥ 작업경력(숙련도 등)

⑦ 작업습관

⑧ 운동 및 취미활동

⑨ 유전적인 요인 등

5. 근골격계 질환 발생에 영향을 미치는 요인의 개념적 모형[5,8]

위에 열거한 위험요인들을 포함하여 개념적 모델을 제시해보면 아래와 같다.

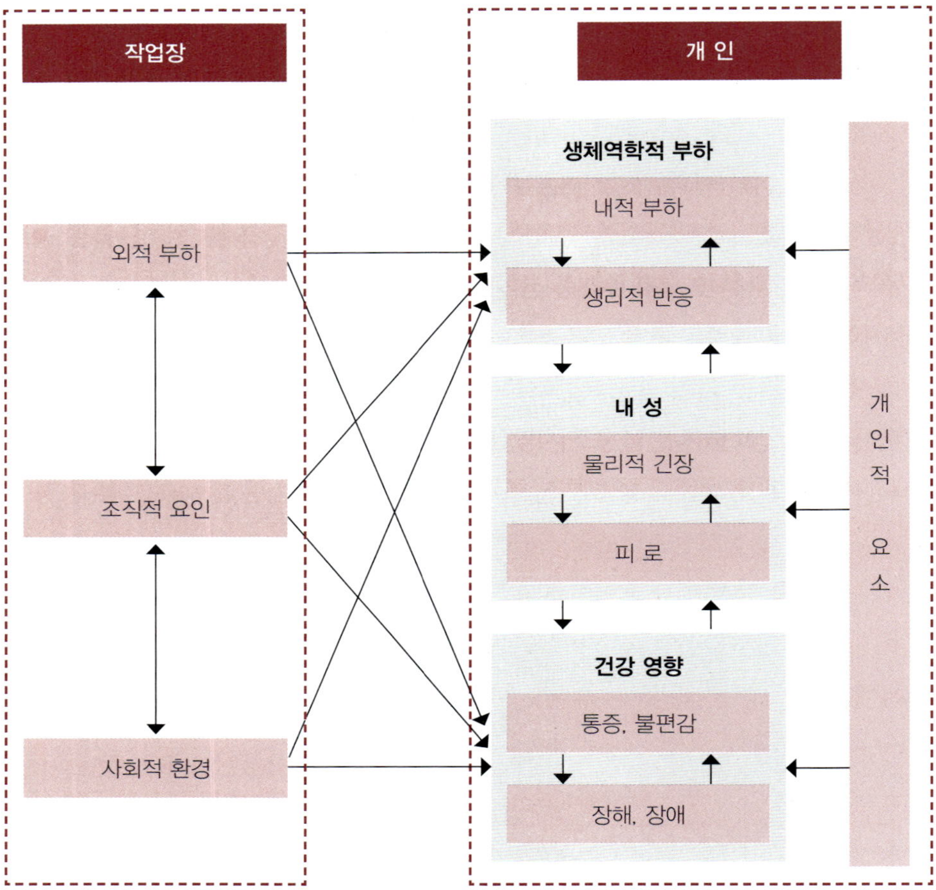

출처: NIOSH (2006), Safe Lifting and Movement of Nursing Home Residents, http://www.cdc.gov/niosh/docs/2006-117/

6. 근골격계 질환의 발전 단계[7~10]

1단계	2단계	3단계
• 작업 중 통증, 피로감 • 하룻밤 지나면 증상 없음 • 작업능력 감소 없음 • 며칠 동안 지속, 악화와 회복 반복	• 작업시간 초기부터 통증 발생 • 하룻밤 지나도 통증 지속 • 화끈거려 잠을 설침 • 작업능력 감소 • 몇 주, 몇 달 지속, 악화와 회복 반복	• 휴식시간에도 통증 • 하루종일 통증 • 통증으로 불면 • 작업수행 불가능 • 다른 일도 어려움, 통증 동반

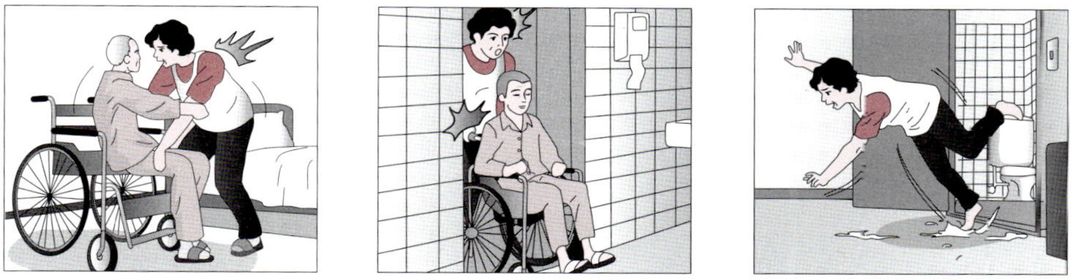

출처: 국민건강보험공단(2011) 근골격계 질환 예방

사정

1. 건강력 검토

현재 기능적 장애의 정도 및 본질을 결정하는 데 도움이 되는 정보를 수집한다. 만약 주호소가 최근에 입은 외상과 관련이 있다면 과거력에 대한 조사는 간략히 하고 외상의 원인에 초점을 맞추며 손상의 정도가 광범위한 경우는 면담시간을 늘린다. 다음 그림을 참고하며 건강력을 확인한다.

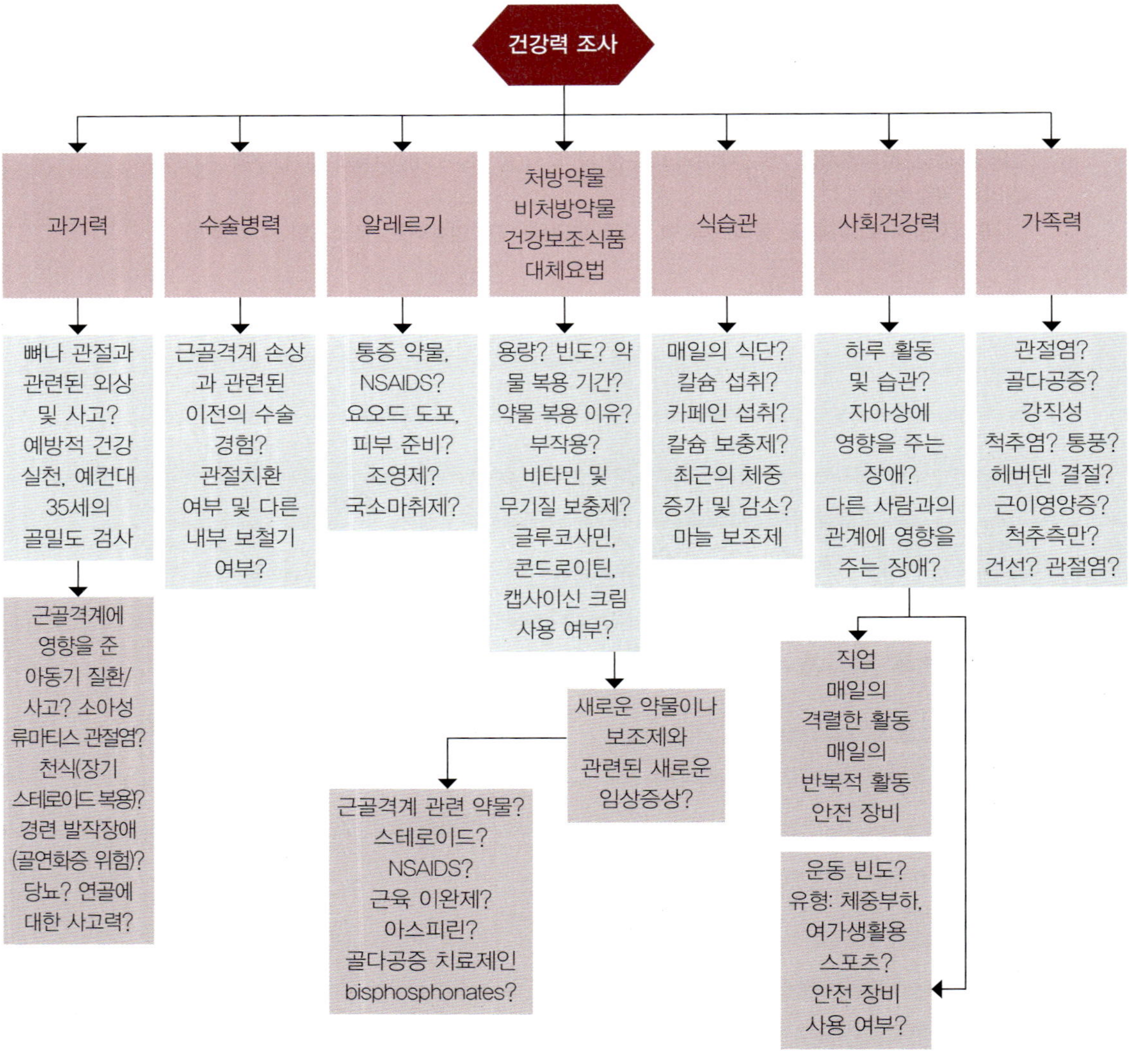

출처: 이영휘 외 (2011), 성인간호학: 근골격계 장애, 정담미디어

2. 신체검진

건강력 확인 과정에서 얻은 정보를 바탕으로 문제들을 파악하기 위해 시진, 촉진, 타진, 청진 등 신체 검진을 시행한다. 신체검진을 통해 증상과 검사 결과 및 신체 검진에서의 비정상 결과를 종합하여 문제를 파악할 수 있으며, 질환에 의해 발생한 장애, 혹은 질환 자체로 인해 일어나는 결과는 아니나 이차적으로 잘 생기는

관절 구축 등의 장애가 있는지를 면밀히 검사할 수 있다. 또한 질환으로 인해 손상되지 않고 남아있는 부분의 신체적, 정신적, 지적 능력이 어느 정도인가를 알아내는데 중요한 자료가 될 수 있다. 근골격계 사정을 위해 아래의 그림을 참고한다.

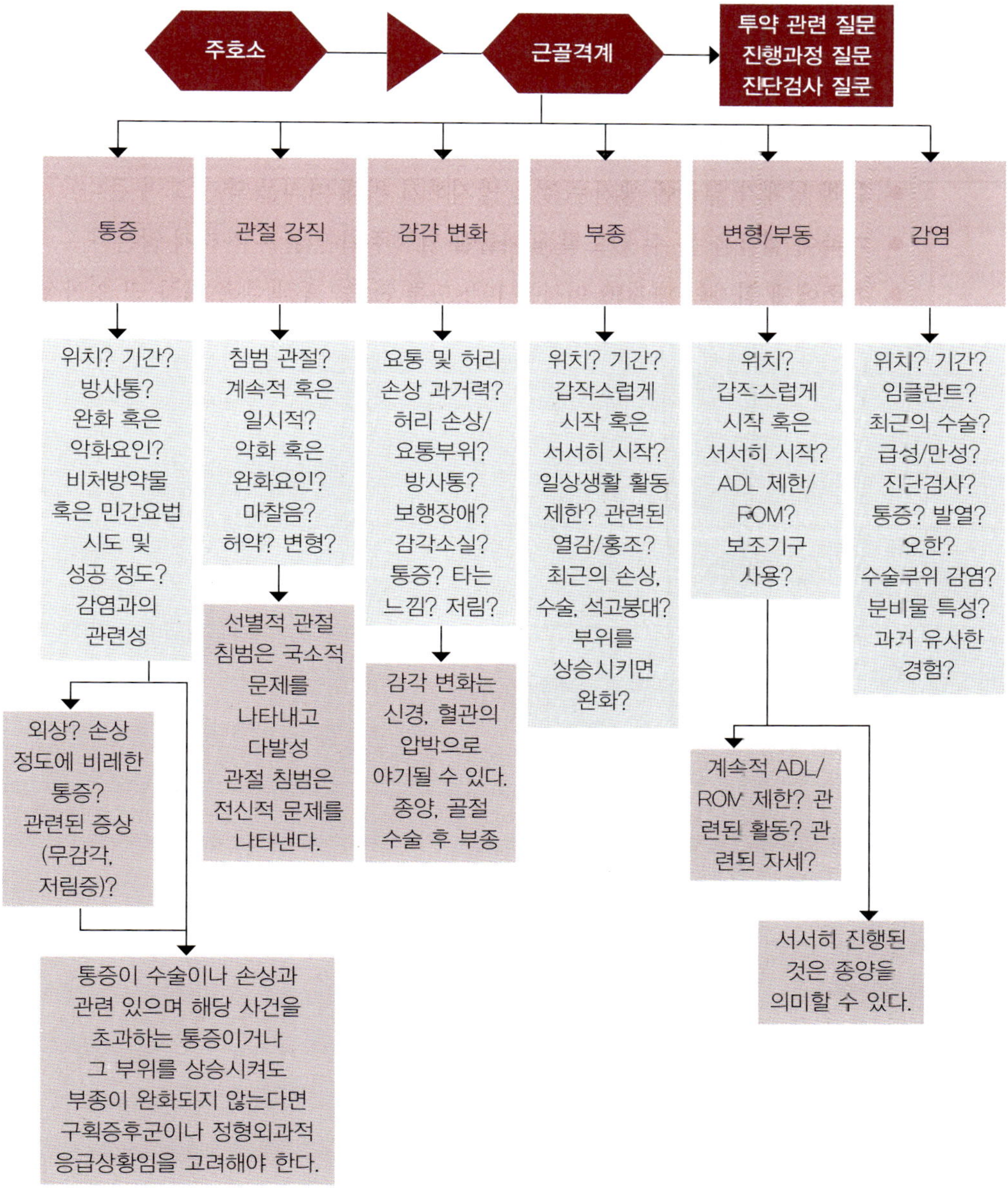

출처: 이영휘 외 (2011), 성인간호학: 근골격계 장애, 정담미디어

(1) 근력검사

도수근력 검사를 이용하여 측정하는 방법이 일반적이다. 세 가지(중력과 저항 및 관절가동범위)로 검사하여 0부터 5, 또는 Zero, Trace, Poor, Fair, Good, Normal의 6개 등급으로 분류된다. 이중 3등급(Fair)의 근력은 임상적으로 중요한데 첫째, 3등급 정도의 근력이 있으면 중력을 이기고 사용이 가능하나, 그 이하의 근력인 경우에는 외부의 도움이 필요하고, 둘째, 근력 3등급 이하인 근육이 지나가는 관절은 구축이 잘 일어나기 때문이다.

(2) 관절운동범위 검사

관절운동범위의 측정은 각도기(goniometer)의 회전축을 관절의 중심에 맞추고 각도기의 팔을 관절과 연결된 지점에 일치하게 고정시킨 후 운동범위를 눈금에 따라 읽는다. 각 관절마다 정상의 운동범위를 그림으로 나타내보면 다음과 같다.

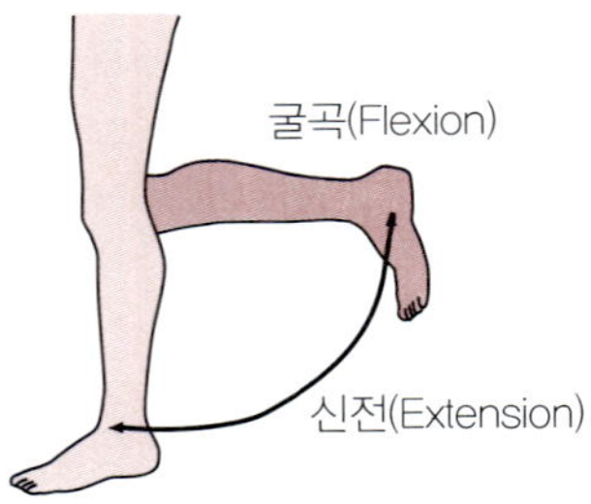

무릎관절(knee joint)에서
종아리의 굴곡과 신전

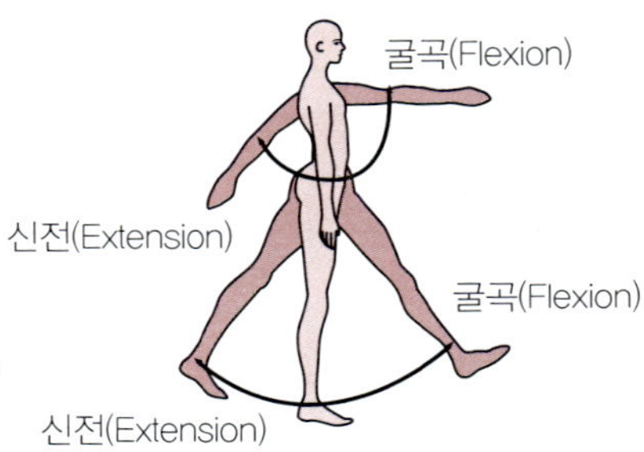

어깨관절(shoulder joint)
및 엉덩관절(hip joint)에서
팔, 다리의 굴곡과 신전

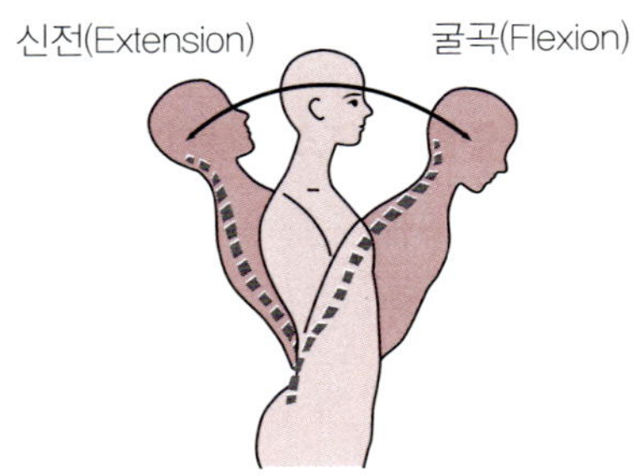

어깨관절(shoulder joint)
및 엉덩관절(hip joint)에서
팔, 다리의 굴곡과 신전

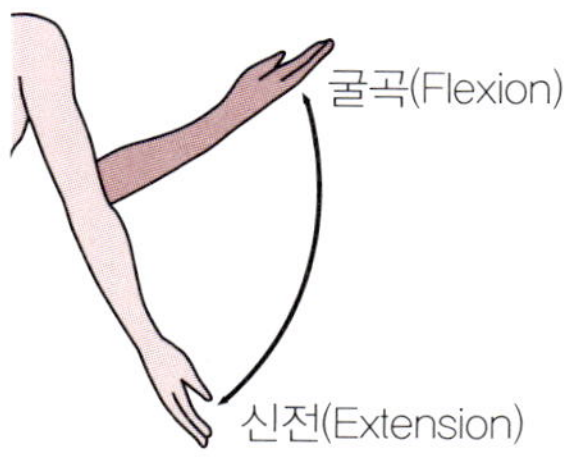

팔굽관절(elbow joint)에서 아래팔의 굴곡과 신전

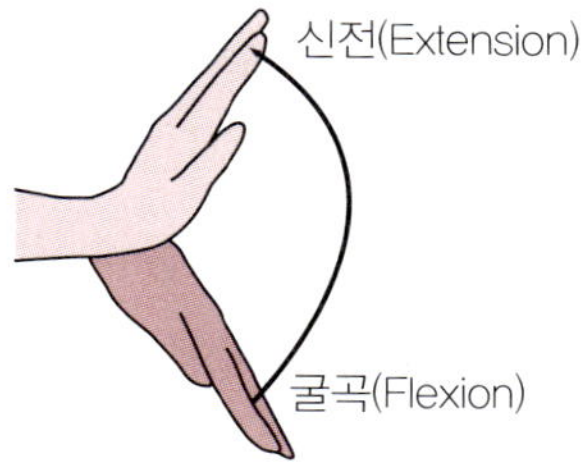

손목관절(wrist joint)에서 손의 굴곡과 신전

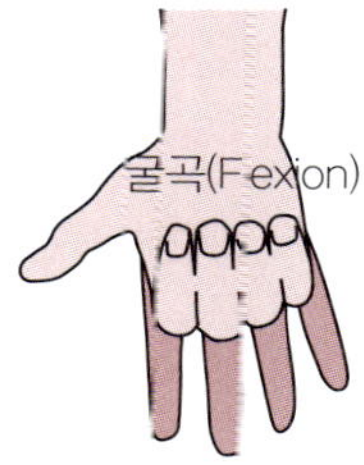

손가락사이관절(interphalangeal joint)에서 손가락의 굴곡과 신전

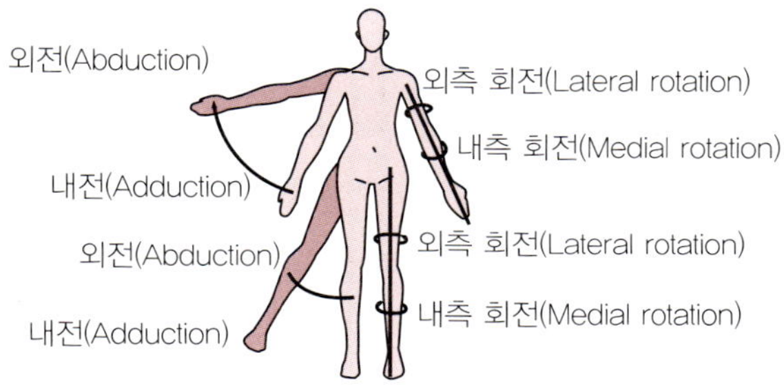

위팔어깨관절(glenohumeral joint)과 엉덩관절(hip joint)에서 오른 팔다리의 외전과 내전 왼팔다리의 회전

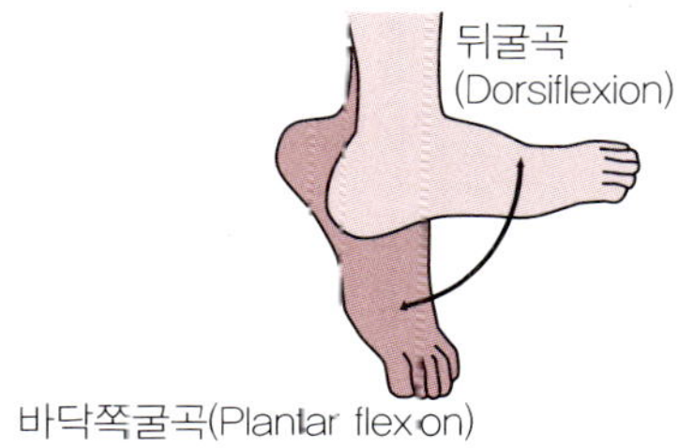

발목관절(ankle joint)에서 발의 뒤굴곡과 바닥쪽굴곡

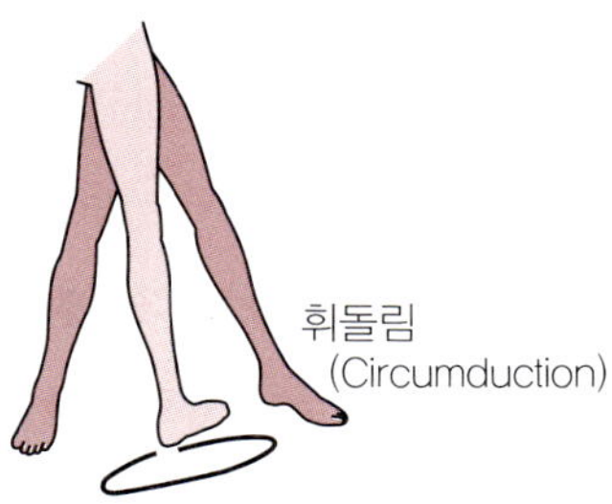

엉덩관절에서 다리의 휘돌림

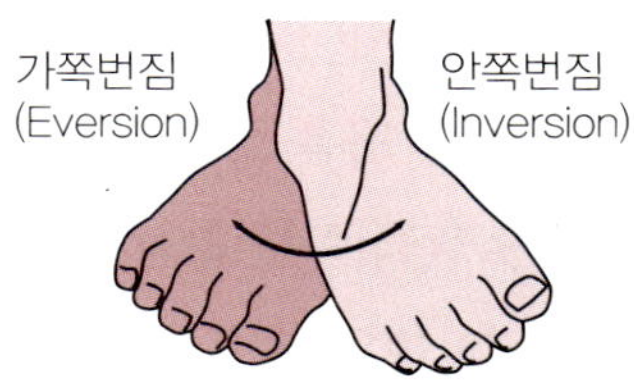

목말밑관절(subtalar joint)과 가로발목뼈관절(transverse tarsal joint)에서 발의 가쪽번짐과 안쪽번짐

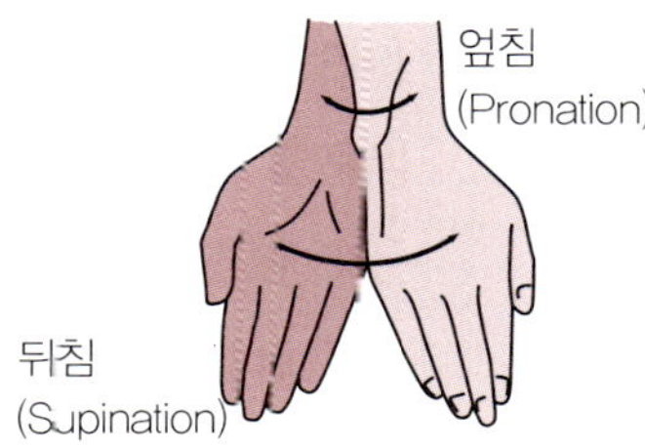

노자관절(radioulnar joint)에서 아래팔의 엎침과 뒤침

출처: 한국산업안전보건공단(2011), 관절운동범위

중재

직원들에게 흔히 나타나는 근골격계 질환들 각각의 원인과 증상, 중재 및 예방법을 간략하게 살펴보면 아래와 같다.[1~3,5,8~10,12]

1. 근막통증 증후군

① 원인

- 근육 경직이 주변 혈류공급을 떨어뜨리고 노폐물이 축적되어 딱딱한 통증 유발점을 형성
- 불안전한 작업자세, 작업자를 고려하지 않은 작업대에서 반복적인 작업

② 증상

- 어깨 위쪽의 승모근ㆍ어깨 뒤쪽으로 광범위하게, 견갑골 좌우 경계부에 통증을 호소하며, 압통점을 가지고 있음

③ 중재 및 예방

- 압통점에 침치료, 주사치료, 물리치료 등이 있으며 환자 자신이 스트레칭 운동을 배워서 꾸준히 하고, 압통점이 생길 수 있는 자세나 동작을 피함

2. 유착성 견관절염/관절낭염/오십견

① 원인

- 어깨관절의 가장 안쪽에 위치한 관절낭이 노화되거나 염증을 일으켜 통증 발생
- 염증이 심하면 관절막이 섬유성 변화를 일으키게 되어 어깨운동범위 축소
- 굳은 관절자체가 다시 통증 유발

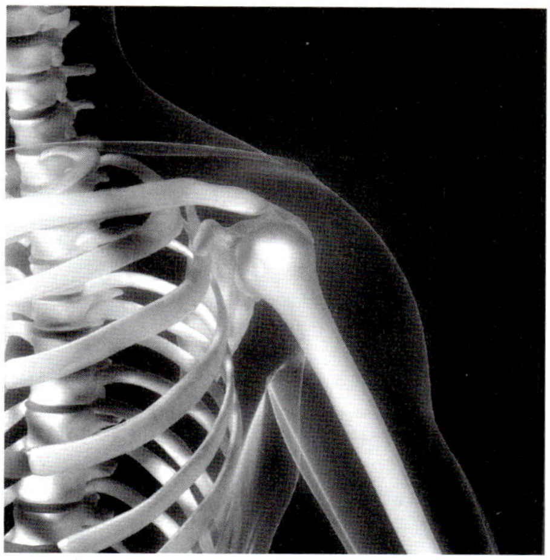

② 증상

- 누워서 어깨 힘을 완전히 뺀 상태에서 다른 사람이 팔을 어깨 위로 들 때 통증과 함께 팔이 어느 정도 이상 들어올려지지 않게 됨
- 서있는 자세에서 팔을 엉덩이 뒤로 한 상태에서 어깨 힘을 완전히 빼고 다른 사람이 팔을 등 뒤로 올려 보면 통증이 생기면서 팔이 반대쪽에 비해서 올려지지 않게 됨
- 모든 방향으로 운동제한 소견 보임

③ 중재 및 예방

- 원인이 되는 질환 제거
- 운동요법(진자운동, 손가락으로 벽을 잡고 올라가는 운동 등)

3. 회전근개 증후근

① 원인

- 어깨를 반복적으로 장기간 사용
- 다른 어깨 근육의 손실
- 어깨 위 높이에서 장기간 작업

② 증상

- 팔에 힘이 없고 팔을 올릴 때나 저녁에 심한 통증
- 견갑부 통증과 어깨 관절의 굴곡 및 외회전력의 약화
- 어깨 관절의 굴곡이나 회전시 마찰음

③ 중재 및 예방

- 지속적인 스트레칭 운동
- 어깨 위, 머리 위 작업 회피
- 통증이 있을 시 냉 찜질이나 온 찜질로 마사지

4. 요추부 염좌

① 원인

- 급성 염좌
  - 요추: 직접적 외상
  - 부적절한 자세: 중량물 들기
- 만성 염좌
  - 과도한 체중
  - 직업 특성상 지속적인 부적절한 자세
  - 비정상적인 요추 곡선
  - 특히 요천추각의 과신전 상태

② 증상

- 급성기: 근육경직, 심한 통증, 요추 및 하지 운동 제한
- 만성 염좌 시: 경미한 통증, 불규칙적이고 재발, 지속성 항상, 요추부에 피로감, 통증이 점차 악화, 심할 경우 다른 요추부위의 심각한 질환 발생

③ 중재 및 예방

- 올바른 의자의 사용과 높은 구두는 회피

- 작업 시에는 신체 균형(올바른) 작업자세 유지
- 물건을 운반하거나 수동으로 취급하는 것 회피
- 수시로 스트레칭 운동을 하여 근육 풀어주기

5. 추간판 탈출증/디스크

① 원인

- 디스크 내의 압력이 증가
- 추간판 내 수핵 일부가 섬유륜 파열
- 척추관 내로 돌출되거나 탈출
- 신경근, 경막 압박
- 과도한 허리 사용에 대한 퇴행성 변화

② 증상

- 디스크 변성(퇴행성 디스크)
- 나이 증가(노화)에 따른 화학적 변화
- 디스크 허약, 디스크 돌출은 없는 상태
- 디스크 돌출
- 수핵이 파열된 섬유륜의 내부 섬유틈 사이로 밀고 나온 상태
- 디스크 파열
- 외측 섬유륜까지 파열
- 수핵이 섬유륜의 전층을 뚫고 돌출, 탈출된 수핵이 아직 추간판 중심부 수핵과 연결 상태

③ 중재 및 예방

- 중량물 들기: 도구나 장치 이용
- 허리를 비틀거나 꺾는 자세 회피
- 평소 주기적 스트레칭 운동
- 체형에 맞는 의자를 사용

6. 외상과 염

① 원인

- 팔 관절과 손목에 무리한 힘을 주어서 팔꿈치 관절 주위에 생기는 통증
- 물건을 옮기거나 들어 올릴 때, 팔을 뒤틀거나 짜기, 손의 미세한 조작 등 팔꿈치에 반복적인 스트레스가 원인

② 증상

- 팔꿈치 바깥쪽의 통증
- 팔목을 펴서 손바닥을 위로 하고 팔을 올릴 때 통증

③ 중재 및 예방

- 팔목이나 손가락의 신전 또는 전완의 통증을 유발시키는 동작을 피할 것
- 전완부위에 압력밴드 착용
- 주기적인 스트레칭 운동

7. 수근관 증후군

① 원인

- 지속적이고 빠른 손동작과 연관
- 엄지와 검지로 집는 자세가 많은 경우
- 높은 작업 관련성

☞ 컴퓨터 작업자, 음악가, 계산원, 조립 제조업, 타이핑 작업 등으로 손목의 정중신경이 비후된 굴근건초, 부종 및 연조직 덩어리에 의해 눌렸을 때 발생. 대부분 30~60세 사이의 여성에서 흔하게 나타난다. 이는 일반적으로 반복적인 손과 손목 운동에 의해 발생하며 관절염, 당뇨, 종양, 외상과 관련될 수도 있다.

② 증상

- 정중신경 분포(1,2,3지 전체, 4지 내측) 부위에 신경압박 증상
- 손의 저림과 찌릿거리는 감각
- 손가락의 타는 듯한 느낌
- 악력 저하, 자주 물건을 떨어뜨림

③ 중재 및 예방

- 규칙적인 휴식 시간
- 손과 손목에 스트레칭 운동이 필요.
- 작업자를 고려: 작업자 위주로 설계, 개발

8. 드퀘르병/협착성 건초염

① 원인

- 손목의 엄지 쪽에 힘줄들이 자극되거나 부어서 생기는 질환: 무리한 일을 했거나 노인 돌보는 일을 할 때 엄지 손가락을 많이 사용하는 것이 원인 (엄지손가락을 움직이는 힘줄이 좁은 부분을 통과하는 곳에서 마찰이 생기거나 힘줄 덮개가 부어서 발생하는 것)
- 물건을 집는 작업이 많거나 손목을 돌리고 비틀 때 발생
- 반복 작업을 요하거나 힘이 드는 작업을 할 때: 수부나 수근 관절(손목 부위의 관절)을 과도하게 사용하는 반복적 활동에 의해 발생하고, 이차적으로 신전 지대의 섬유화가 진행되어 섬유막이 두꺼워져 발생
- 근막의 결절로 시작하며 섬유성 비후가 손바닥 피부까지 진행되어 손가락의 구축 초래 가능

② 증상

- 손목의 엄지손가락 부분에 통증
- 통증은 서서히 또는 급작스럽게 발생
- 때때로 손목에서 전완부로 통증의 전이

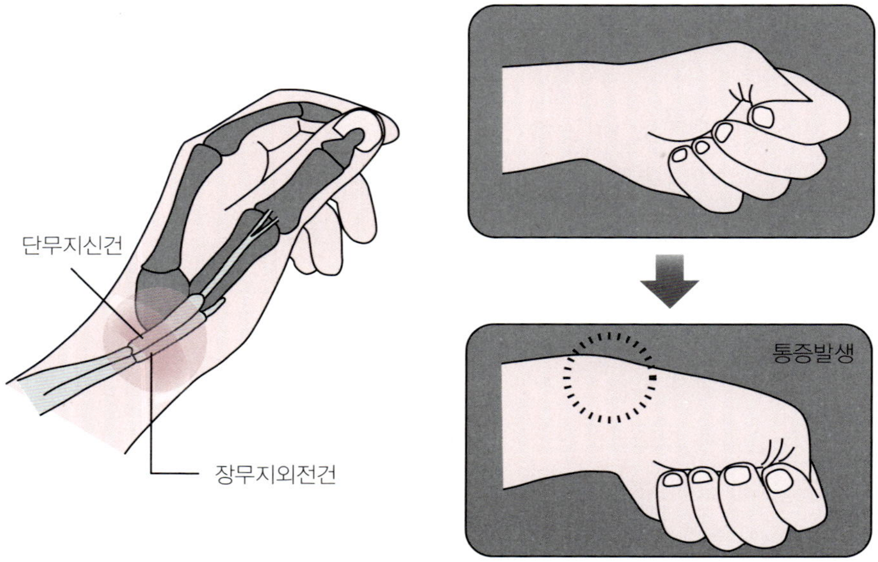

【 그림 10-2 】 **드퀘르병**

- 엄지손가락측 손목에 부종 발생
- 손목과 엄지손가락의 움직임이 힘듦
- 대개 손가락을 힘껏 벌리거나 애기를 들 때 겨드랑이에 손을 끼어드는 경우 증상이 심하게 나타남
- 대개 한 손에서 시작해서 궁극적으로 양손 모두에 영향미침

③ 중재 및 예방

- 손목과 엄지손가락의 고정(보호구 이용)
- 엄지의 반복적인 사용 자제
- 손과 손목의 주기적인 스트레칭 운동
- 소염제를 투여하거나 스테로이드 국소 주입으로 구축을 예방할 수 있다: 대부분 주사로 호전되지만 주사 놓는 부위의 피부가 하얗게 변하거나 피부가 얇아질 수 있어 주사를 자주 맞는 것은 피해야 함.

④ 수술적 치료방법

- 증상이 호전되지 않거나 악화되는 경우 수술을 시행할 수 있는데 자극 받는 힘줄에 여유를 줄 수 있도록 구획을 절개해줌
- 수근관 증후군의 수술적 치료는 정중 신경을 압박하는 가로 손목 인대를 잘라주는 시술
- 수술적 치료를 할 때는 일반적으로 손목의 절개 부위에 마취제를 주입하는 국소 마취의 방법을 사용하므로 마취로 인한 합병증의 부담이 거의 없으며 전신마취나 부위 마취와 같은 불편함이 없어 수술 후 회복에도 별 문제가 없음.
- 과거에 손목 부분에 큰 절개선을 넣어 수술을 하여 손목과 손바닥에 흉터가 크게 생기고 그로 인한 통증이 있는 경우가 있었으나 최근에는 내시경을 이용하거나 최소 절개법을 시행하여 2~3cm 정도의 흉터만 생기므로 외관상으로 우수한 결과

9. 수지진동 증후군

① 원인

- 장시간의 진동에 의한 혈관 반응, 혈관경련

② 증상

- 혈관수축, 촉각저하, 신경전도 이상(손가락이 하얗게 변함)

③ 중재 및 예방

- 방진장갑 착용(저 진동공구 사용)
- 적절한 휴식시간
- 주기적인 스트레칭 운동

10. 근골격계 질환의 위한 의학적 관리[1~3, 5, 8~10, 13]

(1) 치료적 운동 관리(Therapeutic Exercise Management)

① 치료적 운동 처방의 목적

- 전신 기능의 호전을 도모하고 일상생활의 수행을 용이하도록 도와주는 운동에 대한 처방을 통해 관절운동범위 늘리기, 근력 강화, 근지구력 강화, 조절 증진 등을 위함
- 장애의 교정, 근골격계 기능 호전, 건강 유지 및 질병과 사고를 예방하기 위하여 신체에 적절한 종류와 적절한 양으로 힘 또는 부하를 가하고, 이를 점진적으로 증가시킴
- 치료적 운동을 처방할 때는 운동의 유형과 목적에 대해 자세한 기술 및 대상자의 문제점에 대한 고려가 필요
- 운동 주기, 시간, 반복횟수, 저항의 유형 및 양, 운동기구, 운동 시간, 환경 등을 함께 처방함

② 운동 치료의 효과

- 필요에 따라 각각 다른 목적으로 운동처방이 필요
- 관절운동범위, 근력, 근지구력을 유지 및 증진시키거나 심혈관계 기능 증진시키는 효과
- 연령의 증가에 따라 신체의 기능이 감소하는데 운동을 통해 급격한 기능의 저하를 줄이고, 의존도 감소

(2) 작업치료(Occupational Therapy)

① 작업치료의 목적

- 작업과 운동, 그리고 놀이를 통하여 신체적, 감정적인 모든 힘을 사용하도록 자극, 훈련하여 신체적, 정신적 장애를 향상시킴으로써 최대한 독립적 일상생활을 유지
- 작업, 즉 목적이 있는 활동이 기능 장애를 예방하거나 호전시킬 수 있음

② 작업치료의 효과

- 삶의 활동들을 치료적 목적으로 사용하는 것으로 손상이나 질병, 질환, 장해(impairment), 장애(disability), 활동의 제한, 참여의 위축에 대해 육체적, 인지적, 심리사회적, 감각 등의 모든 측면을 다룸으로써 주위 환경과 역할에 참여하게 하고 삶의 질과 만족도를 높임

(3) 중재적 시술(Interventional Procedure)

- 급, 만성 통증의 치료에 중요한 부분을 차지
- 다원적 치료접근 원칙에 따라 다른 치료법들과 함께 사용되어야 한다. 예로, 통증 치료를 위한 신경 차단술(경막외 차단, 국소 마취제 또는 국소 마약성 진통제를 사용한 신경차단, 교감 신경절 차단 등), 고주파 열 응고술, 화학적 신경용해술, 관절강내 주사요법, 통증 유발점 주사법 등이 있다.

(4) 보호장구, 의지 및 보조기구(Orthosis, Prosthesis and Assistive Devices)

- 이상적인 보조기: 가볍고, 눈에 띄지 않으며 비싸지 않고, 쉽게 고장나지 않으며 편안하면서 튼튼하고 보행이나 동작 형태를 정상화시키며 에너지 소모가 적은 것
- 보조기에 대한 사용자의 불평은 외관, 편의성, 옷의 손상정도, 무게, 착탈의 어려움 등
- 적절한 보조기의 처방에는 생체역학적 분석이 필요하며, 특히 하지 보조기의 처방에는 보행분석이 필수적
- 특정 질환의 치료에 적합한 보조기의 각 요소에 대한 지식을 바탕으로 의사가 보조기 처방을 하며, 최적의 보조기를 처방 받을 수 있도록 자격증이 있는 보조기 기사와 긴밀한 협조 유지

● 신체부담완화 보조 설비의 종류[5,8]

높이/각도 조절식 침대

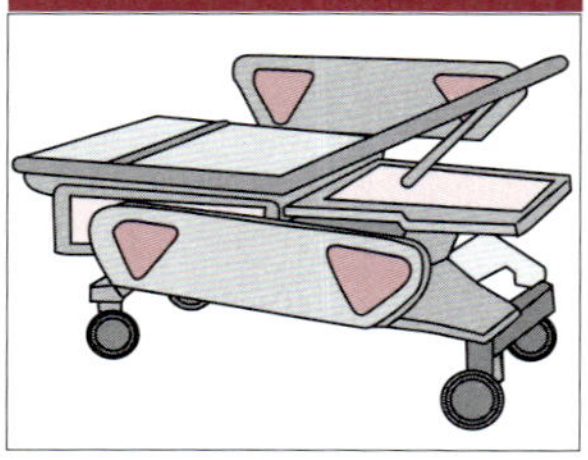

· 침대 및 팔걸이 높이 조절
· 침대 각도 조절

슬라이딩 보드

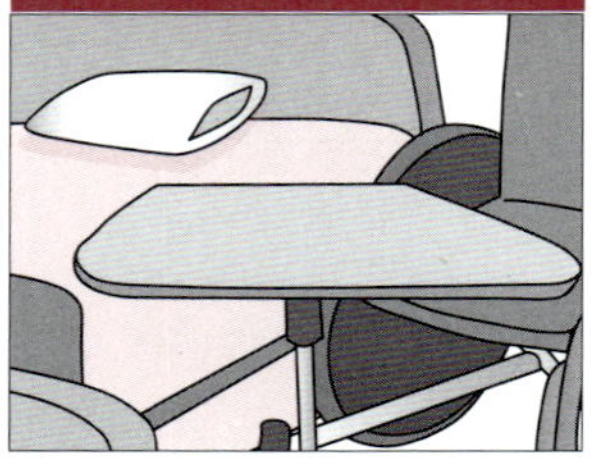

· 낮은 마찰력
· 용이한 접근

보행용 벨트(Gait belt)

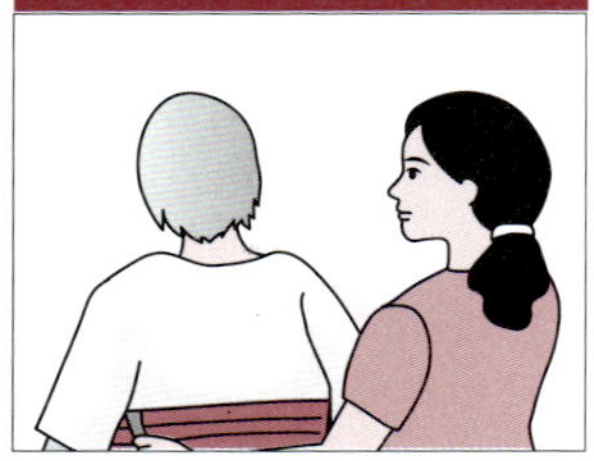

· 안정적인 허리부위 고정
· 간편한 탈부착
· 착용 시 굽힘, 비틈 지양

높이 조절식 휠체어

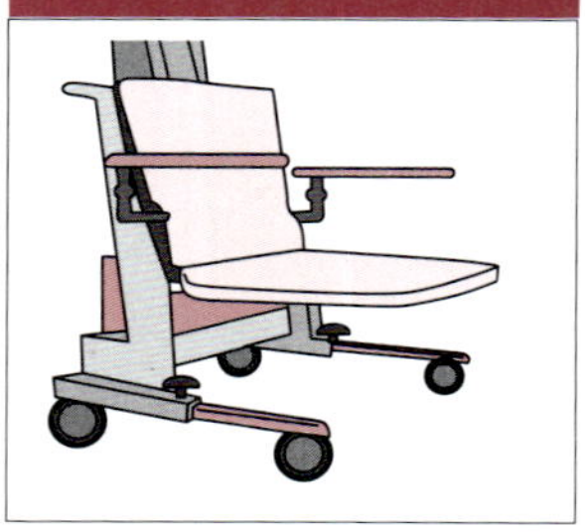

· 휠체어 높이 조절
· 팔걸이 각도 조절
· 용이한 접근

슬링(Sling) 리프트

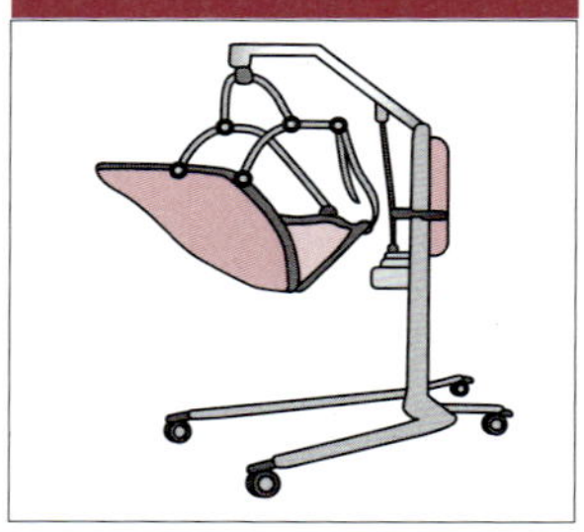

· 몸을 가누기 힘든 환자
· 배터리 작동식 권장

미끄럼 매트/시트

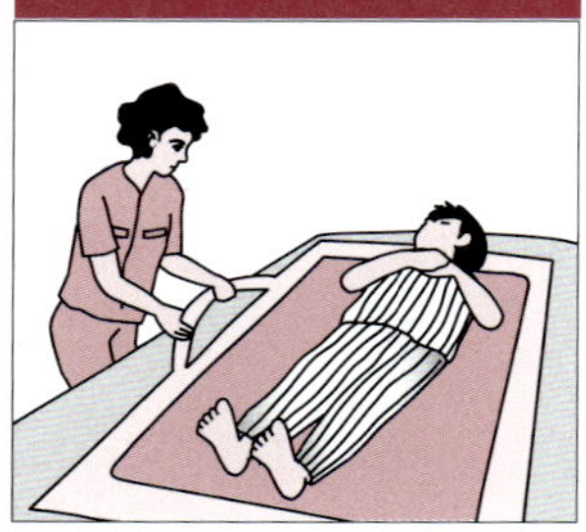

· 낮은 마찰력
· 손잡이 제공

목욕용 보드/의자

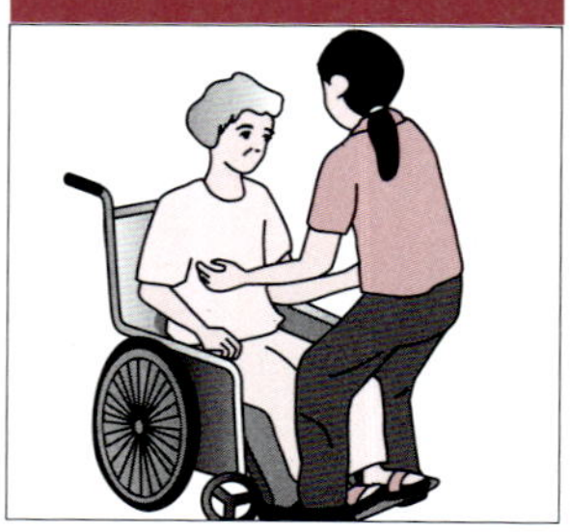

· 바퀴가 있는 경우 잠금 장치 필요
· 팔걸이가 없는 제품

보조 손잡이/바

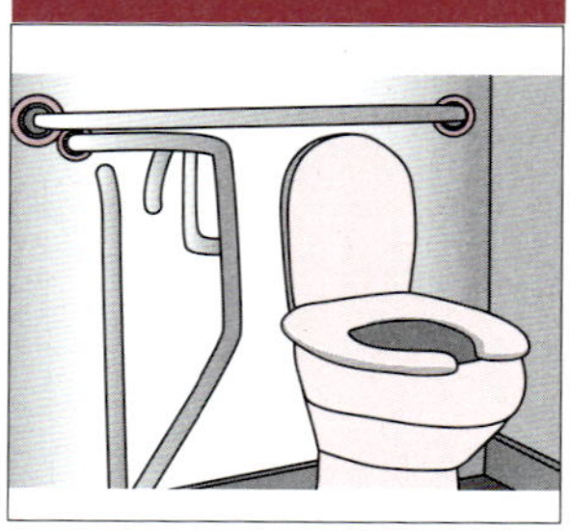

· 다양한 크기 및 형태
· 신체 지탱

리프트 바

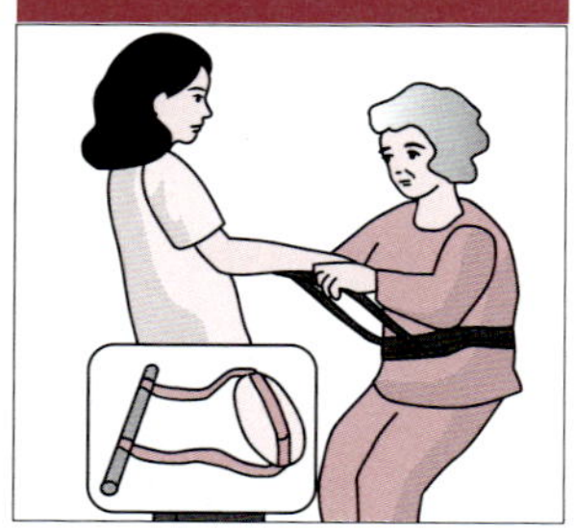

· 간편한 사용
· 용이한 접근

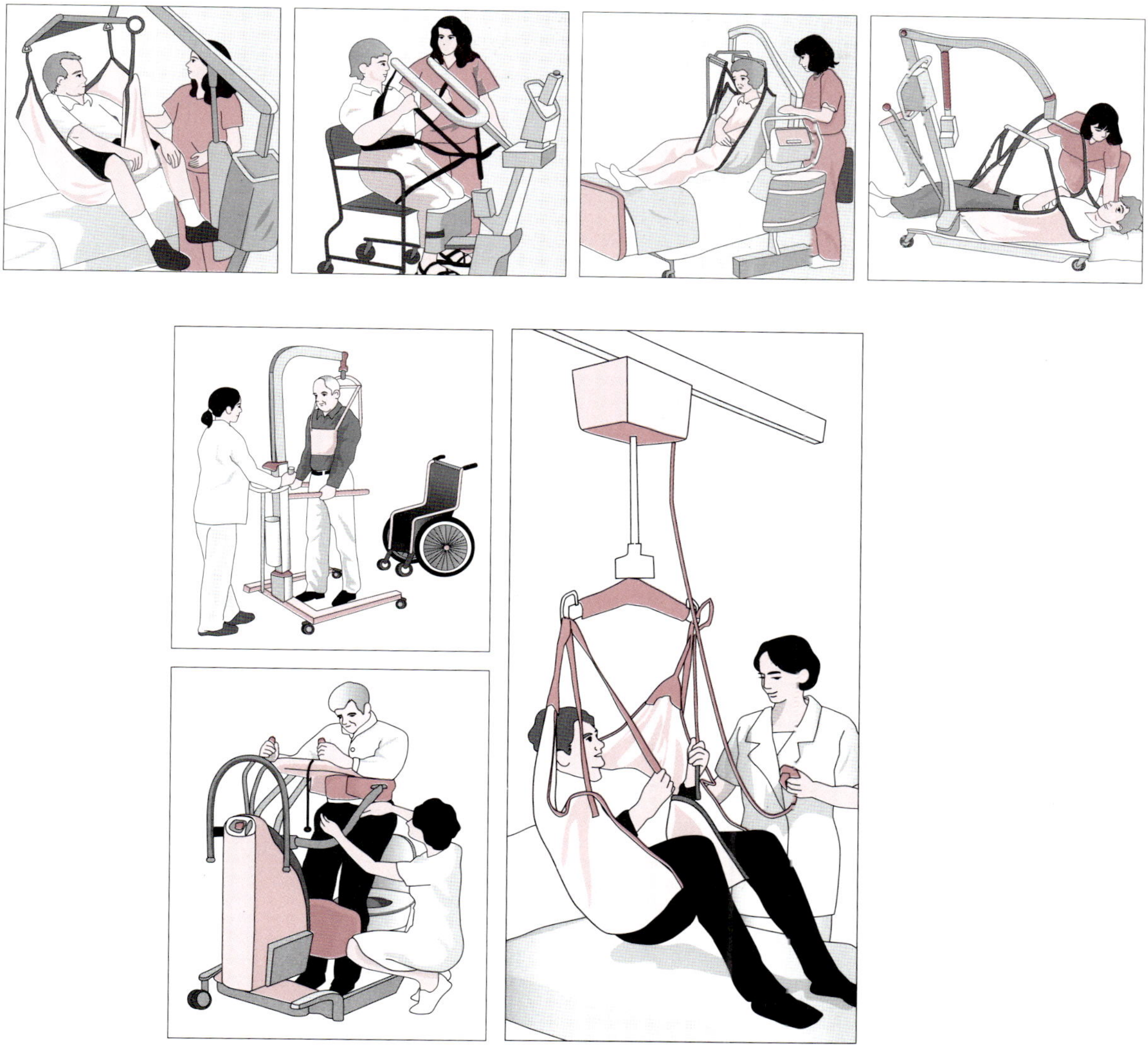

11. 근골격계 질환의 예방[1,~3, 5, 8~10, 13]

(1) 근골격계 질환의 특성 파악

근골격계에 미세한 손상 누적으로 인한 질환으로 목, 어깨, 팔꿈치, 손목, 손가락, 허리 등 주로 관절 부위의 근육과 힘줄, 인대, 혈관, 신경, 연골, 디스크, 뼈 등에 나타나는 미세한 손상이 누적되어 발생하는 근골격계의 만성적인 건강 장해이다. 사정 부분에서 다루어진 요인별 예방대책과 중재 부분에서 이미 언급된 근골격계 질환에 따른 중재 및 예방을 참고하여 근골격계 질환의 특성을 종합해 보면 다음과 같다.

① 다양한 요인이 질환을 유발한다.
- 유전, 성, 연령,
- 생활습관, 체력, 면역력, 음주, 흡연, 식생활습관, 가사노동
- 심인성 요인 등

② 없어질 수 있는 병이 아니다.
- 물리적/정신적 스트레스의 근본적 제거는 불가능
- 지속적 관리에 의한 질환발생 예방/최소화가 목표

③ 조기발견을 통한 조기 대책실시만이 대안이다.
- 조기발견 → 조기개선 → 작업부담의 경감/완화
- 조기발견 → 조기치료 → 조기복귀

④ 근로자 참여에 의한 자기관리 노력이 매우 중요하다.
- 예방운동, 근력강화 운동
- 재활과정 등
- 자기관리능력의 강화

(2) 근골격계 질환 10대 예방 수칙

① 활동 전 몸 풀기를 실시한다.
② 활동 전 대상자와 충분한 대화 후 실시한다.
③ 이동 경로를 사전 검토한 후 실시한다.
④ 혼자 힘으로 이동이 어려울 때 동료에게 도움을 요청하거나, 이동 도구를 활용한다.
⑤ 이동 시 대상자를 몸에 최대한 근접시킨다.
⑥ 허리를 굽히거나 비틀지 않는다.
⑦ 오래 서서 일할 때는 입좌식 의자나 발 받침대를 활용한다.
⑧ 스트레칭과 허리근력강화 운동을 생활화한다(부록 A 참조).
⑨ 정기적으로 충분한 휴식과 수면을 취한다.

⑩ 규칙적인 식생활을 유지한다.

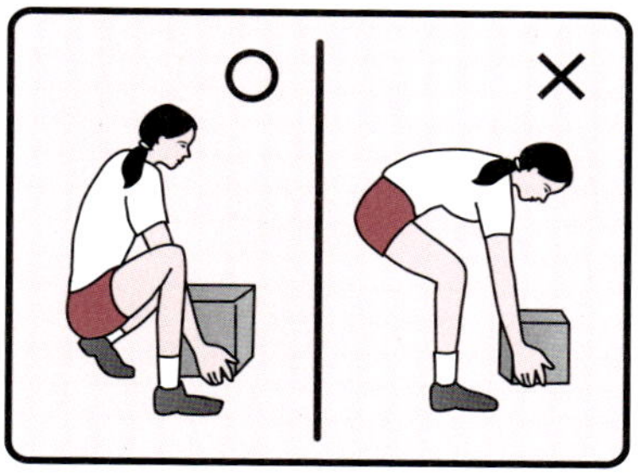

❶ 무거운 물건을 들 때
무거운 물건을 들어 올릴 경우 앉아서 무게중심을 낮춘 다음 들어 올린다.

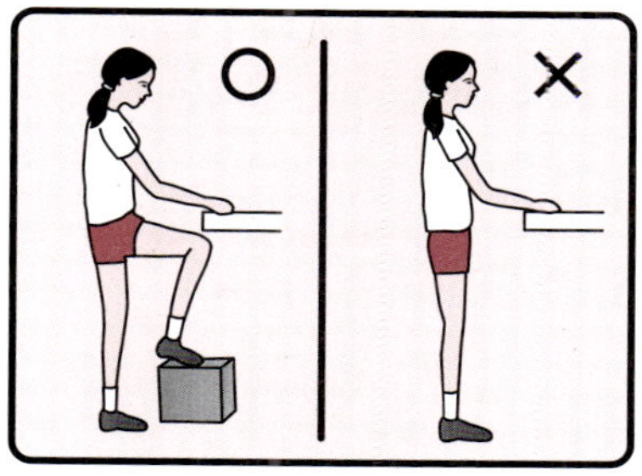

❷ 장시간 서 있을 때
장시간 서 있는 경우는 한쪽 다리를 약간 높게 하여 교대로 올리는 것이 좋다.

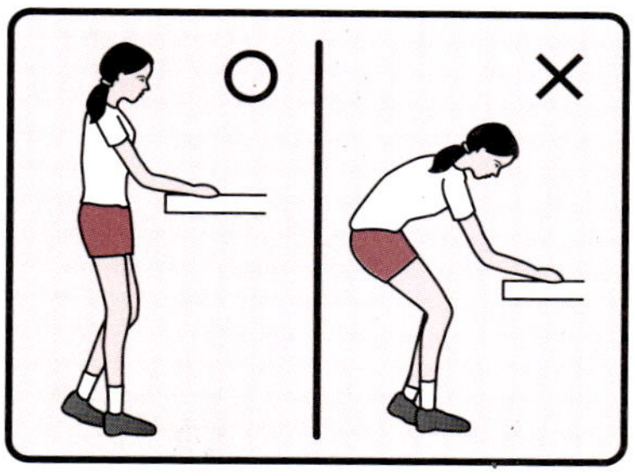

❸ 선반에서 일할 때
선반의 높이를 자신의 신장에 맞추어야 하며 허리를 곧게 펴야 한다.

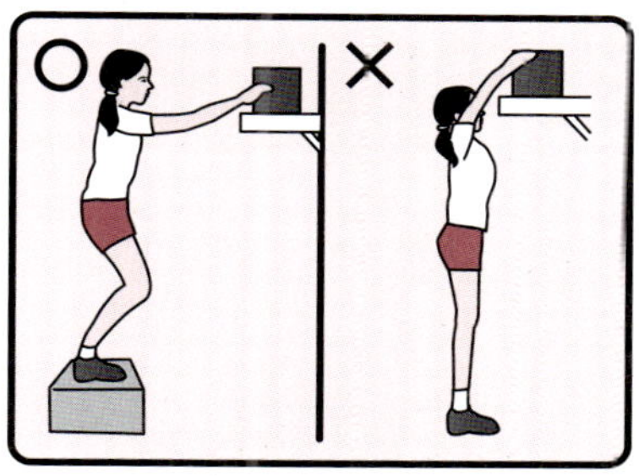

❹ 무거운 물건을 내릴 때
높은 곳으로 물건을 올리거나 내릴 때는 받침대를 이용해 안전하게 작업한다.

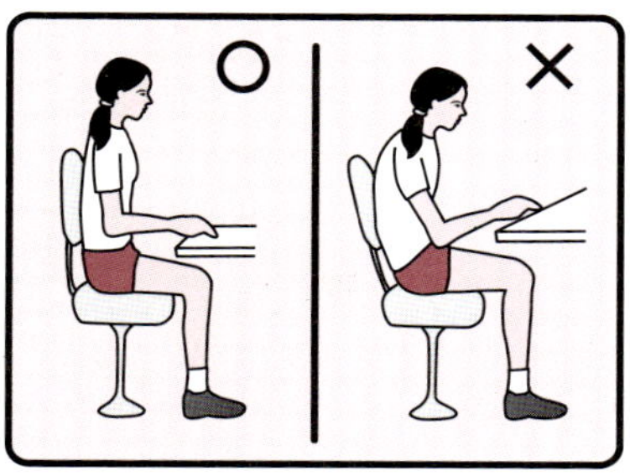

❺ 의자에 앉아 있을 때
의자에 앉을 때는 엉덩이를 의자의 뒤쪽으로 깊숙하게 하고 허리를 편 상태로 앉아야 한다.

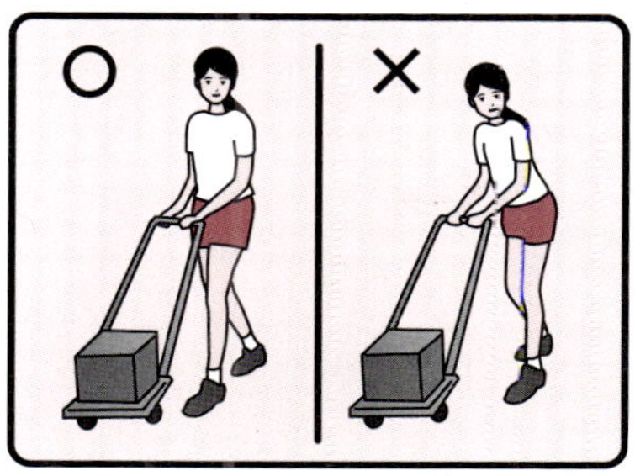

❻ 수레로 물건을 운반할 때
수레는 잡아당기는 것보다는 미는 것이 좋으며, 수레에 몸을 붙이고 허리를 곧게 펴야 한다.

● 목운동

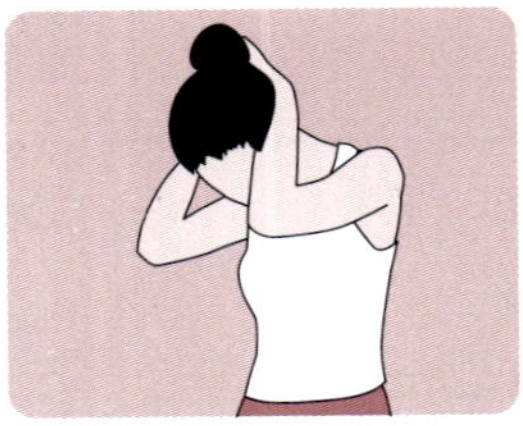

양손을 깍지 껴 아래로 지긋이 누른다.

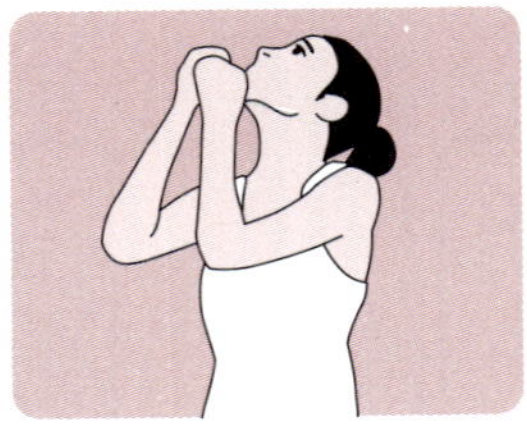

엄지손가락을 턱에 대고 위로 천천히 민다.

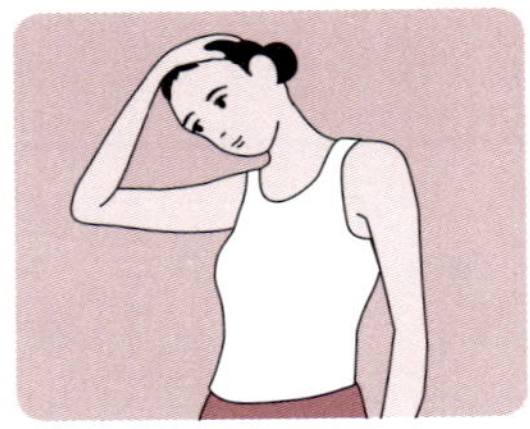

머리에 손을 얹은 후 옆으로 천천히 당긴다.

● 어깨운동

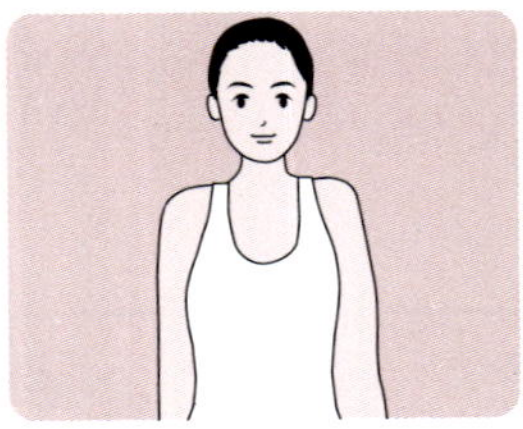

양쪽 어깨를 위로 지긋이 올렸다가 내린다.

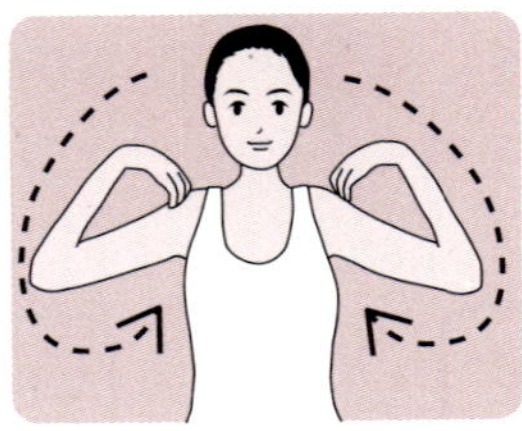

천천히 원을 그리며 어깨관절을 돌린다.

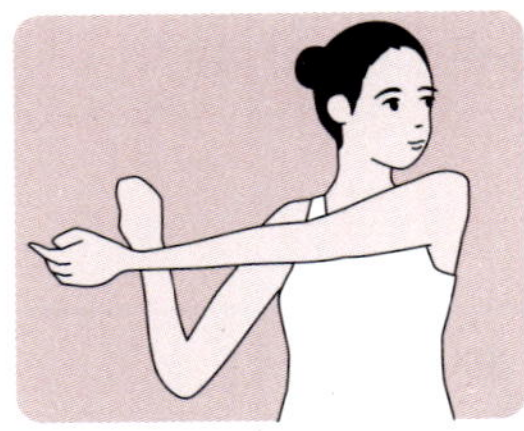

팔꿈치를 몸 쪽으로 천천히 당긴다.

● 팔목운동

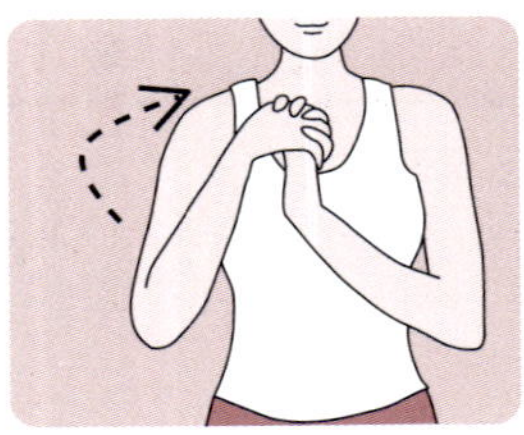

손가락을 깍지 끼고 손과 손목을 돌린다.

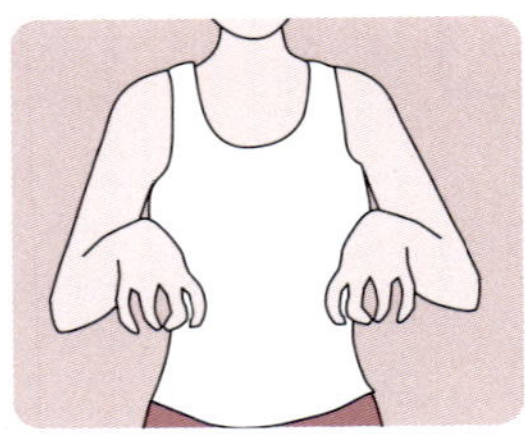

다섯 손가락을 쫙 폈다 구부렸다를 반복한다.

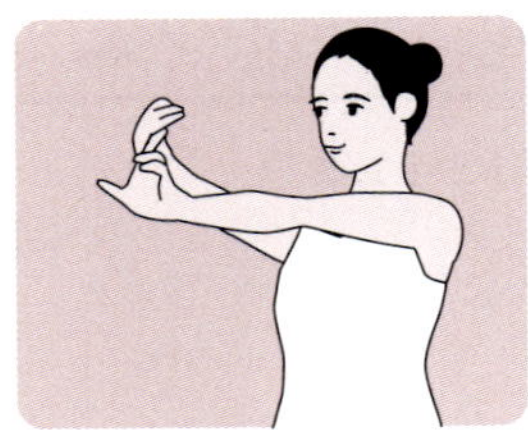

한쪽 손을 뒤로 젖히고 몸 쪽으로 천천히 당긴다.

● 허리운동

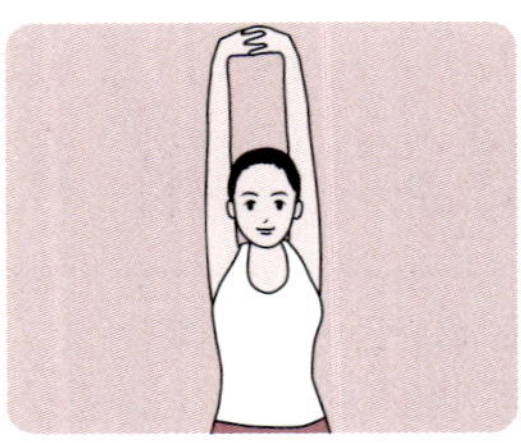

양손을 깍지 끼고 머리 위로 천천히 뻗는다.

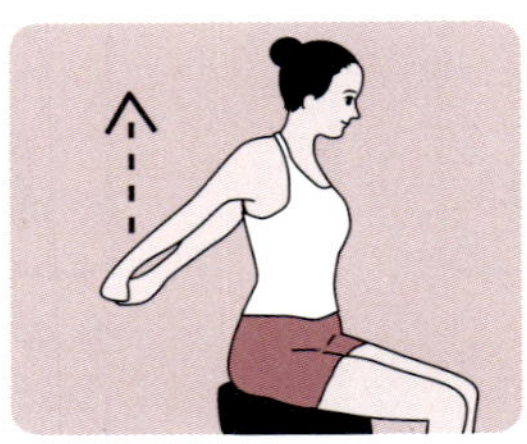

등 뒤로 깍지 끼고 팔을 위로 올린다.

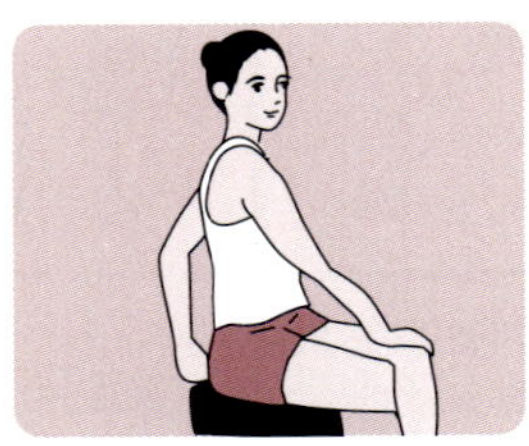

다리를 꼬고 앉아 허리를 비튼다.

(3) 환자 이송 방법 교육

직원의 근골격계 질환은 '환자 들기' 및 '이송작업'에서 주로 발생한다.

① 올바른 환자 이송 방법

- 들기 작업 전에 먼저 옮길 장소와 방법을 정할 것
- 손과 다리의 근육을 사용하여 환자를 몸에 최대한 근접할 것
- 환자의 몸의 일부분이 미끄러지지 않도록 잡을 것
- 손잡이가 적절치 않으면 보조도구(벨트, 끈, 고리 등)를 이용할 것
- 어깨높이 이상이나 무릎아래 높이에서 들거나 내리는 동작을 피할 것
- 환자를 들어올리는 동안 허리를 이용하거나 비틀지 말 것
- 환자를 들거나 내리기, 당기는 동작은 천천히 할 것
- 무거운 물체는 2인 이상 함께 작업하거나, 보조기구를 이용할 것

가. 1인 작업 방법

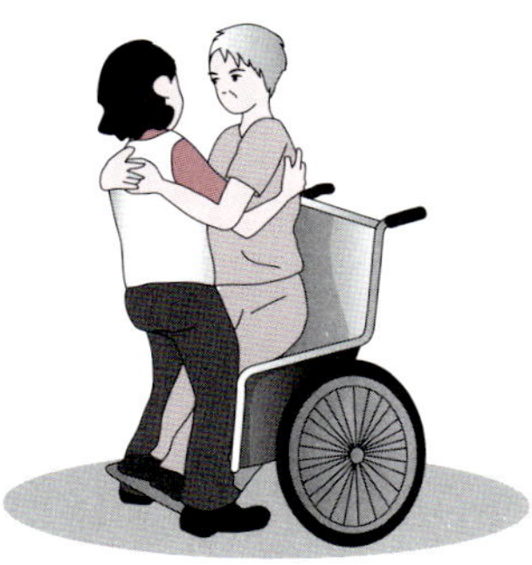

환자를 다리 사이에 위치

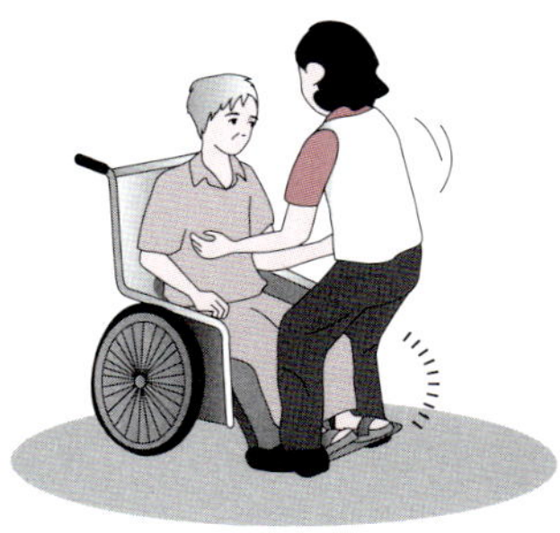

환자를 몸 전체로 안기

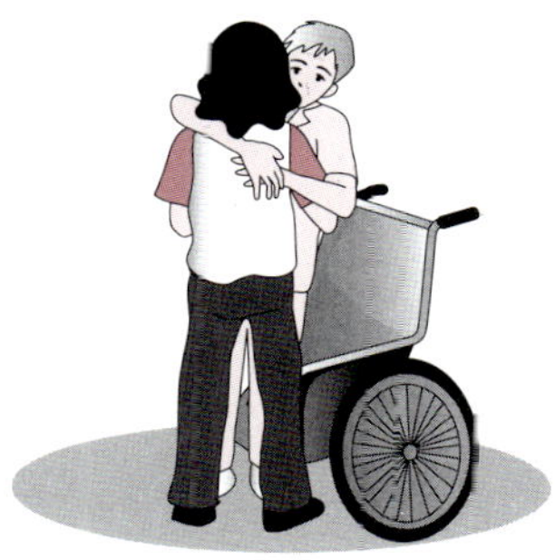

다리 힘으로 든다.

나. 2인 작업 방법

※ 어느 정도 몸을 가누는 환자를 이송할 때에는 2인이 함께한다.

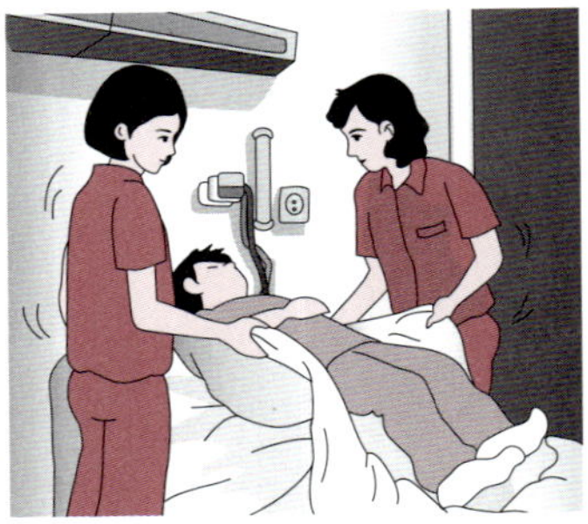

1. 환자를 침대 가운데에 위치시킨다.
2. 침대 바닥 시트를 잡기 편한 두께로 돌돌 말아 잡는다.
3. 구령(하나, 둘, 셋)을 붙여가며 동시에 들어 올린다.

다. 3인 작업 방법

※ 목이나 몸 전체를 가누기 힘든 환자를 들어 올리는 경우에는 여러 사람이 함께한다.

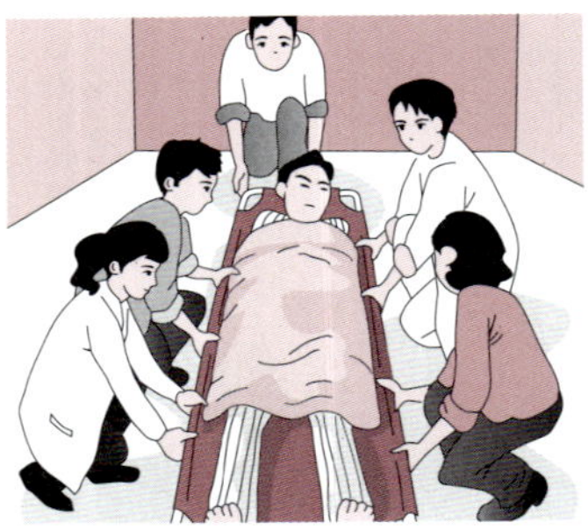

1. 들것(구호장비)의 측면을 손 전체로 잡는다.
2. 구령(하나, 둘, 셋)을 붙여가며 동시에 들어 올린다.

② 물건 이송 방법을 교육한다.

가. 중량물 취급 형태를 변경하여 근력 부담을 줄인다.

- 들거나 내리는 동작은 허리 높이의 운반하는 동작으로 변경
- 운반은 손잡이가 있는 카트 등을 이용하여 당기거나 미는 동작으로 변경
- 당기는 동작은 허리 근력 부하가 적은 미는 동작으로 변경

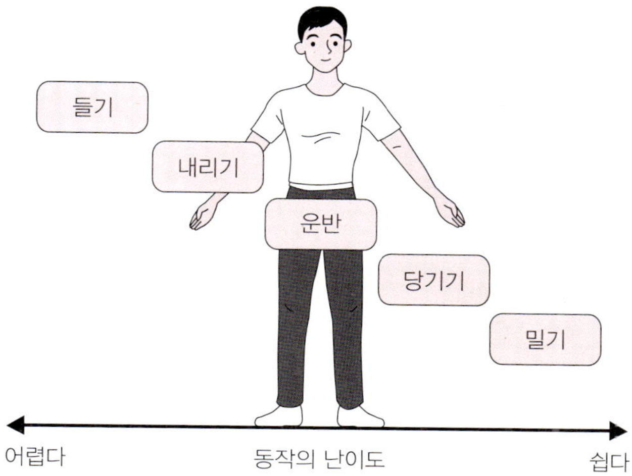

나. 물품을 들거나 운반 시 최대한 몸 가까이로 붙이고 한다.

- 몸에서 멀어질수록 물품의 무게는 무거워진다.

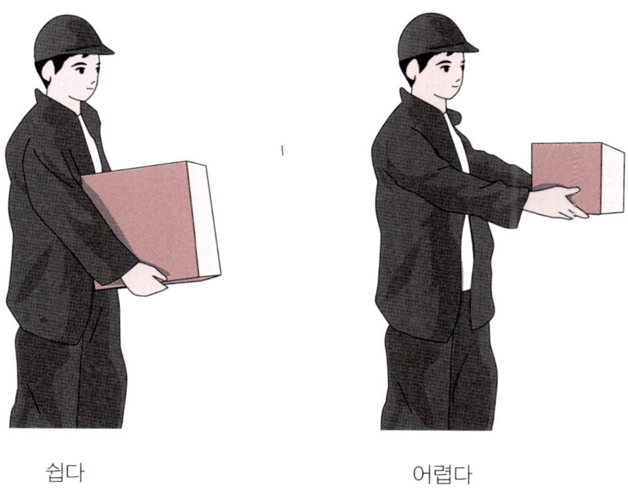

다. 물기가 있는 미끄러운 바닥은 넘어짐과 신체균형 상실로 인한 요통 등의 위험이 있으므로, 바닥은 물기가 없도록 청소하고, 미끄럼 방지 제품(테이프)이나 신발을 사용한다.

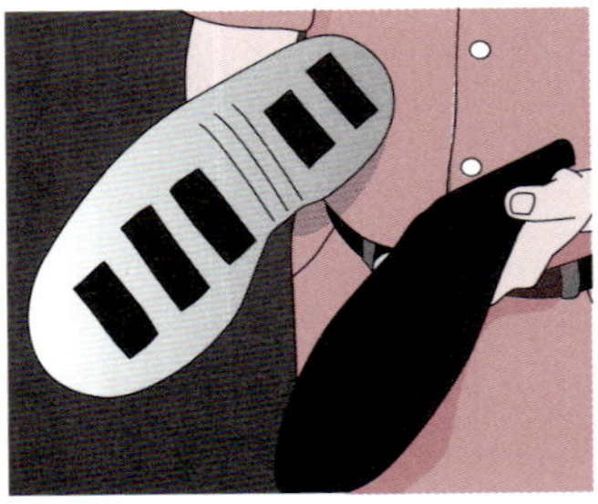

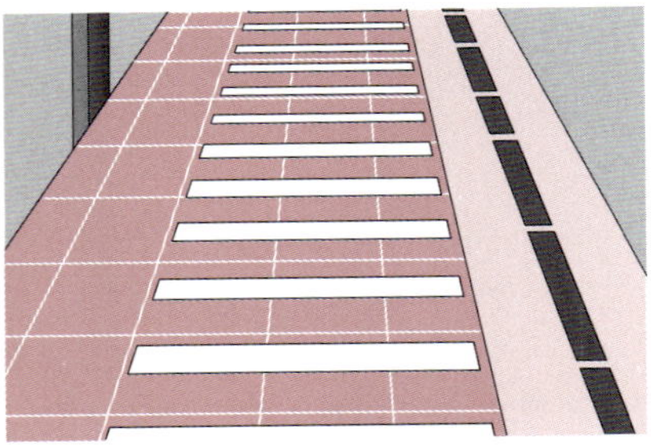

(4) 근골격계 질환 예방을 위한 역할 교육

① 최고경영자

- 경영방침에 건강유지증진 우선 선언
- 근골격계부담작업에 종사는 근로자에게 매 3년마다 정기적으로 유해요인 조사를 실시
- 작업환경개선활동과 의학적 관리의 활성화 지원: 근골격계질환 조기발견, 조기치료 및 조속한 직장복귀를 위한 의학적 관리를 수행하도록 권장

② 관리자(보건 · 안전관리자, 관리감독자)

- 작업개선활동
- 유해요인조사 및 평가
- 각종제안제도
- 우수 사례 발굴 · 전파
- 의학적 관리
- 예방교육 및 근력/근지구력강화운동의 보급: 근골격계질환 부담작업 및 유발 유해요인에 대해서 충분히 이해할 수 있도록 대상자의 올바른 운반 등에 관한 유해성 주지 교육을 실시

- 조기보고체제의 구축
- 재활치료와 조기작업복귀 프로그램의 운영
- 취급하는 물품의 중량, 취급빈도, 운반거리, 운반속도 등 인체에 부담을 주는 작업의 조건에 따라 작업시간과 휴식시간 등을 적정하게 배분
- 대상자 관리(치매질환자 등) 및 교대 근무 등으로 인한 스트레스예방을 위하여 올바른 스트레스 해소법에 관한 교육을 실시

③ **직원(요양보호사 등)**

- 올바른 작업자세/생활습관/수시 스트레칭 등 자기관리 분위기의 조성
- 질환 예방 프로그램에 적극 참여 및 협조

(5) 법적 기준 준수

① 장기요양기관 인력기준(2011년 노인 보건복지 사업안내)에 따라 적정 수의 직원을 고용

② 기관 내부 휴가규정을 마련하여 직원의 휴가를 실시

③ 직원 건강검진 실시 및 결과자료 확인: 건강검진은 최소한 국민건강보험공단에서 실시하는 직장인 건강검진 정도의 수준은 되어야 함

④ 직원의 근골격계 질환을 예방하기 위한 교육을 연 1회 이상 실시하고, 그에 따른 조치를 취함

대상자의 중정도에 따른 작업방법 알고리듬

직원의 근골격계 질환은 예방이 가장 중요하므로 유해위험 요인을 잘 파악해야 하며(부록 B), 보조도구를 잘 활용할 필요가 있다. 따라서 대상자의 중정도에 따른 작업방법 결정 흐름도를 요약해 보면 다음과 같다.

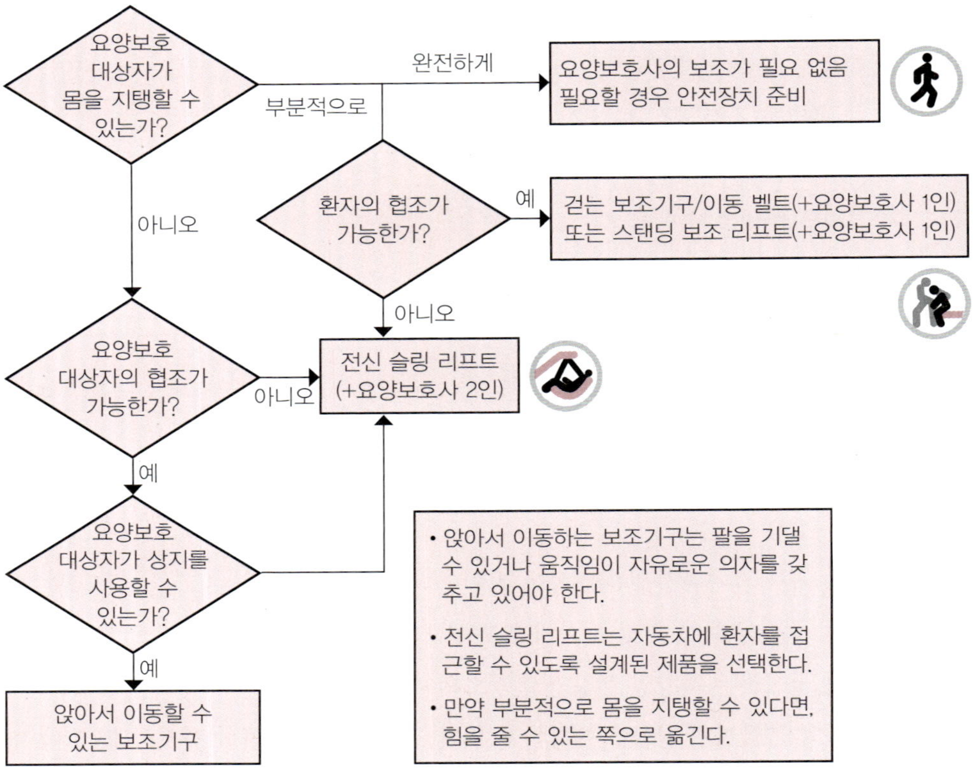

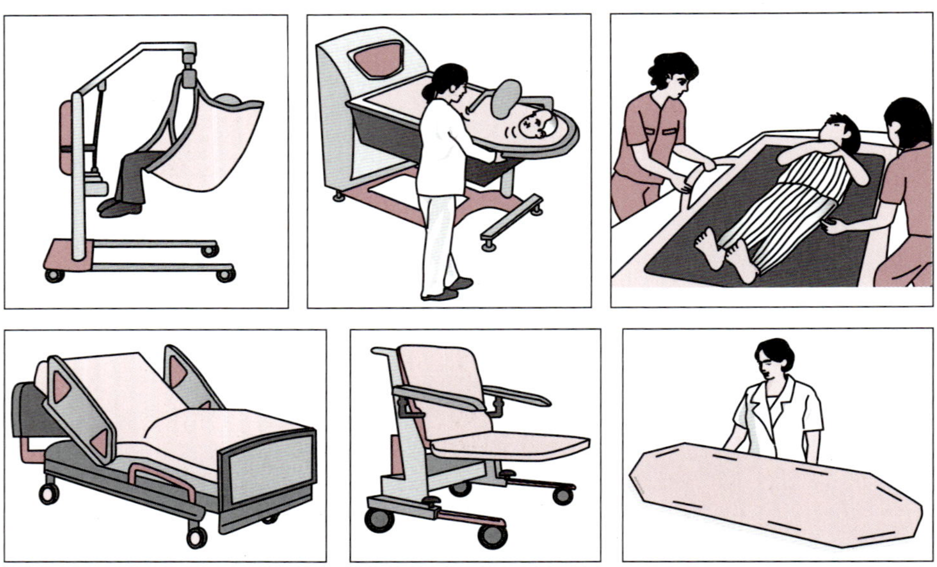

출처: 한국산업안전보건공단(2011), 요양보호직종 근골격계 질환 예방 매뉴얼

증상호소자 예방 관리 알고리듬

근골격계질환을 예방하기 위한 여러 가지 대책에도 불구하고 증상을 호소하는 직원에게는 다래의 흐름도에 따라 관리한다.

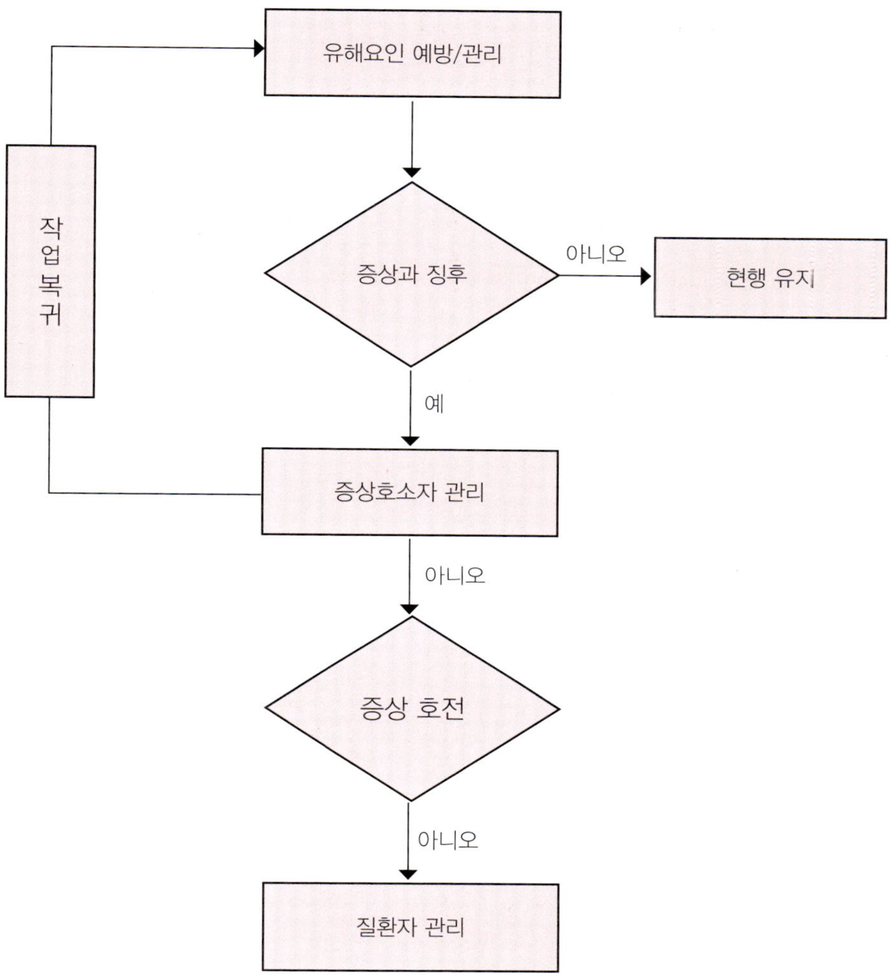

출처: 한국산업안전보건공단(2011), 요양보호직종 근골격계 질환 예방 매뉴얼

부록 A 작업자세별 스트레칭

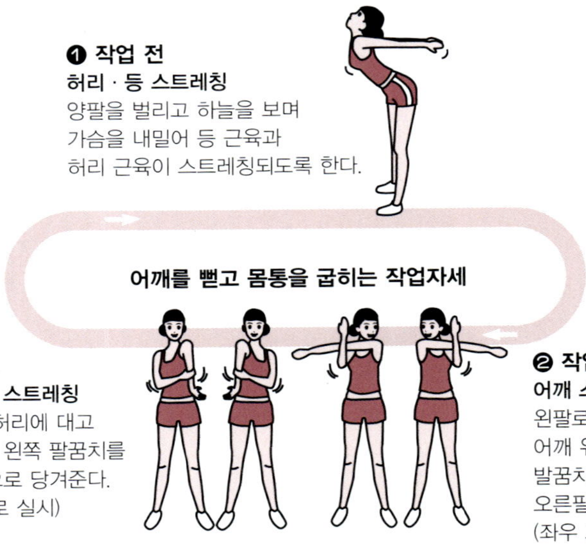

❶ 작업 전
허리 · 등 스트레칭
양팔을 벌리고 하늘을 보며
가슴을 내밀어 등 근육과
허리 근육이 스트레칭되도록 한다.

❷ 작업 중
어깨 스트레칭
왼팔로 오른팔을 받쳐 오른쪽
어깨 위를 보면서 왼쪽 방향으로
발꿈치를 지그시 누르며
오른팔을 부드럽게 당겨준다.
(좌우 교대로 실시)

❸ 작업 후
어깨 · 손목 스트레칭
왼손 등을 허리에 대고
오른손으로 왼쪽 팔꿈치를
잡아 안쪽으로 당겨준다.
(좌우 교대로 실시)

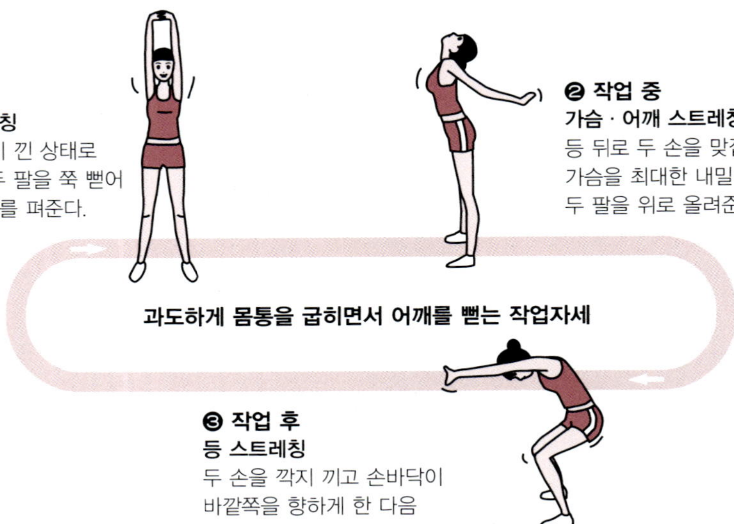
과도하게 몸통을 굽히면서 어깨를 뻗는 작업자세

❶ 작업 전
전신 스트레칭
두 손을 깍지 낀 상태로
머리 위로 두 팔을 쭉 뻗어
허리와 어깨를 펴준다.

❷ 작업 중
가슴 · 어깨 스트레칭
등 뒤로 두 손을 맞잡고
가슴을 최대한 내밀어
두 팔을 위로 올려준다.

❸ 작업 후
등 스트레칭
두 손을 깍지 끼고 손바닥이
바깥쪽을 향하게 한 다음
어깨 높이에서 두 팔을 쭉 뻗으며
머리를 숙이고 무릎을 굽혀준다.

부록 A 작업자세별 스트레칭(계속)

❶ 작업 전
허리 스트레칭
양손바닥으로 허리를 지지한 후 바로 선 자세에서 상체를 뒤로 천천히 젖혀준다.

❷ 작업 중
종아리 스트레칭
양발을 어깨 넓이보다 약간 넓게 벌리고 왼쪽으로 돌아서 오른쪽 무릎을 굽히면서 왼쪽 뒤꿈치를 바닥에 대고 발끝을 위로 올린다. 이때 양손은 허벅지에 가볍게 올려준다. (좌우 교대로 실시)

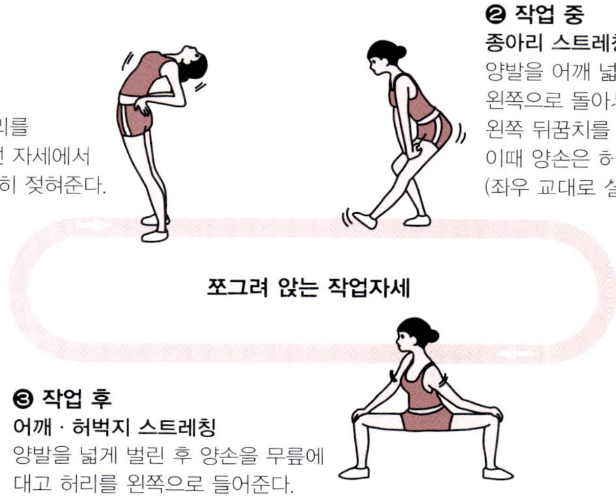

❸ 작업 후
어깨 · 허벅지 스트레칭
양발을 넓게 벌린 후 양손을 무릎에 대고 허리를 왼쪽으로 들어준다. (좌우 교대로 실시)

❶ 작업 전
허리 올려주기
두 발을 어깨 넓이로 벌리고 서서 양손의 힘을 뺀 다음 팔을 내리고 허리를 구부리지 않고 좌우 앞뒤로 허리를 밀어준 다음 허리에 양손을 대고 원을 그리며 허리를 올려준다

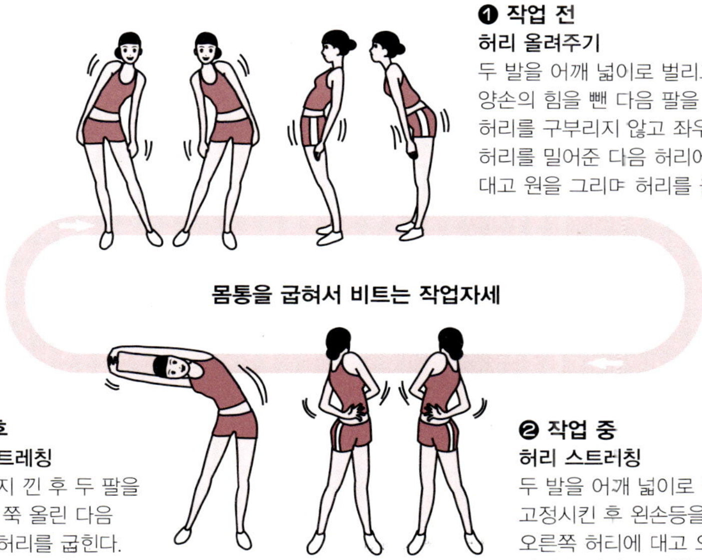

❸ 작업 후
옆구리 스트레칭
양손을 깍지 낀 후 두 팔을 머리 위로 쭉 올린 다음 왼쪽으로 허리를 굽힌다. (좌우 교대로 실시)

❷ 작업 중
허리 스트레칭
두 발을 어깨 넓이로 벌려 정견으로 고정시킨 후 왼손등을 오른쪽 허리에 대고 오른손은 왼쪽의 허리를 감싸주고 왼쪽으로 몸통을 돌린다. (좌우 교대로 실시)

부록 A 작업자세별 스트레칭(계속) 요통예방 체조

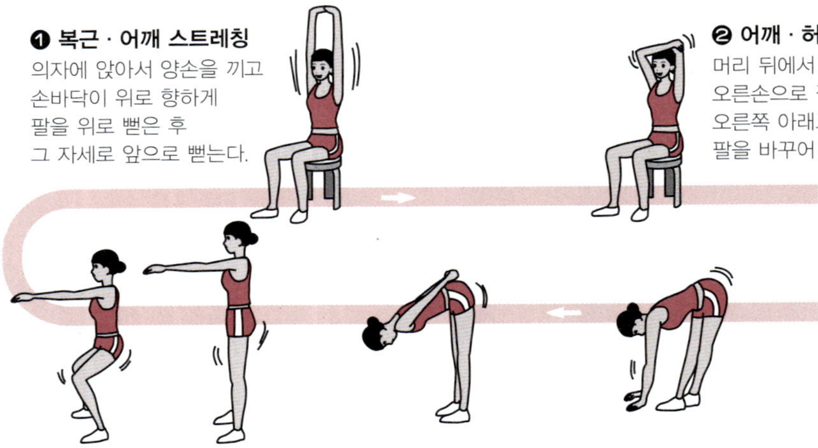

❶ 복근 · 어깨 스트레칭
의자에 앉아서 양손을 끼고
손바닥이 위로 향하게
팔을 위로 뻗은 후
그 자세로 앞으로 뻗는다.

❷ 어깨 · 허리 스트레칭
머리 뒤에서 왼쪽 팔꿈치를
오른손으로 잡고
오른쪽 아래로 튕겨준다.
팔을 바꾸어 실시한다.

❼ 어깨 · 허리 · 다리 스트레칭
양발을 고정시키고
양손이 바닥에 닿을 때까지
굽혀준다.

❽ 허리 스트레칭
양발을 어깨 넓이오 벌린 후
양손을 등 뒤에서 끼고
다리 근육이 당길 때까지
천천히 허리를 굽힌다.

❾ 무릎 · 다리 스트레칭
양발을 뻗어 허리를 곧게 하고
무릎을 굽혔다 편다.

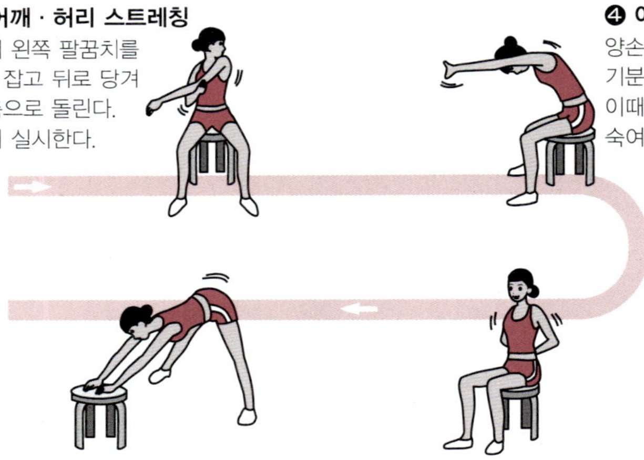

❸ 가슴 · 어깨 · 허리 스트레칭
가슴 앞에서 왼쪽 팔꿈치를
오른손으로 잡고 뒤로 당겨
어깨를 우측으로 돌린다.
팔을 바꾸어 실시한다.

❹ 어깨 · 등 스트레칭
양손을 끼고 어깨를 밀어내는
기분으로 팔을 벌려준다.
이때 머리는 조금 앞으로
숙여주도록 한다.

❺ 가슴 · 어깨 · 등 스트레칭
양손을 뒤에서 끼고 넓게
가슴을 펴준다. 어깨를 당기고
등을 반듯하게 펴고 하는 것이
중요하다.

❻ 어깨 · 허리 · 다리 스트레칭
양발을 넓게 벌리고
의자에 양손을 짚고 상체를
앞으로 숙여준다. 등은 약간
뒤로 젖히는 듯하게 하고
허리는 뒤로 빼는 것처럼 한다.

부록 B 요양보호직종 근골격계질환 유해위험요인 파악 체크리스트

낙상 예방 프로토콜을 적용하는 대상자의 건강 기록부에 다음의 낙상 예방 지침 질 향상 검토 기록지를 첨부한다. 해당 노인과 간호제공자를 인터뷰한 후 지침의 주요 요소 각각에 대하여 제대로 시행하고 있는지 확인하여 절절한 평가 결과를 기록한다. 기타 사항에는 왜 해당 지침이 제대로 적용되지 않았는지를 기록한다.

작업	유해 위험요인 체크리스트	확인	비고
생활실 (요양보호)	화장실 내에 보조 손잡이/바가 설치되어있는가?	양호 / 미흡	
	침대의 각도 조절이 가능한가?	양호 / 미흡	
	침대의 높낮이 조절이 가능한가?	양호 / 미흡	
	운반, 이동 시 편리하도록 방해가 되는 문턱, 경사진 이동통로는 있는가?	양호 / 미흡	
	슬링 리프트는 보유하고 있는가?	양호 / 미흡	
	바닥에 물기 등은 바로 제거하는가?	양호 / 미흡	
	올바른 이동요양(들기, 나르기, 운반)에 관한 교육은 실시하고,	양호 / 미흡	
	근로자는 충분히 이해하고 있는가?	양호 / 미흡	
	신체부담을 완화하기 위한 보조도구는 보유하고 활용하고 있는가?	양호 / 미흡	
욕실 (요양보호)	목욕침대의 높낮이 조절이 가능한가?	양호 / 미흡	
	이동 가능한 목욕용의자는 비치/활용하고 있는가?	양호 / 미흡	
	바퀴가 부착된 보조도구 등을 이동 시 방해가 되는 문턱, 장해물 등이 없는가?	양호 / 미흡	
	미끄럼방지 바닥(tile)은 설치되어 있는가?	양호 / 미흡	
휴게실	요양 보호사들이 쉴 수 있는 시설이 있는가?	양호 / 미흡	
	휴식 제도가 있는가?	양호 / 미흡	
세탁실	빨래 이동 시 이동 대차를 이용하는가?	양호 / 미흡	
	세탁기의 위치, 행동반경은 적절한가?	양호 / 미흡	
	미끄럼방지 바닥(tile)은 설치되어있는가?	양호 / 미흡	
	바퀴가 부착된 보조도구 등을 이동 시 방해가 되는 문턱, 장해물 등이 없는가?	양호 / 미흡	
	세탁기의 물호스는 세탁실 바닥으로 그대로 노출되어 있는가?	양호 / 미흡	
식당	안전장화를 착용하고 있는가?	양호 / 미흡	
	쌀 배달 시 저장장소까지 배달해주는가?	양호 / 미흡	
	중량물 취급은 2인1조로 작업을 수행하고 있는가?	양호 / 미흡	
	무거운 물품들은 허리 높이 보관장소에 보관하고 있는가?	양호 / 미흡	
	미끄럼방지 바닥(tile)은 설치되어 있는가?	양호 / 미흡	
기타 (관리직)	요양 보호사 등의 직원이 물리치료실을 활용하고 있는가?	양호 / 미흡	
	스트레칭을 주기적으로 하고 있는가?	양호 / 미흡	
	요통예방 등 근골격계 질환 예방 교육을 실시하였는가?	양호 / 미흡	
	근골격계 부담 작업을 보유한 경우 유해요인조사를 실시하였는가?	양호 / 미흡	
	중량물 취급주의 표지판을 부착하였는가?	양호 / 미흡	

출처: 한국산업안전보건공단(2011), 요양보호직종 근골격계 질환 예방 매뉴얼

✚ 참고문헌

1. 이영휘 외(2011). 성인간호학: 근골격계 장애. 정담미디어.
2. 이향련 외(2007). 성인간호학: 근골격계 건강문제와 간호. 수문사.
3. 군자출판사 학술국(2012). 성인간호학: 근골격계 장애 환자의 간호. 군자출판사.
4. 이영미(2007). 노인의료복지시설 생활지도원의 직무스트레스와 근골격계 증상. 지역사회간호학회지. 18(3). 410–419.
5. 한국산업안전보건공단(2011). 요양보호직종 근골격계질환 예방 매뉴얼
6. 보건복지자원연구원(2011.7.11). 요양보호사도 산재 급증… 넘어짐 · 근골격계질환順. 89호 2면
7. 김규상, 박정근, 김대성(2010). 직업성 근골격계질환의 발생 현황과 특성. 29(4). 405–422. DOI:10.5143
8. NIOSH(The National Institute for Occupational Safety and Health. 2006). Safe Lifting and Movement of Nursing Home Residents. http://www.cdc.gov/niosh/docs/2006-117/
9. Myers, D. J., Kriebel, D., Karasek, R., Punnett, L., Wegman, D.H. (2007). The social distribution of risk at work: acute injuries and physical assaults among healthcare workers working in a long-term care facility. *Social Science & Medicine, 64*(4). 794–806.
10. Punnett, L., Wegman, D.H. (2004). Work-related musculoskeletal disorders: the epidemiologic evidence and the debate. *Journal of Electromphy and Kinesiology, 14*, 13 - 23.
11. 김주현 외(2008). 건강사전. 정담미디어
12. Ilyas A, Ast M, Schaffer AA, Thoder J (2007). De quervain tenosynovitis of the wrist. *The American Academy of Orthopaedic Surgeons, 15*(12): 757 - 64.
13. 국민건강보험공단(2011). 근골격계 질환 예방

찾아보기